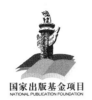

国家出版基金项目
NATIONAL PUBLICATION FOUNDATION

"十三五"国家重点图书出版规划项目

《医学·教育康复系列》丛书

组织单位

华东师范大学中国言语听觉康复科学与 ICF 应用研究院

华东师范大学康复科学系听力与言语康复学专业

华东师范大学康复科学系教育康复学专业

中国教育技术协会教育康复专业委员会

中国残疾人康复协会语言障碍康复专业委员会

中国优生优育协会儿童脑潜能开发专业委员会

国家出版基金项目
NATIONAL PUBLICATION FOUNDATION

"十三五"国家重点图书出版规划项目

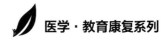

医学·教育康复系列

黄昭鸣　总主编

杜晓新　孙喜斌　刘巧云　副总主编

嗓音治疗学

万　勤　著

Voice Therapy

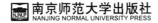南京师范大学出版社
NANJING NORMAL UNIVERSITY PRESS

图书在版编目（CIP）数据

嗓音治疗学 / 万勤著 . — 南京 : 南京师范大学出
版社 , 2021.3
（医学·教育康复系列 / 黄昭鸣总主编）
ISBN 978-7-5651-4825-5

Ⅰ . ①嗓… Ⅱ . ①万… Ⅲ . ①嗓音医学—治疗学
Ⅳ . ① R767.92

中国版本图书馆 CIP 数据核字（2021）第 047100 号

丛 书 名	医学·教育康复系列
总 主 编	黄昭鸣
副总主编	杜晓新　孙喜斌　刘巧云
书　　名	嗓音治疗学
作　　者	万　勤
策划编辑	徐　蕾　彭　茜
责任编辑	李思思
出版发行	南京师范大学出版社
地　　址	江苏省南京市玄武区后宰门西村 9 号（邮编：210016）
电　　话	（025）83598919（总编办）　83598412（营销部）　83373872（邮购部）
网　　址	http://press.njnu.edu.cn
电子信箱	nspzbb@njnu.edu.cn
照　　排	南京凯建文化发展有限公司
印　　刷	南京爱德印刷有限公司
开　　本	787 毫米 × 1092 毫米　1/16
印　　张	18
字　　数	424 千
版　　次	2021 年 3 月第 1 版　2021 年 3 月第 1 次印刷
书　　号	ISBN 978-7-5651-4825-5
定　　价	59.00 元

出 版 人　张志刚

回顾我国言语听觉康复、教育康复行业从萌芽到发展的 22 年历程，作为一名亲历者，此时此刻，我不禁浮想联翩，感慨万千。曾记得，1996 年 11 月，我应邀在美国出席美国言语语言听力协会（ASHA）会议并做主题报告，会后一位新华社驻外记者向我提问："黄博士，您在美国发明了 Dr.Speech 言语测量和治疗技术，确实帮助欧洲、巴西、中国香港及一些发展中国家和地区推进了'言语听觉康复'事业的发展，您是否能谈谈我们祖国——中国内地该专业的发展情况？"面对国内媒体人士的热切目光，我竟一时语塞。因为我很清楚，当时，言语听觉康复专业在内地尚处一片空白。没有专家，不代表没有患者；没有专业，不代表没有需要。在此后的数天内，该记者的提问一直在耳畔回响，令我辗转反侧，夜不能寐。

经反复思量，我做出了决定：立即回国，用我所学所长，担当起一个华人学子应有的责任。"明知山有虎，偏向虎山行"，哪管他前路漫漫、困难重重。我满怀一腔热忱，坚定报国的决心——穷毕生之力，为祖国言语听觉康复的学科建设，为障碍人群的言语康复、听觉康复、教育康复事业尽自己的一份绵薄之力。

如今，我回国效力已 22 载，近来，我时常突发奇想：如果能再遇到当年的那位记者，我一定会自豪地告诉他，中国内地的言语听觉康复、教育康复事业已今非昔比，正如雨后春笋般繁茂、茁壮地成长……

20 多年的创业，历尽坎坷，饱尝艰辛。但我和我的团队始终怀着"科学有险阻，苦战能过关"的信念，携手奋进，在学科建设、人才培养、科学研究与社会服务、文化传承与创新等方面取得了众多骄人的成绩。2004 年，华东师范大学在一级学科教育学下创建了"言语听觉科学专业"。2009 年，成立了中国内地第一个言语听觉康复科学系，同年，建立了第一个言语听觉科学教育部重点实验室。2012 年 9 月，教育部、中央编办等五部委联合下发《关于加强特殊教育教师队伍建设的意见》（教师〔2012〕

12 号），文件提出："加强特殊教育专业建设，拓宽专业领域，扩大培养规模，满足特殊教育事业发展需要。改革培养模式，积极支持高等师范院校与医学院校合作，促进学科交叉，培养具有复合型知识技能的特殊教育教师、康复类专业技术人才。"经教育部批准，2013 年华东师范大学在全国率先成立"教育康复学专业"（教育学类，专业代码040110TK）。

2020 年华东师范大学增设"听力与言语康复学专业"（医学类，专业代码101008T），这是华东师范大学开设的首个医学门类本科专业。听力与言语康复学专业旨在通过整合华东师范大学言语听觉科学、教育康复学、认知心理学、生命科学等学科领域的优质师资力量，建设高品质言语语言与听觉康复专业，培养适应我国当代言语语言听觉康复事业发展需要的，能为相关人群提供专业预防、评估、诊断、治疗与康复咨询服务的复合型应用人才，服务"健康中国"战略。

一门新学科的建立与发展，必然面临许多新挑战，这些挑战在理论和临床上都需要我们一起面对和攻克。据 2011 年全国人口普查数据显示，我国需要进行言语语言康复的人群高达 3 000 多万。听力与言语康复专业立足言语听力障碍人群的实际需求，秉持"医工结合、智慧康复"的原则，紧跟国际健康理念的发展，以世界卫生组织提出的《国际疾病分类》（ICD）和《国际功能、残疾和健康分类》（ICF）理念为基础，构建听力与言语康复评估和治疗标准，为医院康复医学科及临床各科，诸如神经内科、耳鼻咽喉头颈外科、儿科、口腔科等伴随言语语言听力障碍的人群提供规范化的康复治疗服务。最令我感到自豪的是：2013 年，我们研究团队申报的"言语听觉障碍儿童康复技术及其示范应用"科研成果，荣获上海市科学技术奖二等奖。

教育康复学专业是我国高等教育改革的产物，它不仅符合当前"健康中国"的发展思路，符合特殊教育实施"医教结合、综合康复"的改革思路，而且符合新形势下康复医学、特殊教育对人才培养的需求。专业的设置有助于发展医疗机构（特别是妇幼保健系统）的康复教育模式，更有助于发展教育机构（特别是学前融合教育机构）的康复治疗模式。2015 年，我们研究团队申报的"基于残障儿童综合康复理论的康复云平台的开发与示范应用"科研成果，再次荣获上海市科学技术奖二等奖。

在新学科建设之初，我们就得到各级政府与广大同仁的大力支持。2013 年，教育部中国教师发展基金会筹资 680 万元，资助听力与言语康复学和教育康复学专业建设。本丛书既是听力与言语康复学和教育康复学专业建设的标志性成果，也是华东师范大学、上海中医药大学等研究团队在 20 多年探索实践与循证研究基础上形成的原创性成果，该成果集学术性、规范性、实践性为一体。丛书编委会与南京师范大学出版社几经磋商，最终确定以"医学·教育康复"这一跨学科的新视野编撰本套丛书。作为"十三五"国家重点图书出版规划项目，本套丛书注重学术创新，体现了较高的学术水平，弥补了"医学·教育康复"领域研究和教学的不足。我相信，丛书的出版对于构建中国特色的"医学·教育康复"学科体系、学术体系、话语体系等具有重要价值。

　　全套丛书分为三大系列，共22分册。其中："理论基础系列"包括《教育康复学概论》《嗓音治疗学》《儿童构音治疗学》《运动性言语障碍评估与治疗》《儿童语言康复学》《儿童认知功能评估与康复训练》《情绪与行为障碍的干预》《儿童康复听力学》《儿童运动康复学》9分册。该系列以对象群体的生理、病理及心理发展特点为理论基础，分别阐述其在言语、语言、认知、听觉、情绪、运动等功能领域的一般发展规律，系统介绍评估原理、内容、方法和实用的训练策略。

　　"标准、实验实训系列"为实践应用部分，包括《ICF言语功能评估标准》《综合康复实验》《嗓音治疗实验实训》《儿童构音治疗实验实训》《运动性言语障碍治疗实验实训》《失语症治疗实验实训》《儿童语言治疗实验实训》《普通话儿童语言能力临床分级评估指导》《认知治疗实验实训》《情绪行为干预实验实训》10分册。该系列从宏观上梳理残障群体教育康复中各环节的标准和实验实训问题，为教育工作者和学生的教学、实践提供详细方案，以期为"医学·教育康复"事业的发展拓清道路。该系列经世界卫生组织国际分类家族（WHO-FIC）中国合作中心下的中国言语听觉康复科学与ICF应用研究院授权，基于ICF框架，不仅在理念上而且在实践上都具有创新性。该系列实验实训内容是中国言语康复对标国际，携手全球同行共同发展的标志。

　　"儿童综合康复系列"为拓展部分，包括《智障儿童教育康复的原理与方法》《听障儿童教育康复的原理与方法》《孤独症儿童教育康复的原理与方法》3分册。该系列选取最普遍、最典型、最具有教育康复潜力的三类残障儿童，根据其各自的特点，整合多项功能评估结果，运用多种策略和方法，对儿童实施协调、系统的干预，以帮助残障儿童实现综合康复的目标。各册以"医教结合、综合康复"理念为指导，注重原理与方法的创新，系统介绍各类残障儿童的特点，以综合的、融合的理念有机处理各功能板块之间的关系，最终系统制订个别化干预计划，并提供相关服务。

　　在丛书的编写过程中，我们始终秉承"言之有据、操之有物、行之有效"的学科理念，注重理论与实践相结合、康复与教育相结合、典型性与多样性相结合，注重学科分领域的互补性、交叉性、多元性与协同性，力求使丛书具备科学性、规范性、创新性、实操性。

　　本套丛书不仅可以作为"医学类"听力与言语康复学、康复治疗学等专业的教材，同时也可以作为"教育学类"教育康复学、特殊教育学等专业的教材；既可供听力与言语康复学、康复治疗学、教育康复学、特殊教育学、言语听觉康复技术等专业在读的专科生、本科生、研究生学习使用，也可作为医疗机构和康复机构的康复治疗师、康复医师、康复教师和护士的临床工作指南。本套丛书还可作为言语康复技能认证的参考书，包括构音ICF-PCT疗法认证、言语嗓音ICF-RFT疗法认证、孤独症儿童ICF-ESL疗法认证、失语症ICF-SLI疗法认证等。

全体医疗康复和教育康复的同仁，让我们谨记："空谈无益，实干兴教。"希望大家携起手来，脚踏实地，求真务实，为中国康复医学、特殊教育的美好明天贡献力量！

博士（美国华盛顿大学）

华东师范大学中国言语听觉康复科学与 ICF 应用研究院院长

华东师范大学听力与言语康复学专业教授、博导

华东师范大学教育康复学专业教授、博导

2020 年 7 月 28 日

　　嗓音，是人体发声器官发出的声音。不同人的嗓音特质是不同的，具有显著的特异性。我们每天都需要与人说话沟通，所以一个健康的嗓音对于我们每一个人来说都是非常重要的。相关研究显示，美国嗓音障碍的患病率大约为3%—9%，如果以3%的患病率来推算，我国现有约4 200万人口存在不同程度的嗓音障碍。相较于如此庞大的嗓音障碍人群，绝大部分国人对于嗓音的认识水平和重视程度则显得相当欠缺。这一现象的出现，很大程度上与我国嗓音治疗学的发展尚处于初期有关，相应的学科体系不成熟，配套的教材亦相当匮乏。

　　2018年，南京师范大学出版社决定以新的视野编撰《医学·教育康复系列》丛书，该套丛书的编写与出版已列为"十三五"国家重点图书出版规划项目。《嗓音治疗学》应运而生，成为该套丛书中重要的一本基础理论教材，也是教育康复学新专业的核心课程之一。本书在借鉴国际嗓音治疗的现代理论和方法的基础上，结合国内嗓音治疗的实践经验编写而成，系统介绍了嗓音障碍评估和治疗的原理与方法，为专业人士进入临床实践奠定扎实的理论基础。

　　本书共分八章，各章主要内容如下：第一章为嗓音的概述，主要介绍正常嗓音的产生与功能、嗓音障碍的定义与分类、嗓音障碍的处理原则与康复内容、嗓音障碍评估与治疗的专用工具四个方面的内容。第二章为呼吸障碍的评估，主要介绍呼吸系统的相关解剖生理、呼吸障碍的定义与临床表现、呼吸功能的评估流程与方法等内容。第三章为呼吸障碍的矫治，主要介绍呼吸方式异常、呼吸支持不足、呼吸与发声不协调等三类呼吸障碍的常规训练方法和现代康复技术。第四章为发声障碍的评估，主要介绍发声系统的相关解剖生理、发声障碍的定义与临床表现、发声功能的评估流程与方法等内容。第五章为发声障碍的矫治，主要介绍音调异常、响度异常、音质异常等三类发声异常的常规训练方法和现代康复技术。第六章为共鸣障碍的评估，主要介绍共鸣系统的相关解剖生理、共鸣障碍的定义与临床表现、共鸣功能的评估流程与方法等内容。第七章为共鸣障碍的矫治，主要介绍口腔共鸣异常、鼻腔共鸣异常、共鸣音质异常等三种共鸣异常的常规训练方法和现代康复技术。第八章主要从生活环境、不良习惯、药物副作用、个体生理状况、个体精神心理状况五个方面及影响因素和建议两个维度重点介绍嗓音保健的相关内容与方法。

本书内容翔实丰富，深入浅出，不仅适用于大学本科、研究生或高职院校的听力与言语康复学、康复治疗学、针推专业康复方向、言语听觉康复技术，以及教育康复学和特殊教育学专业的教学，也可供医疗机构和康复机构的康复专科医师、康复医师、康复治疗师、特殊教育学校教师、普通学校资源教师，以及临床医师（耳鼻喉科、神经内科、儿保科等）、护士等阅读参考。

本书即将付梓之际，我们要感谢本套系列丛书编委会各位委员一直以来的辛苦努力与坚持。在本书的编写过程中，总主编华东师范大学黄昭鸣教授在编写计划、人员安排等各方面给予了指导。此外，非常感谢南京师范大学出版社徐蕾总编辑、彭茜老师、责任编辑李思思老师的支持与帮助，也很感谢我的硕士研究生任文聪同学在整个书稿编写和校稿过程中的辛勤工作。由于编者水平有限，本书中难免存有不当之处，为使本书在使用中不断完善，还望同行与读者不吝指正！

万勤

2020 年 3 月 28 日

目 录

第一章

绪论

对于从事言语或嗓音康复的专业人士来说，掌握嗓音治疗的相关理论知识和临床康复技能是至关重要的。本章主要从正常嗓音的产生与功能、嗓音障碍定义与分类、嗓音障碍康复的处理原则与康复内容、嗓音障碍评估与治疗的专用设备等四大方面进行介绍，帮助读者对嗓音与嗓音障碍形成一个初步的认识，同时，为本书后续章节展开对嗓音障碍评估和治疗的详细介绍做铺垫。

正常嗓音

对于绝大多数人来说，从呱呱坠地那一刻起，嗓音就将伴随每一个人生命的全过程。嗓音可以如实、有效地传递人的情感和情绪，其负载的信息远大于说的内容本身。本节主要介绍嗓音的定义、嗓音的产生和嗓音的功能三方面的内容。

一、嗓音的定义

嗓音，是人体发声器官发出的声音。嗓音具有特异性，不同的人具有不同的嗓音特质。而一个正常的嗓音，需要具备正常的发声器官，比如喉、肺、声带、舌、下颌、牙齿和鼻腔等，能如实地呈现说话者的状态。所以嗓音可以表达一个人的情感、情绪等。

二、嗓音的产生

正常嗓音的产生过程需要呼吸系统、发声系统和共鸣系统的参与。三个系统之间具有高度相互依存的关系。在正常嗓音的产生过程中，三大系统会同时不断发生变化。呼吸是支持发声的重要过程，发声系统是产生嗓音的根源，共鸣系统可以改善嗓音的音质、饱满度和音量，如图 1-1-1 所示。

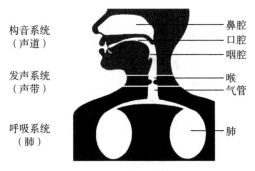

图 1-1-1　嗓音产生的三大系统

　　贮存在肺、气管与支气管内的气体随呼气运动有规律地排出，形成气流；当气流到达声门处时，被转变成一系列的脉冲信号（声门波）；然后通过声道的共鸣作用，形成具有适当形态的声波，最终由嘴和鼻发出并产生嗓音信号（声波）。

　　嗓音产生的决定性条件是声带振动。声带作为振动源，可以用其位置、形状、大小和黏弹性来描述其特征。声带的振动受到喉部发声肌群、声带结构及其附属结构的影响。从声学角度来看，声带有两个主要功能：其一，把直流气流转换成交流气流；其二，把气流的动能转变成声学能量。声道指位于喉与唇、鼻之间的通道，是一个共鸣腔。声道的形状主要通过下颌、唇、舌等构音器官的运动来进行调节，但也受到声带振动方式的影响，如图 1-1-2 所示。

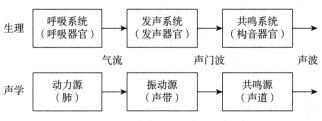

图 1-1-2　嗓音生理和声学之间的关系

　　呼吸系统是嗓音产生的动力源。在嗓音产生的过程中，需要瞬间吸入大量的气体并维持平稳的呼气，用较小的气流来维持足够的声门下压，这种呼吸调节过程要求呼气运动与吸气运动之间相互协同和拮抗，即为呼吸支持。因此，呼吸支持是嗓音的基础。来自于呼吸系统的气流作用于声带的同时，两侧声带亦向中线靠拢，从而引起声带振动并发出声音（即嗓音），这一过程即为发声。因此，声带为嗓音产生提供了振动源，共鸣为嗓音的产生提供共鸣腔。声带振动产生的声能脉冲信号通过咽腔、口腔、鼻腔时，会产生不同的共鸣，从而形成不同音色的嗓音。

三、嗓音的功能

（一）嗓音的生物学功能

喉的生物学功能层面的描述为我们提供了一条线索：气道与喉的生物学需求总是先于艺术性或交流性发声。当大脑提示身体需要在呼吸循环中进行氧气更新时，我们会自动进行呼吸。含氧的气体通过上呼吸道进入肺部，随后含二氧化碳的气体通过气道排出体外。这种肺部通气是气道的基本功能。喉可以使气道不受阻塞以进行供气，其主要的生物学功能是防止液体和食物（在呼吸时）进入气道。

喉位于咽腔前底部、气管的上部这一重要部位。当液体和经咀嚼的食物（食团）下降到咽后部时，它们会从喉咽转移到食管开口处，紧接着继续从食管滑向胃部。作为吞咽过程的一部分，喉部会向上抬高（同时抬升食管和气管）。随着吞咽的进行，舌向后运动，喉部的会厌软骨作为一个临时的"盖子"将喉部的开口关闭。

在关闭气道以使得液体或食物通过气道后部时，整个喉部都会抬高。此外，在受惊吓的情境中，喉部可能会反射性地抬高来保护气道。一些嗓音障碍患者，比如一些受到过度惊吓的患者，就会采用喉部的这种"防御"姿态进行发声，但这样做不利于发出正常嗓音。

为了防止误吸，除了喉部需要上抬外，还需要借助于喉部的三对肌性阀门：杓状会厌襞、室皱襞（假声带）和甲杓肌（真声带）。这三对阀门中位置最高的是杓状会厌襞，其位于声门上区，在剧烈的开合状态下，如严重咳嗽时，杓状会厌襞会关闭（内收）。在杓状会厌襞下方是室皱襞，只有在发生剧烈的内收运动时（如咳嗽），它们才会互相靠近。三个喉部阀门中位置最低、最近中的是甲杓肌，即真声带。在吞咽时，它们通常会内收以防止可能的误吸。此外，个体可以很好地控制真声带，同时具有一定的能力改变真声带的形状、长度及紧张度，从而产生不同的嗓音。

当一个人自然地呼吸时，三个阀门都会打开。在吸气时，两侧声带会分开较远，使得大量气体可以快速通过；在呼气时，两侧声带会缓缓地内收。当呼出的气体通过声带之间，并带动声带振动时，嗓音就产生了（即发声）。这种嗓音即在声道的不同部位发生共鸣。嗓音的共鸣始于喉部这种振动所产生的声音，再向上通过咽腔、口腔和鼻腔。因而，我们所听到的嗓音是由呼吸行为、发声及增强性的共鸣结合所产生的。尽管喉部的主要功能是保护气道，但人类喉部和嗓音在情绪和语言表达中也发挥着重要作用。

（二）嗓音的情感功能

婴幼儿似乎可以通过喉部发出的声音表达他们的情感，而照看者通过婴幼儿发出的声音可以很快察觉他们的情绪变化，如由于饥饿导致的哭声与不适和生气引起的哭声是不同的。满足的咕咕声常常出现于婴幼儿饱餐之后或者躺在照看者的怀中时。在婴幼儿早期的生活中，嗓音反映了他们的内部情绪状态。

我们的嗓音可以表达高兴或难过、满足或愤怒、安全或恐惧、平静或热情。通过一个人嗓音中的韵律节奏变化可以让他人感知其情绪状态。在呼吸控制过程中，我们的情绪状态起着主要作用，如一个人紧张时，可听到其急促的呼吸声；我们的情绪状态也似乎支配着我们喉的位置、声带的相对放松状态，以及咽部和舌部肌肉的位置与放松状态。

从嗓音中可以听出一个人的情绪状态，而这对于专业歌手来说是一种潜在的威胁，对于易紧张的销售人员也是有害的，更有甚者，当一个人明明是很开心的状态，可是他的嗓音听起来却像在哭一般，遇到这种情况时就变得很尴尬了。我们的情绪状态有时还会对嗓音产生不利的影响。许多嗓音障碍是情绪过激导致的，例如一个职业女性试图用正常嗓音说话时，她的喉部处于高位，声带肌处于关闭位，导致她的声音变尖、听起来变得有紧张感。而她的问题可能更多与其自身的恐惧情绪有关，而非错误用嗓行为的结果。

由于情感与嗓音功能是紧密联系的，有效的嗓音治疗常常需要关注个体的整体状态而非单一解决嗓音问题。因此在嗓音治疗之前了解病人的病史或者进行主客观的评估是一个重要的先决条件。言语治疗师已经认识到不同情绪状态下病人的嗓音是不同的，为了真实地评价一个人的嗓音，我们必须观察并倾听他在不同生活环境下的嗓音状况。

（三）嗓音的语言学功能

嗓音把口语联结在一起。在原始的情绪化发声中，通过重音的方式来强调特定的内容可以使语言更加的丰富，嗓音在口语表达中扮演着重要的角色。因为，我们说什么不一定那么重要，更重要的是我们怎么说的。

近期的研究发现，通常正常婴儿到 1 岁的时候会发出第一个音，而此时他们已经会用特有的"行话"进行交流了。婴儿在 4 ~ 6 个月时已经开始牙牙学语，随着年龄的增长，牙牙学语有了更多的语言性差异。也就是说，婴儿 6 个月以后和以前不再一样了，开始会模仿他们听到的语言。母语的旋律和韵律开始使婴儿的发声（Vocalization）更加丰富。中国婴儿的"行话"听起来开始有普通话的声调特征。在阿拉伯国家的婴儿阿拉伯语种的咽音特征也开始显现。

这些韵律模式的出现远远早于单词或音段音位。这种嗓音通常称为超音段发声（Suprasegmental Phonation）。在婴儿中，超音段的发声远远早于音段音位的出现。当婴儿学会一个新的词时，会将其与合适的嗓音韵律相结合。如果想说 milk（牛奶），他们通常不会单独地说这个词，他们更加愿意在"行话"说完以后再说这个词，比如说"gawa ta ka milk"（嘎哇 嗒 咔 牛奶）。引领词的"行话"就是超音段嗓音（Suprasegmental Voicing）。这些咿咿呀呀的话并没有特定的意义，但是在整个句子中似乎也表达一些基本的信息。婴儿的情绪和需求状态会影响其发出的嗓音。

虽然婴儿特有的"行话"在 18 个月后开始逐渐减少，但是在口语交流的过程中，人类依然会继续使用这种超音段发声。我们会用重音模式去强调我们想表达的观点。我们"说的话"只是交流的一部分，而"怎么说的"则需要采用不同的发声策略来实现，如改变响度、一口气说很长的一段话、改变音调、改变音质和共鸣来配合我们的情绪。这些变化可能是有意的也可能是无意的。也就是说如果我们有目的地去使用的话，可以通过提高音量来表达愤怒，或者是尽管很努力地去掩藏话语中的愤怒，但是听者还是可以听出其中愤怒的情绪。嗓音携带了很多的信息。同样的话说出来和写下来时，其所传递出来的意思可能是不同的，而这取决于说者如何有意或无意地分配其重音。

仔细想一下嗓音在情绪和语言表达中的重要作用，就不难理解为什么嗓音障碍人士在与人交流的过程中会遇到很多困难了。比如，一个有声带小结的年轻女孩，可能有部分原因是过度的情绪发声（Emotional Vocalization），比如说持续大喊大叫。声带小结一旦长出来了，她就不能和以前一样在交流时自由地使用超音段发声和重音模式了。如果一个人因为严重的喉炎而彻底失声，那么嗓音的缺失会阻碍他表达自己。耳语和手势表达的信息不如嗓音给口语表达带来的信息丰富。

虽然喉的主要作用是生物学层面的，但是喉所产生的嗓音在情绪表达与语言交流中也扮演着重要的角色。当我们把表演和唱歌等功能归于喉时，就会感叹声道惊人的艺术能力。喉在人类身上扮演的角色远远比在其他哺乳动物身上扮演的角色更加复杂和微妙。

嗓音障碍

了解嗓音障碍及其分类是进行科学、有效嗓音治疗的重要前提和基础，本节将从嗓音障碍的定义和分类，以及不同类型嗓音障碍的病因和临床表现等方面进行介绍。

一、嗓音障碍的定义

嗓音障碍（Voice Disorders），是指由于功能性、器质性或者神经性因素导致人体发声器官的功能出现异常，主要表现为说话的音调、响度或音质异常。

二、嗓音障碍的分类

嗓音障碍按照病因分为三类：功能性嗓音障碍、器质性嗓音障碍和神经性嗓音障碍。

（一）功能性嗓音障碍

功能性嗓音障碍是指因用嗓滥用或用嗓误用而导致的嗓音问题。用嗓滥用或用嗓误用是指可导致声带损伤，形成暂时或永久性伤害的一些行为，比如大声喊叫、频繁清嗓、习惯性咳嗽等。功能性嗓音障碍包括肌紧张性嗓音障碍、心因性嗓音障碍、青春期嗓音障碍、嗓音老化等多种类型。

1. 肌紧张性嗓音障碍

肌紧张性嗓音障碍是儿童和成人中最常见的一种功能性嗓音问题。主要因为不适当使用喉头附近肌肉导致，临床表现为声音沙哑、粗糙；声带紧张、用力；长时间说话，嗓音音质变差，但休息过后会有所改善；喉咙疼痛，主要成因可能为上呼吸道感染、二手烟及用嗓失当等。喉部没有器质性病变，可通过嗓音康复治疗改善症状。

2. 心因性嗓音障碍

心因性嗓音障碍是指有些儿童或成人，在经历重大的情感创伤或冲突后，可能表现出的完全失声。患者可能会呈现声音沙哑，音调改变或说话风格的改变，而喉部没有器质性病变，如精神性失声，主要指由于精神心理因素引起的暂时性失声，多见于女性。患者在失声的情况下，多以耳语的方式说话，完全失声患者则无法进行正常的交流。

3. 青春期嗓音障碍

青春期嗓音障碍是指青春期发育过后仍然保存发育前的嗓音，一般多见于男孩。发病的主要原因可能为情绪不稳、第二性征发育迟缓、心理因素等。临床表现为不正常的高音调、嗓音可能沙哑、气息声、不能高喊、发声疲劳等特征。

4. 嗓音老化

嗓音老化是指六十岁以上老年人，出现喉的结构老化、功能衰退，与内分泌功能减退、性激素减少、喉肌肉萎缩、弹力纤维减少有关，声音音量、音色、持续能力变差，如果影响到社会交往能力，就称之为嗓音老化（Presbyphonia），又称为老年喉。

（二）器质性嗓音障碍

器质性嗓音障碍是指由于发声器官的器质性病变导致的嗓音问题。多见于声带增生性病变、先天性异常、喉部肿瘤、喉部的炎性病变及声带的其他病变，又以声带增生性病变所致器质性嗓音障碍最常见。

1. 声带增生性病变

声带增生性病变是声音嘶哑的最常见的原因，多见于声带小结、声带息肉、声带囊肿、声带任克水肿等疾病。

（1）声带小结。

声带因为长期受压而导致的局部生长，双侧呈对称性，一般位于声带的前中三分之一，早期的小结有弹性，声带仍可闭合，呈红色、粉红色；但时间久了有纤维化（蛋白纤维聚集），较硬，可影响声带闭合，呈白色。最常见原因为错误用嗓而导致的嗓音问题，临床主要表现为声音沙哑。声带小结的感知特性主要表现为嗓音沙哑，有气息声；伴有颈部肿胀或痛楚；病人喉部有异物感。嗓音的沙哑度和气息度与小结的大小、硬度有关。

（2）声带息肉。

声带息肉指声带上的良性生长物，比声带小结更柔软。常见带有血管，底部可以为宽或窄的，一般位于前沿以后约3mm，一般为单边的（79%），若为双边（21%），多数大小不对称。临床主要表现为嗓音沙哑。一般由于用嗓不当造成，也可因其他原因引起，如空气污染、感染、过敏、内分泌问题等。声带息肉可分为水肿性和出血性。水肿性比较软，呈透明状。声带息肉的感知特性主要表现为嗓音沙哑、粗糙，带有气息声，病人喉部有异物感。

（3）声带任克水肿。

声带任克水肿（Reinke's Edema）为一种特殊类型的声带良性增生性病变。为声带固有层浅层（任克间隙）全长高度水肿，多为双侧。又被称为声带广基鱼腹状息肉、息肉样声带炎、息肉样退行性变或声带慢性水肿样肥厚等。

2. 发声器官的先天性异常

发声器官的先天性异常包括喉软骨软化病、先天性声门下狭窄、先天性声带麻痹等。喉软骨软化病是婴幼儿喉喘鸣的最常见的原因，大部分可自愈；先天性声门下狭窄常见症状是出生后出现喉喘鸣伴呼吸困难，内镜是主要的诊断手段，严重的可选择手术治疗，无症状可不予治疗；先天性声带麻痹包括单侧和双侧声带麻痹，喉喘鸣是最常见的症状。单侧声带麻痹主要表现为声音嘶哑伴轻度喉喘鸣，可出现误吸；双侧声带麻痹主要表现为高调喉喘鸣伴呼吸困难，发声功能可正常，出现误吸的可能性较小。

（三）神经性嗓音障碍

神经性嗓音障碍是由于神经系统疾病而导致的嗓音问题。多见于声带麻痹、痉挛性嗓音障碍、帕金森病和特发性震颤等。

1. 声带麻痹

声带麻痹是临床上较常见的神经性嗓音障碍，按损伤部位分为中枢性和周围性声带麻痹，临床诊断较困难。

2. 痉挛性嗓音障碍

痉挛性嗓音障碍是喉内局部肌张力障碍引起的发声困难，是一种罕见的、发病机制不清的神经障碍类疾病。可分为内收型、外展型和混合型。病史较长，内收型出现嗓音发紧、中断、震颤、破音、言语韵律及流畅性改变等症状，发浊辅音时症状严重；外展型发声响度不够，出现瞬间无声或气息声等症状，发清辅音时症状相对较重。在耳语声、笑声和咳嗽声时嗓音表现正常。

3. 帕金森病

帕金森病是老年人常见的中枢神经系统的退行性疾病，嗓音障碍是帕金森病患者的常见临床表现之一。典型症状包括发声不协调、发声疲劳、声音嘶哑等。

4. 特发性震颤

特发性震颤是临床上常见的神经系统疾病之一，部分患者以嗓音震颤为首发症状。表现为讲话时嗓音颤抖、语句中断、语言交流困难等。

嗓音障碍康复

由于嗓音障碍的病因和临床表现多样，因此，在进行嗓音障碍的康复时，治疗师应以恢复患者嗓音功能为目标，遵循个性化原则、渐进性原则、多学科合作团队参与原则、精准康复原则，选择合适的治疗方法进行嗓音治疗。

一、嗓音障碍的处理原则

（一）康复目的

嗓音障碍的康复是指采用多种方法，为嗓音障碍患者解决一系列的发声器官和功能的问题，减轻嗓音障碍，恢复嗓音功能的过程。嗓音障碍的康复目的是去除病因、恢复结构、改善功能。

（二）处理原则

1. 个性化原则

嗓音障碍的病因和临床表现多样，这决定了嗓音障碍的康复应遵循个性化的原则，体现了其个性化的特点。嗓音障碍的康复应该针对每位嗓音障碍患者进行嗓音功能的评估，根据患者的嗓音功能水平或言语能力水平，制订针对不同个体的科学合理的训练方案。嗓音障碍的康复应该采用"一对一"的训练模式，体现个性化原则。

2. 渐进性原则

嗓音障碍的康复训练应遵循从易到难，从简单到复杂的渐进性原则。采用阶段性评估，制订阶段性康复计划和目标是有效途径。

3. 多学科合作团队参与原则

嗓音障碍的康复需要多学科合作团队的参与。耳鼻喉科医师主要负责嗓音障碍疾病（主要是器质性、神经性疾病）的诊断、检查，康复科医师可以参与功能性嗓音障碍疾病的诊断、评估、康复计划的制订等；而言语治疗师参与嗓音障碍的康复治疗、执行康复计划。心理医师在嗓音障碍疾病的整个治疗过程中负责患者的心理健康。所以，嗓音障碍的康复需要多学科合作团队参与的工作模式。

4. 精准康复原则

嗓音障碍的精准康复旨在汇集行内专家、提供专业的嗓音障碍康复软件、辅具支持，为广大嗓音障碍患者提供指导咨询和康复服务，包括建立多学科合作团队工作队伍、组建康复服务网络、开展需求评估、实施康复服务，实现嗓音障碍的诊断咨询、康复训练及指导、评估结果分析（前测、后测）指导等，确保实现精准评估，并进行有效训练。

二、嗓音障碍的康复治疗

嗓音障碍康复治疗的首要目标是恢复嗓音的正常功能。治疗方法主要是根据患者的不同康复需求，包括导致嗓音障碍的疾病、患者的职业需求等。嗓音障碍的康复治疗内容主要包括嗓音保健和嗓音障碍的行为治疗等。

（一）嗓音保健

嗓音保健是嗓音康复治疗的一个核心部分，主要包括减少嗓音的滥用和误用，每天保证适量饮水，避免接触化学物质或其他刺激性物质。加强嗓音保健，引导、传授并教会患者正确运用发声技巧，培养健康的生活习惯和良好的用声习惯，避免环境及不良生活习惯的影响，这可以明显降低嗓音亚健康状况的发病概率。

在不同的生理阶段，嗓音保健的具体内容会有不同，比如儿童期的嗓音保健主要是控制或减少其滥用嗓音的行为。在青春期要注意心理的健康成长，适当发声练习，避免产生嗓音疾病。妇女月经期要尽量减少练声或演唱活动。

对于专业演员来说，最好在专业教师的指导下进行练声，掌握科学的练声方法，防止因用声不当引起嗓音障碍。

（二）嗓音障碍的行为治疗

嗓音障碍根据病因分为功能性、器质性和神经性嗓音障碍。根据病因的不同，采用不同的治疗方法。功能性嗓音障碍需要在详细了解病史的基础上，进行喉部检查，排除喉部病变，通过设备或非仪器的方式进行嗓音评估，根据评估结果，进行嗓音障碍的行为治疗。器质性嗓音障碍需要言语治疗师和耳鼻喉科手术医生密切合作，采用外科手术或药物治疗的方法进行疾病治疗后，再进行嗓音障碍的行为治疗。神经性嗓音障碍则需要言语治疗师和神经科医生配合，治疗原发性疾病的同时进行嗓音障碍的行为治疗。

本书第三、五、七章将分别介绍针对呼吸、发声和共鸣三大嗓音产生系统的治疗技术，其主要依据嗓音的时长、音调、响度、音质、共鸣障碍等具体症状进行治疗，故又称之为嗓音障碍的症状类技术治疗，这也是临床上运用较多的嗓音障碍行为治疗技术。近几年，随着嗓音障碍治疗技术的不断发展和完善，渐渐发展出以嗓音产生的生理功能为基础的嗓音障碍的生理类治疗技术，从某种程度上来说，其大致相当于综合运用症状类方法来治疗某一类嗓音问题。此外，还有针对喉癌术后无喉患者嗓音的治疗技术，中医治疗技术和物理因子治疗方法也慢慢运用到嗓音障碍的治疗过程中。但受篇幅限制，本书将不对后续几种方法进行介绍，如读者对于这些方法感兴趣的话，可以阅读相关书籍。

嗓音障碍评估与治疗的专用工具

为提高评估的精准性和治疗的有效性，专业的仪器设备对于开展嗓音康复是极其必要的。在使用问卷形式的专项筛查的基础上结合现代化的评估设备对患者进行嗓音的综合评估，不仅可以快速了解患者嗓音可能存在的问题，还能获取精确的嗓音数据，做到主观评估和客观测量相结合，为患者嗓音的精准康复提供支持。融实时治疗与视听反馈技术为一体的嗓音矫治设备可有效改善患者的嗓音状况，为建立综合良好发音能力奠定基础。

一、专项筛查

嗓音障碍专项筛查主要通过问卷的形式来完成。问卷通过对言语呼吸、言语发声、言语共鸣三大系统的相关问题（见图 1-4-1）进行筛查（共 7 道题，选择最符合患者情况的选项），可以帮助治疗师快速判断患者嗓音可能存在的问题，并可自动给出康复建议。

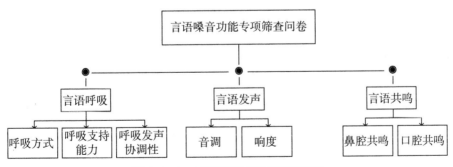

图 1-4-1 言语嗓音功能专项筛查问卷

二、评估设备

（一）言语障碍测量仪

言语障碍测量仪（见图 1-4-2）是利用数字信号处理技术和实时反馈技术，对言语功能进行定量测量、评估和实时训练的现代化言语治疗设备。可依据《言语治疗学》中的言语功能评估标准对言语的呼吸、发声、共鸣功能进行评估，并制订合理的矫治方案。[1] 在呼吸功能的评估中，可进行最长声时、最大数数能力的测量，评估患者的呼吸支持能力、呼吸与发声协调能力的情况；在发声功能的评估中，可进行言语基频、言语基频标准差的测量，评估患者音调异常的类型、音调控制能力的情况 [2]；在共鸣功能的评估中，可进行 /i/ 和 /u/ 的第二共振峰频率、第二共振峰频率震颤的测量，评估患者口腔聚焦障碍的类型、口腔共鸣音质的情况 [3]。

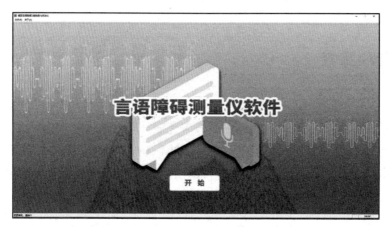

图 1-4-2　言语障碍测量仪

（二）嗓音功能测量仪

嗓音功能测量仪（见图 1-4-3）是利用数字信号处理技术，以正常嗓音和病理嗓音为样本，建立嗓音数据库。它可对嗓音声学信号和电声门图信号进行实时检测处理，常用于嗓音障碍的功能评估。[4] 通过麦克风和外接电极收集声学信号和电声门图信号，检

---

[1]　黄昭鸣，朱群怡，卢红云.言语治疗学 [M].上海：华东师范大学出版社，2017：33-264.

[2]　万勤，陈守华，黄昭鸣.呼吸方式对 3 ~ 6 岁健听和听障儿童最长声时与最大数数能力的影响 [J].听力学及言语疾病杂志，2011，19（6）：506-508.

[3]　万勤，努尔署瓦克，邵国郡，等.学龄唐氏综合征患儿与正常儿童口腔共鸣声学特征比较 [J].听力学及言语疾病杂志，2013（5）：469-473.

[4]　万萍，黄昭鸣，周红省.音质障碍测量与治疗的个案研究 [J].中国听力语言康复科学杂志，2007（1）：47-49.

测声带振动的规律性、声门的开启与关闭状态以及声带振动方式，客观判断嗓音音质和声带振动功能，辅助临床诊断。

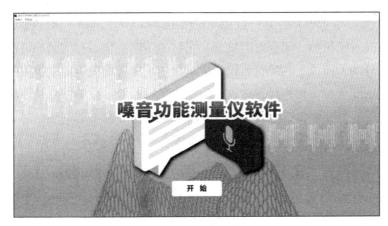

图 1-4-3　嗓音功能测量仪

（三）动态喉镜检查

动态喉镜又称为频闪喉镜（Strobolaryngoscope），通过频闪光源的处理，可以对快速振动的声带进行静相和慢相的观察，从而获得声带振动特征多种信息的喉科检查设备。为喉科的疾病包括早期喉癌的鉴别诊断提供了科学依据，也为声带的术前、术后的观察和手术指导提供客观指标，并为发音障碍的治疗及发声训练提供依据，是嗓音功能检查的重要手段之一，在喉科学、病理嗓音学、艺术嗓音学、语言病理学等领域占重要的地位。电子动态喉镜是继动态喉镜的又一发展，电子动态喉镜是使用电子硬性喉镜配以动态镜系统，同时使用电子影像技术替代频闪光源，进行图像处理系统，使对声带运动的观察更加清晰和准确。

（四）空气动力学检查

声音的产生是一个复杂的生理过程。在中枢神经系统的控制下，喉部发音器官的各组肌肉运动，产生一系列的协调运动，出现了气流、气压的变化，声门的动作和声腔共鸣系统的调节，最终出现了声音和语言。空气的动力作用在整个过程中起着发音源动力的作用，人们说话和唱歌时的呼吸方式与安静时有所不同。从呼吸相位来看，安静时呼气和吸气相位相同，而说话和唱歌时，呼气相长，吸气相短。与此同时，呼吸节律也有变化，安静时呼吸为 16 ~ 20 次 / 分，说话和唱歌时可为 8 ~ 10 次 / 分。另外，参与的肌群也不同。气流通过作用于声带上的压力变化来改变声带振动形式、声门的状态，进而影响发声。与发声相关的空气动力学特性包括：声门下压、平均气流率、声门阻力、发音时间等。

（五）电声门图检测

在检测声带振动时，无损伤性的检测仪器并不多，但电声门图检测（Electroglottography，EGG）正是其中一项。EGG（见图1-4-4）是检测声门组织的阻抗变化的仪器，当声门张开时阻抗高，闭合时阻抗低，阻抗的不断变化引起微弱的电流改变，在体表描记出声门开闭的曲线。在嗓音言语产生过程中，能够检测声门组织阻抗变化和双侧声带接触面积的变化，反映声带振动每一周期中声门闭合阶段的特点及声带振动时每个周期的运动轨迹。[①] 由于通过电声门图检测可以获得声带振动的大量信息，如基频、声带的外展程度，以及喉位的高低变化等，因此这项测试正在成为临床和研究的常用手段。

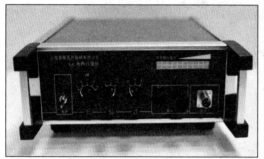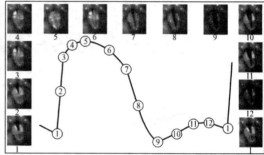

图 1-4-4　电声门图检测仪、声门波

三、治疗设备

言语矫治仪（见图1-4-5）是应用范围极为广泛的，融实时治疗与视听反馈技术为一体的言语、嗓音矫治设备。它提供75个实时的，可以激发言语产生的声控卡通游戏，以及200多个动画卡，为建立综合发音能力奠定基础。

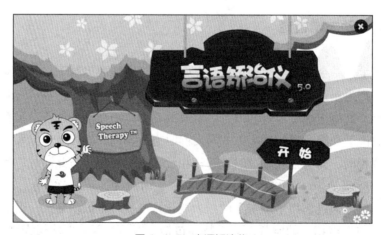

图 1-4-5　言语矫治仪

---

① 魏春生，王薇，陈小珍，等.声带振动功能的定量检测[J].临床耳鼻咽喉科杂志，1999，13（6）：248-251.

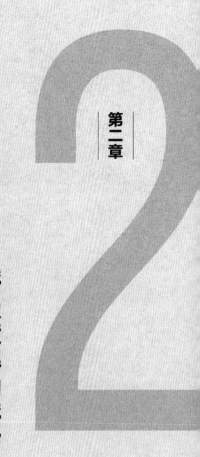

第二章

呼吸障碍的评估

呼吸（Respiration）是指生物体与其周围环境进行气体交换的过程，其不仅用以维持生命，亦为嗓音和言语的产生提供动力支持。如果呼吸系统由于任何原因出现功能不全或障碍的话，必然会对嗓音产生影响。本章将就呼吸系统的相关解剖生理、呼吸障碍的定义、临床表现、呼吸功能的评估流程与方法等内容进行阐述。

呼吸系统相关解剖生理

呼吸系统是言语的动力来源。在言语过程中，需要瞬间吸入大量的气体并维持平稳的呼气，用较小的气流来维持足够的声门下压。这种呼吸调节过程要求呼气运动与吸气运动之间相互协同和拮抗，即为呼吸支持。因此，呼吸支持成为嗓音产生的基础。

人类的肺组织位于密闭的胸腔内，通过气管、喉腔、咽腔及口鼻腔与外界大气相连通。这些结构组成了呼吸管道，它将气体传递至呼吸器官（肺）。胸腔结构决定了其容积可以增加或减少。胸腔容积的增加将导致肺内负压的形成，使气体进入肺部，直到内外气压相等为止。呼吸的这一阶段被称为吸气。胸腔容积的减小将导致肺部形成正压，如果此时呼吸通道是开放的，人体就会呼出气体，直至肺的内外气压相等。呼吸的这一阶段称为呼气。本节将详细介绍呼吸道、肺、支气管与胸膜、胸廓结构、呼吸肌群及其神经支配、呼吸运动的相关解剖生理。

一、呼吸道

呼吸道由鼻腔、口腔、咽腔、喉腔、气管、支气管和肺组成。呼吸道通常以喉腔为界，分为上呼吸道和下呼吸道。

（一）上呼吸道

上呼吸道由鼻腔、口腔、咽腔以及喉腔组成，如图 2-1-1 所示。鼻腔、口腔和咽腔是空气进出肺部的对外门户，而喉腔则保护下呼吸道，控制进出肺部气体的流量和流动过程。

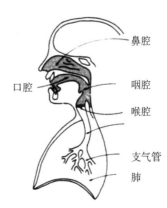

图 2-1-1　呼吸通道的图解
（图中阴影部分代表上呼吸道）

（二）下呼吸道

下呼吸道由气管、支气管、肺及其周围组织组成。气管与支气管是气体进入肺部的终末通道。如图 2-1-2 所示，气管位于喉与左、右主支气管分叉处的气管杈间，起于环状软骨下缘（平第 6 颈椎体下缘），向下至胸骨角平面（平第 4 胸椎体下缘）。成年男性气管平均长 10.30 cm，成年女性气管平均长 9.71 cm，分为颈段和胸段。

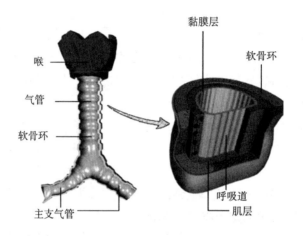

图 2-1-2　气管与支气管

气管由 18 块软骨与肌肉、韧带联结而成。气管软骨由 14～17 个缺口向后、呈 C 形的透明软骨环构成。气管后壁缺口由气管膜壁封闭，该膜壁由弹纤维与气管肌（属平滑肌）构成。甲状腺峡部多位于第 2～4 气管软骨环前方，气管切开术常在第 3～5 气管软骨环处施行。在胸骨角平面处有一向下凸出并略偏向左侧的半月状嵴，称为气管隆嵴，它是支气管镜检查的重要标志，如图 2-1-3 所示。

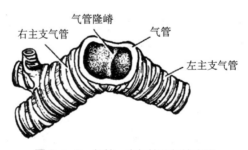

图 2-1-3　气管、支气管和气管隆嵴

支气管是由气管分出的各级分支，其中一级分支为左、右支气管，称为主支气管。气管中线与主支气管下缘间的夹角称为嵴下角。男性右嵴下角平均为 21.96°，女性右嵴下角平均为 24°；男性左嵴下角平均为 36.4°，女性左嵴下角平均为 39.3°。因此，左、右主支气管的区别有：前者细而长，嵴下角大，斜行，通常有 7～8 个软骨环；后者短而粗，嵴下角小，走行较直，通常有 3～4 个软骨环，经气管坠入的异物多进入右主支气管。

二、肺、支气管与胸膜

肺是呼吸的主要器官。肺部呈锥形，分别居于纵隔的两侧，几乎占据整个胸腔。肺的前面、侧面和后面均由胸廓所包围，下方是膈肌。透过胸膜可见许多呈多角形的小区，称为肺小叶，其出现炎症反应即为小叶性肺炎。正常肺呈浅红色，质柔软呈海绵状，富有弹性。成人肺的重量约等于自己体重的 1/50。健康的成年男性两肺的空气容量约为 5 000 mL，女性的肺容量小于男性。

（一）肺的形态

两肺外形不同，右肺宽短，左肺狭长，如图 2-1-4 所示。肺呈圆锥形，分为一尖、一底、两面、三缘。肺尖钝圆，经胸廓上口伸入颈根部，在锁骨内侧 1/3 处向上突至锁骨上方达 3 ~ 5 cm。肺底，也称膈面，在膈肌顶部的上方，受膈肌压迫而呈半月形凹陷。肋面与胸廓的外侧壁和前、后壁相邻。纵隔面中央有椭圆形凹陷，称为肺门。其内有支气管、血管、神经、淋巴管等出入并为结缔组织包裹，称肺根。肺前缘锐利，左肺前缘下部有心切迹，切迹下方有一突起，称左肺小舌。肺下缘位于膈肌上，是肺三个面的移行部，其位置随着呼吸运动而发生显著变化，后缘圆钝。

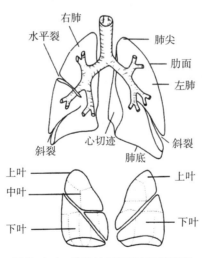

图 2-1-4　肺的外观及其表面的沟裂

人的肺左右各一，右肺分三叶，左肺分两叶。左肺斜裂由后上斜向前下，将左肺分为上、下两叶。右肺的斜裂和水平裂将右肺分成上、中、下三叶。肺的毗邻器官可在肺表面形成压迹或沟，如两肺门前下方均有心压迹。右肺门后方有食管压迹，上方是奇静脉沟。

每侧肺均为含气的容腔，因而其质量非常小，较容易扩展，并且如同海绵一样，如果不存在外来的牵引力，便会皱缩成一小团，呈塌陷状，但这在正常情况下并不会发生，否则呼吸运动将无法进行。

（二）支气管树

在肺门处，左、右主气管分出次级支气管进入肺叶，称为肺叶支气管。左肺有上叶和下叶支气管，右肺有上叶、中叶和下叶支气管。肺叶支气管进入肺叶后，再继续分出第三级支气管，称肺段支气管。故主支气管为一级支气管，肺叶支气管为二级支气管，肺段支气管为三级支气管。各级支气分支形成树枝状，称为支气管树，见图2-1-5。主支气管经多次分支后，形成无数的细支气管，肺泡囊则位于每根细支气管的终末端，如图2-1-6所示。

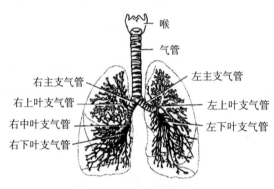

图2-1-5　支气管树整体观

肺组织的弹性结构由致密结缔组织（弹性纤维和胶原纤维）所组成，它环绕着细支气管和肺泡。当肺扩张吸入气体时，这些弹性纤维被牵拉而倾向于回缩。肺扩张程度越大，其牵拉作用就越强，肺的回缩力和弹性阻力便越大，反之亦然。在呼气过程中，弹性回缩力起到协助肺部收缩的作用。

肺动脉为功能性血管，其分支在肺门处位于支气管前方，后转向后方。它在肺内的分支多与支气管的分支伴行，直至进入肺泡隔，包绕肺泡壁形成肺泡毛细血管网。由于肺泡壁非常单薄，吸气时氧气可通过肺泡壁弥散入肺泡毛细血管，呼气时血管内的二氧化碳通过它释放到肺泡内。

左、右主支气管动脉为营养性血管，通常有1～4支，进入肺内与支气管紧密伴行，经肺段门进入肺段内，会形成1～3支肺段支气管动脉。支气管动脉最终在支气管壁的外膜和黏膜下层分别形成供应支气管的毛细血管网，如图2-1-7所示。

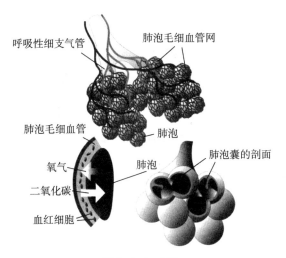

呼吸性细支气管　　肺泡毛细血管网

肺泡毛细血管　　肺泡

氧气　　肺泡　　肺泡囊的剖面

二氧化碳

血红细胞

图 2-1-6　肺泡

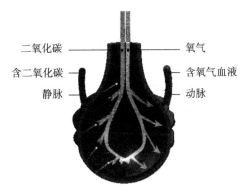

二氧化碳　　氧气

含二氧化碳　　含氧气血液

静脉　　动脉

图 2-1-7　肺泡内的气血交换

（三）胸膜

胸膜是薄薄的一层浆膜，分为壁胸膜和脏胸膜。壁胸膜被覆于胸壁内面、膈上面和纵隔侧面，脏胸膜覆盖于肺表面并伸入肺叶之间的裂内。两层胸膜之间密闭、狭窄、呈负压的腔隙称胸膜腔。壁、脏两层胸膜在肺根处互相移行，包绕肺根并下延形成双层的肺韧带。

两侧的肺表面覆盖着一层弹性纤维组织（脏胸膜），通过该层弹性纤维组织与胸廓肋骨相连，又称为胸膜联结，其中密闭的潜在的胸膜腔对于呼吸运动起着不可或缺的作用。胸膜联结一方面使得双肺在呼吸时既能直接受到来自胸腔壁的压力，又能活动自如，不致产生摩擦和不适感，见图 2-1-8；另一方面，胸膜腔内少量浆液分子的内聚力使两层胸膜贴附在一起，不易分开，使得肺可以随胸廓的运动而运动。因此，胸膜腔的密闭性和两层胸膜间浆液分子的内聚力对于维持肺的扩张状态和肺通气具有重要的生理意义。如果胸膜破裂，胸膜腔与大气相通，空气将立即进入胸膜腔内，形成气胸，此时两层胸膜彼此分开，肺将因其本身的回缩力而塌陷，从而使肺的通气功能受到限制。

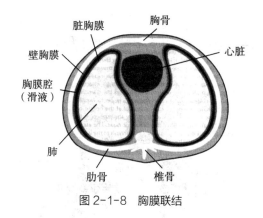

图 2-1-8   胸膜联结

三、胸廓结构

胸廓是骨—软骨性结构，呈圆锥筒状。胸廓内为胸腔，包括纵隔部分和双侧被覆胸膜的肺脏部分。纵隔内主要容纳心脏、血管和食管等器官。双肺于胸廓内。胸廓的前面是胸骨，两侧为肋骨，后方是胸椎骨，如图 2-1-9 所示。胸腔骨架由 12 对肋骨组成，它们向后通过胸肋关节分别连在 12 块胸椎骨上。从前面看，最下方的两对肋骨前端并没有附着在胸骨上，称为浮肋。浮肋上方的较低位肋骨则斜向上通过肋软骨联结在胸骨上，除浮肋以外的其余 10 对肋骨中，第 1～7 对肋骨直接与胸骨相连，第 8～10 对肋骨通过共有的软骨联结与第 7 肋软骨相连。肋骨的运动由胸肌和腹肌牵引，以此来增大或缩小胸腔的体积。因此，当肋骨向上抬起时，它们向外侧运动。由于上端的肋骨固定在胸骨上，它们只是稍微向前移动，使胸腔扩大的幅度远不如下端肋骨上抬时的效果明显。这些运动导致胸腔内压力的变化。

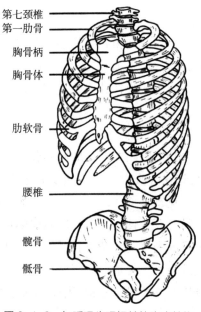

图 2-1-9   与呼吸生理相关的胸廓结构

四、呼吸肌群及其神经支配

呼吸肌群分为吸气肌群和呼气肌群两组。传统上认为，使胸腔体积增大、协助气体进入肺内的呼吸肌群是吸气肌群，例如膈肌和肋间外肌就是主要的吸气肌群，此外还有一些辅助吸气肌，如斜角肌、胸锁乳突肌等；使胸腔体积缩小，协助气体从肺部排出的呼吸肌群是呼气肌群，主要有肋间内肌和腹肌。

吸气肌群主要由膈肌和肋间外肌组成。膈肌是分隔胸腔和腹腔的肌肉—腱膜组织，呈扁平状。它与胸廓肋骨部的下缘相连，静止时向上隆起，形似一只倒置的钟罩。膈肌收缩时，其隆起部分向四周拉平，使胸腔在垂直方向上进行扩张，并使下部肋骨上提并向外移动。呼气与吸气时，膈肌的运动方向如图 2-1-10 所示。

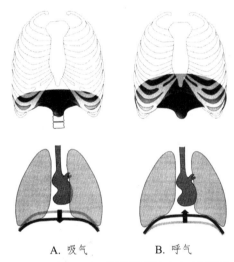

A. 吸气　　　　B. 呼气

图 2-1-10　呼气与吸气时的膈肌运动方向（用箭头表示）

如图 2-1-11（A）所示，肋间外肌起于上一肋骨的下缘，斜向前下方走行，止于下一肋骨的上缘。共有 11 对肋间外肌覆盖于 12 对肋骨的表面，它们向着第 1 肋骨的方向进行整体的提升运动。第 1 肋骨连于胸椎并间接地连于颅底。呼气肌群主要由肋间内肌组成。从胸骨缘到肋膈角，肋间内肌起自下位肋骨的上缘，止于上位肋骨的下缘，走行与肋间外肌相反。它们的作用在于使肋骨下降，缩小胸腔体积，如图 2-1-11（B）所示。

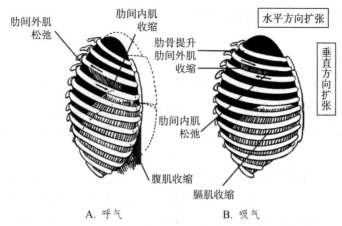

图2-1-11　呼吸时呼吸肌群的作用

膈肌和肋间外肌是对吸气起主导作用的肌肉。平静呼吸时的呼气过程基本上被动，吸气后借助肺部弹性回缩力的作用释放气体。呼气时，腹部肌群先使腹压增强，膈肌上升，接着降低肋骨和胸骨，使得胸腔的体积缩小。主要呼吸肌群的特征如图2-1-12所示。

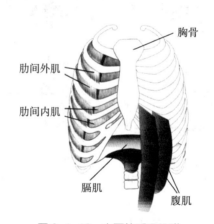

图2-1-12　主要的呼吸肌群

所有呼吸肌群均由脊神经中胸腰神经的大部分分支所支配。胸神经前支共12对，第1~11对各自位于相应肋间隙中，称为肋间神经，第12对胸神经前支位于第12肋下方，故名肋下神经。肋间神经行走于肋间内、外肌之间，支配其收缩运动。第7~11对肋间神经及肋下神经沿相应肋间隙逐渐向前下走行于腹横肌和腹内斜肌之间，随后继续向前下走行，在腹直肌外缘进入腹直肌鞘，分布于腹直肌，下5对肋间神经发出的肌支分布于肋间肌及腹肌前外侧群；腰丛的分支——髂腹下神经和髂腹股沟神经沿途发支，分布于腹壁诸肌群（腹内、外斜肌等）；膈肌由膈神经（第3~5对颈神经的分支）支配。

五、呼吸运动

视 频
呼吸运动

如前所述，呼吸运动不仅用以维持生命，亦为嗓音和言语的产生提供动力支持。人在安静状态下进行的呼吸又被称之为平静生理呼吸，而在说话时进行的呼吸则被称之为言语呼吸。在平静生理呼吸和言语呼吸两种状态下，人体呼吸肌群的运动迥然不同。言语时，既要完成气体交换，维持生命的需要，同时又要完成发声的任务，呼吸量增大。在幅度和目的方面，言语时的呼吸肌群运动均不同于非言语的呼吸运动，胸腹肌群均主动参与呼吸运动。在言语呼吸过程中，呼吸肌群不仅提供声带振动的动力源，而且通过抵抗肺的弹性回缩力来调控胸腔气流的呼出速率。

平静腹式呼吸是最为放松的一种呼吸方式，主要表现为腹部的主动突起和被动回缩运动（膈肌运动所致）。而言语呼吸不仅在吸气时需要吸气肌群主动收缩，而且在呼气时也需要腹部肌群稳健地收缩，以维持充足的声门下压，继而支持发声活动，但在呼气时，吸气肌群呈舒张状。因此，与平静呼吸相比，言语呼吸需要瞬间吸入更多的气体，来提供更多的呼吸支持，以维持足够的声门下压，从而获得言语的自然音调、响度，以及丰富的语调变化。[①] 因此，呼吸功能是决定正确发音的关键因素。

言语时，呼吸系统（Respiratory System）就像一只泵或风箱，可被视为由两个运动系统所组成，即由胸腹壁系统和肺部系统所组成，被称之为呼吸泵的动力是由胸腹壁和肺部系统的协调运动所提供的，如图 2-1-13 所示。

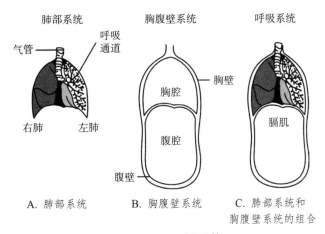

图 2-1-13 呼吸系统

所有的腹腔壁中除了前壁之外，均呈固定状态。前壁主要由腹部肌群组成，因此可以产生伸缩运动。当膈肌处于舒张状态时，它呈现为穹隆状；当其收缩时，则逐渐变得平坦。收缩的膈肌迅速将内脏器官压得更低。由于腹部是个实心腔隙，顶部的压低使腹

---

① 黄昭鸣，万萍，王衍龙. 言语呼吸疾病的定量评估及矫治对策 [J]. 中国听力语言康复科学杂志，2004，2（05）：23-25.

部只能凸向某处。而腹部凸出的地方只能是前壁。膈肌和腹内容物的运动表现为一个整体的运动，称之为膈腹部（Diaphragm-Abdomen）。

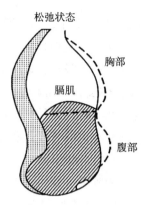

图 2-1-14　呼吸时膈肌和腹部的运动效果图
（虚线表示吸气状态，实线表示呼气状态）

吸气时，膈肌收缩胸腔底部下移，使胸腔的上下径扩大，同时压迫腹部脏器，使腹壁向前凸出，如图 2-1-14 所示。腹腔体积的变化量等同于膈肌收缩时胸腔增大的体积。与此同时，膈肌协助肋骨上提，促进了肋间外肌上抬肋骨的作用。胸腔扩张后，其内外部的压力差使得空气不断吸入，最终充满肺内。

吸气时腹壁的前凸表明腹壁肌群伸展，就像一块被拉长的橡胶片（具有弹性回缩力）以抵抗所受的外力，随时准备恢复原状。当膈肌舒张时，弹性回缩力使腹部脏器和膈肌恢复到原位，此时肋间外肌也松弛了。换句话说，膈肌和胸腹部呼吸肌群的松弛对于平静生理呼气来说已经足够。但是仅靠肌肉舒张而被动获得的胸腔正压，对于发声是远远不够的。因此在言语时，腹部肌群主动收缩推动膈肌，从而获得更大的呼气压力。同时，肋间内肌主动收缩，使肋骨下降，胸腔体积缩小，从而增加了使气体呼出的胸腔压力差。

尽管言语呼吸与平静生理呼吸之间有着不同的作用目的，但它们均有着相似的发生机制。这些呼吸力是内在固有和随意的。内在固有的力量源自结缔组织的弹性回缩力，它们随着胸腹壁的运动和肺部的扩张伸展或压缩。这些内在固有力有助于呼吸器官恢复至静息状态。随意的力量存在于胸腹壁肌群（胸腔壁，膈肌以及腹腔前壁）。这些肌群的活动主要为：① 协助增大或减小胸腔体积；② 控制和调节呼出气流，特别在肺体积较大的时候；③ 控制隆起腹部的运动方向。

平静时的呼吸运动与发声时的呼吸运动是有差别的，如图 2-1-15 所示。一般来说，在平静生理呼吸时，吸气占整个呼吸周期的 40%，呼气占整个呼吸周期的 60%，即吸气与呼气时间的比值为 2∶3；成年人每分钟呼吸 12 ~ 15 次左右；呼吸量约为 500 mL，胸腔压力的变化仅为 1 ~ 2 cmH$_2$O。吸气是一个主动过程，呼气则是依靠弹性回缩力量的一个被动过程。

由于呼吸速率、容量和肌力作用的改变，言语时的呼吸运动与上述情况很不相同。

言语过程中，肺部必须给喉部器官提供足够的动力和通气量。因此呼吸周期发生了较大的变化，吸气时间更短、呼气时间更长。吸气占整个呼吸周期的10%，呼气占整个呼吸周期的90%，即吸气与呼气时间的比值为1:9。与此同时，单位时间内的呼吸次数减少且不规则，肺活量（Vital Capacity, VC）增加35%~60%。言语呼吸的优势在于：① 有足够的气流量来支持持续的发声；② 肺部体积增大使得说话者能够更有效地利用弹性回缩力，从而减少呼吸肌群的收缩力量，使发声更加舒适。

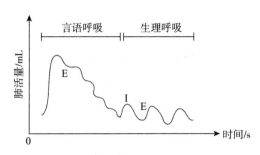

图 2-1-15　生理和言语呼吸时的肺活量随时间的变化图（E：呼气，I：吸气）

　　言语产生时，肺容量持续地发生变化，其变化的幅度取决于言语内容。交谈时测得的胸腔压力变化为 7~8 cmH$_2$O，远大于平静生理呼吸时的胸腔压力差（在正负 1 cmH$_2$O 之间）。这些压力差波动的幅度取决于言语的响度、重音及长短等。

　　言语呼吸与平静生理呼吸相比，在呼气运动期间产生更加充足的动力。平静生理呼吸中呼气的动力来自弹性回缩力，但这些动力对于言语呼气却不充足，还需借助腹部肌群主动收缩的力量等。加入的肌肉收缩力量的大小取决于几个因素：① 言语产生时所需的肺容量；② 发声长短；③ 响度；④ 重音；⑤ 语调种类等。因此加入呼吸肌群的收缩力量等于言语呼吸所需的总驱动力与弹性回缩力的差值。

　　我们在说话、歌唱时的呼吸运动使胸部运动的功能如同一只压力泵。为了使压力增加，肺部膨胀的幅度应大于平静生理呼吸时肺部的扩张幅度，这只有通过增加胸腔的容积，造成胸腔内的负压，以便吸入更大量的气体。胸腔的扩张呈三维方向：垂直向、横向和前后向。膈肌收缩使胸腔获得垂直方向的扩张，上提肋骨使胸腔能获得侧向和前后向的扩张，从而吸入气体。腹部肌群的有力收缩使肋骨下降，膈肌上升，导致肺的体积缩小，从而获得呼气压力。言语期间膈肌的舒张运动更加迅速有力，从而大大减少了说话者在言语换气时所受到的干扰。

呼吸功能的评估

呼吸是嗓音产生的基础。因此，精准评估呼吸功能是评估嗓音功能中的重要环节。本节将简要介绍呼吸障碍的临床表现和呼吸功能的评估流程，并重点阐述如何进行呼吸功能的主观评估和客观测量。

一、呼吸障碍的临床表现

呼吸障碍是指呼吸系统由于器质性、神经性或功能性原因导致在嗓音或言语产生过程中出现呼吸方式异常、呼吸支持不足、呼吸和发声运动不协调等情况，临床主要表现为说话时气短、断续、吃力、异常停顿、句尾少词、硬起音等。

（1）呼吸方式异常，如采用严重的胸式呼吸。

（2）呼吸支持不足，如肺活量下降，说话时气流不足。

（3）呼吸和发声运动不协调，如吸气时发音，或者起音方式异常，说话时硬起音、软起音。

二、呼吸功能的评估流程

在进行呼吸障碍矫治之前，需要先进行呼吸功能的评估。呼吸功能评估包括主观评估和客观测量两部分，主观评估又包括触觉感知、视觉感知和听觉感知，客观测量指标包括最长声时、最大数数能力和 s/z 比三方面。主观评估和客观测量相结合，可以对患者的呼吸功能进行评价，发现呼吸功能异常所在，并明确呼吸障碍的类型和程度，从而为制订针对性的治疗方案提供依据，如图 2-2-1 所示。

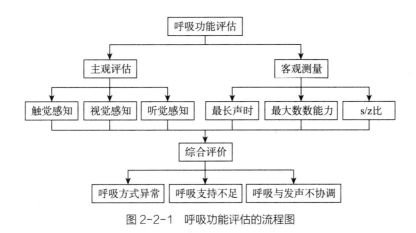

图 2-2-1　呼吸功能评估的流程图

三、呼吸功能的主观评估

呼吸功能的主观评估包含触觉、视觉和听觉感知三个部分，如表 2-2-1 所示。治疗师可以利用自己的手部触觉、视觉或听觉来帮助判断患者的呼吸方式和程度。

表 2-2-1　主观评估—呼吸状态（呼吸功能异常检查）

为每一个评估项目选择合适的答案，在相应的空格中打"√"			
序号	评估项目	是	否
1	能听到呼吸音吗？		
2	呼吸规则吗？		
3	是胸式呼吸吗？		
4	能够随意调整自身的呼吸方式吗？		
5	呼吸不充分，影响到发音吗？		
6	呼吸充分，可以进行任何句长的发音吗？		
7	大部分气流呼出后还能进行任何发音吗？		
8	说话时气息音过重吗？		
总体描述：			

呼吸时，需要通过改变肺部的体积使得气体能够进出肺部，从而形成呼气和吸气的过程。不同呼吸方式下的呼吸运动，所导致的肺部体积产生变化的方式是不同的，其所产生的胸、腹部的运动也是不同的。比如，在胸式呼吸状态下，主要是依靠肋间内肌调节胸腔的前后径和左右径，因此在呼吸的过程中，胸腔体积的变化较腹腔体积的变化大，胸壁的位移会比腹壁的更明显。在腹式呼吸状态下，主要是依靠膈肌的舒缩运动来调节胸腔的上下径，因此在呼吸的过程中会出现与胸式呼吸相反的情况，即腹腔体积的变化较胸腔体积的变化大，腹壁的位移会比胸壁的更明显。而在胸腹连动呼吸状态下，由于肋间内肌和膈肌都有一定程度的参与，因此在呼吸过程中，胸、腹腔的体积都有一

定程度的改变，胸、腹壁都会明显发生一定程度的位移。

在进行视觉感知评估时，主要观察患者在呼吸的过程中，胸壁和腹壁的位移哪一个更明显。如果是胸壁更明显，则提示患者采用的是胸式呼吸方式，特别是当患者出现抬肩吸气的情况时，则可进一步明确对其胸式呼吸的判断。如果是腹壁更明显，则提示患者采用的是腹式呼吸方式。如果胸腹壁均发生一定程度的位移，没有明显的区别，则提示患者采用的是胸腹连动的呼吸方式。

在进行触觉感知评估时，治疗师可以将自己的双手手掌分别接触患者的胸壁和腹壁，然后体会患者在呼吸的过程中，胸壁和腹壁的位移哪一个更明显。如果是胸壁更明显，则提示患者采用的是胸式呼吸方式。如果是腹壁更明显，则提示患者采用的是腹式呼吸方式。如果胸腹壁均发生一定程度的位移，没有明显的区别，则提示患者采用的是胸腹连动的呼吸方式。

在进行听觉感知评估时，治疗师可以利用自己的耳朵来仔细聆听患者在平静状态和言语状态下的呼吸表现。在平静状态下，重点注意患者是否存在气息音重的问题，如果有，则提示患者可能存在不同程度的呼吸道阻塞。在言语状态下，仔细聆听患者在说话时是否存在句长短、声音响度小或逐渐变小、声音虚弱等现象，如果有则提示患者可能存在呼吸方式异常、呼吸支持不足等问题。

四、呼吸功能的客观测量

客观测量是呼吸功能精准评估的主要手段，其主要包括最长声时测量、最大数数能力测量和 s/z 比测量。通过主观感知觉评估和客观测量，可以对言语呼吸障碍的程度进行评估，也可监控呼吸训练的效果，这对言语矫治方案的制订和矫治过程中方案的调整均起到十分重要的作用。下面将对三个客观测量指标的定义及其测试方法做具体讲述。

（一）最长声时测量及其临床含义

1. 最长声时的定义及其特点

最长声时（Maximum Phonation Time, MPT）是指深吸气后，持续发单韵母 /ɑ/ 的最长时间，单位是秒（s）。[1] 它主要反映言语呼吸支持能力，是衡量言语呼吸能力的最佳指标之一。[2]

---

① 黄昭鸣，孙粉郡，刘巧云，等. 言语呼吸障碍评估的原理及方法 [J]. 中国听力语言康复科学杂志，2011（1）：65-67.

② HIRANO M, KOIKE Y, VON L H. Maximum phonation time and air usage during phonation[J]. Folia phoniatrica Et logopaedica, 1968, 20（4）:185-201.

最长声时受性别、年龄、健康状况、身高、体重、肺活量，以及呼吸方式等因素的影响。任何一种呼吸系统的疾病、发声系统的疾病或者呼吸功能与发声功能的不协调，均可能导致最长声时的减小。将患者最长声时的测量值输入国际功能、残疾和健康分类（International Classification of Functioning, Disability and Health, ICF）转换器，就可以了解患者言语呼吸的质量及损伤程度，还可以通过训练前后最长声时的测量来评价言语矫治的效果。

最长声时的特点主要包括：① 受年龄影响，年龄不同，最长声时不同，最长声时随着年龄的增长而增加；② 受性别影响，性别不同，最长声时也不同，同龄男孩的最长声时大于女孩；③ 学前期是儿童言语形成、发展最迅速的阶段，在学前期（3 ~ 7岁）和变声旺盛期（12 ~ 14岁），各年龄组儿童之间的最长声时有极其显著的差异。

2. 测量方法及测量步骤

在进行最长声时的测试时，如果仅需获得粗略的测量结果，可以用秒表或手表进行。如果想获得精确的测量结果，则需要使用专用的仪器进行测量，将结果填入表2-2-2所示的最长声时测量记录表。

最长声时的具体测量步骤如下。

第一步，被测试者先深吸气，然后尽可能长地发单韵母 /ɑ/ 音，记录发声时间。最长声时的测量要求是：① 发声时间尽可能长；② 气息均匀；③ 响度均匀；④ 音调必须在正确的频率范围之内。[①] 只有在满足这些条件下，才能获得正确的测量结果。

第二步，以同样的测试方法再测试一次，并记录发声时间。

第三步，从两次记录中选择一个满足测试条件的较大的测量数值作为最长声时的最终测量结果，将结果填入表2-2-2所示的最长声时测量记录表。

第四步，将最长声时的测量结果进行 ICF 转换，判断被测试者的最长声时的损伤程度、相对年龄等。

表2-2-2 是一个最长声时测量的填表示例，该患者是一个时年 9 岁的男孩，出生日期为 2009 年 3 月 12 日，评估日期为 2018 年 2 月 25 日，第一次测量的最长声时为3.1 s，第二次为 3.3 s，取其中的较大值，则该患者的最长声时测量结果为 3.3 s，将此测量结果进行 ICF 功能损伤程度转换，得出该患者的相对年龄为 4 岁，最长声时 MPT 的损伤程度为 3 级，呼吸支持能力存在重度损伤。

表 2-2-2　最长声时测量的填表示例

日期	第 1 次测 MPT	第 2 次测 MPT	MPT （取较大值）	MPT 状况 （偏小 / 正常）	MPT 最小 要求	相对 年龄	实际 年龄	是否腹 式呼吸
2018 年 2 月 25 日	3.1s	3.3s	3.3s	偏小	9.4s	4 岁	9 岁	是

注：深吸气后，尽可能长地发 /ɑ/ 音，共测两次，取其中较大值即为最长声时（MPT）。

---

① 王衍龙，黄昭鸣，万萍 . 最长声时测量在聋儿言语呼吸中的指导意义 [J]. 中国听力语言康复科学杂志，2004，2（3）：10-13.

3. 最长声时的临床意义

通过上述测量，如果患者的最长声时没有达到无损伤程度，则表示患者可能存在一定程度的呼吸支持不足。

（1）呼吸方式异常（如胸式呼吸）。

（2）呼吸支持不足（呼吸功能减弱，如肺活量下降）。

（3）嗓音功能异常（如声门闭合控制能力减弱），可结合 s/z 比一起判断。

（4）呼吸和发声运动不协调（如吸气时发音、硬起音），可以结合最大数数能力测量结果一起判断。

图 2-2-2 是测得的最长声时的声波，图中左侧光标位于红柱开始端（红色：浊音，且在正常的频率范围之内），不包括绿柱部分（绿色：清音，或在正常的频率范围之外），右侧位于声波结束端。选中部分的强度和基频均匀一致（见箭头），这样才符合最长声时的测量要求。如果测量最长声时的声波出现如图 2-2-3 所示的情况，中间出现了两段绿柱，表明该段声波的基频未达到最长声时测量时基频的要求。因此，取其中一段强度和基频均匀一致，且相对长的声波红柱进行起止端定位，获得该次测量的最长声时数据 0.6 s。由此可以看出，通过"言语障碍测量仪"得出的最长声时 0.6 s 比采用秒表测量 3.7 s 的结果更可靠，因为它能更好地监控测量结果是否符合要求。

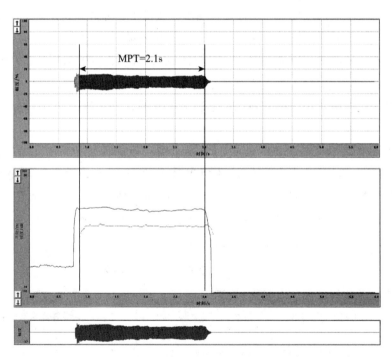

视　频
最长声时的测量
（基频正常）

图 2-2-2　测量最长声时的声波、幅度和基频曲线（基频正常）

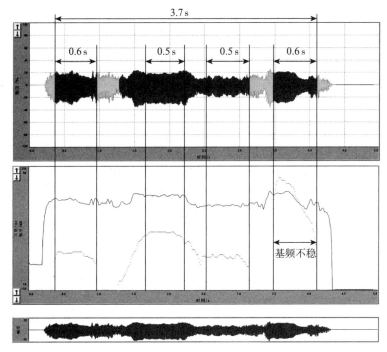

视　频
最长声时的测量
（基频异常）

图 2-2-3　测量最长声时的声波、幅度和基频曲线（基频异常）

（二）最大数数能力测量及其临床含义

1. 最大数数能力的定义及其特点

最大数数能力（continuous Maximum Counting Ability，cMCA）是指深吸气后，以音调和响度连续起伏变化的方式持续发 1 或 5 的最长时间，单位是秒（s）。它主要反映呼气和发声之间的协调性、言语呼吸控制能力，是衡量呼吸和发声协调能力的最佳指标之一。[①] 如果呼气和发声协调性好，数数时的速度均匀、适中，响度和频率呈规律性变化，数数时间就长；如果协调性差，数数时的速度、响度和频率则无规律可循，最大数数能力就会下降。

2. 测量方法及测量步骤

在进行这项测试时，如果仅需获得粗略的测量结果，使用秒表或手表即可。如果想获得精确的测量结果，就需要使用专用仪器来测量，可将测量结果填入表 2-2-3 所示的最大数数能力测量记录表。

最大数数能力的具体测量步骤如下。

第一步，深吸气，呼气时开始连续数数 1 或 5，记录数数时间。最大数数能力的测量要求：① 一口气连续数数；② 数数时速度均匀；③ 基频和强度变化连贯；④ 数数

---

① 万勤，胡金秀，张青，等 . 7 ~ 15 岁痉挛型脑瘫儿童与健康儿童言语呼吸特征的比较 [J]. 中华物理医学与康复杂志，2013，35（7）：542-546.

时间尽可能长。图 2-2-4 是通过"言语障碍测量仪"测得的声波。

第二步，测完一次后，按要求再测一次，并记录数数时间。

第三步，从两次结果中选择一个满足测试要求的较大的数值作为最终的测量结果。

第四步，将最大数数能力的测量结果输入 ICF 转换器，确定最大数数能力的损伤程度、相对年龄等。

表 2-2-3 是一个最大数数能力测量的填表示例，该患者是一位时年 9 岁的男孩，出生日期为 2009 年 3 月 12 日，评估日期为 2018 年 2 月 25 日，该患者第一次测量的最大数数能力为 3.9 s，第二次为 4.2 s，取其中的较大值，则该患者的最大数数能力测量结果为 4.2 s，将此测量结果进行 ICF 功能损伤程度转换，得到最大数数能力 cMCA 的损伤程度为 3 级，呼吸支持能力、呼吸与发声协调能力存在重度损伤。

表 2-2-3　最大数数能力的填表示例

日期	第 1 次测 cMCA	第 2 次测 cMCA	cMCA（取较大值）	cMCA 状况（偏小 / 正常）	相对年龄	实际年龄	cMCA 最小要求	吸气和呼气协调
2018 年 2 月 25 日	3.9s	4.2s	4.2s	偏小	5 岁	9 岁	8.6s	否

注：深吸气后，持续说"1"或"5"，共测两次，取其中的较大值即为最大数数能力（cMCA）。

3. 最大数数能力的临床意义

通过上述测量，如果患者的最大数数能力没有达到无损伤程度，则表示患者可能存在一定程度的呼吸与发声功能不协调。

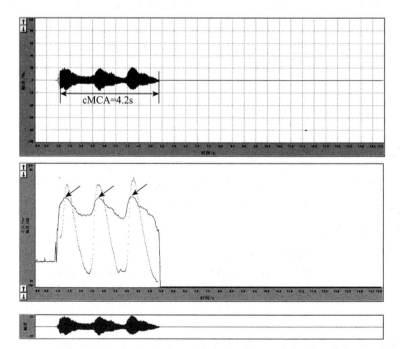

视　频
最大数数
能力测量

图 2-2-4　最大数数能力测量（在正确的基频范围之内）

（三）s/z 比测量及其临床含义

1. s/z 比的定义及其特点

s/z 比（s/z Ratio）是指一个人在深吸气后，分别持续发 /s/ 音和 /z/ 音（英语发音）后，所求得的两者最长发声时间的比值。s/z 比可以有效地反映发音时声门调节的情况，它是言语呼吸疾病的判断依据之一。

经研究发现：s/z 比不存在年龄和性别的显著性差异，其值约等于 1。这说明在言语发育的过程中，呼吸运动与发声运动之间能够无意识地进行精确协调。

2. 测量方法及测量步骤

s/z 比测试可使用专用仪器来进行，可将测量结果填入表 2-2-4 所示的 s/z 比的测量记录表。测量 s/z 比时，要求发音的响度控制在舒适水平。s/z 比的测量要求是：① 发音时间尽可能长；② 气息均匀；③ 响度均匀。

s/z 比的具体测量步骤如下。

第一步，深吸气，持续发 /s/ 音，记录最长发音时间。发 /s/ 音时，气流位于切齿和舌尖部，发音持续时间（呼气量）与切齿和舌尖之间的间隔成反比，即间隔越小，则发音持续时间越长。

第二步，再深吸气，持续发 /z/ 音，记录最长发音时间。当发 /z/ 音时，气流位于声带之间，发音持续时间（呼气量）与声带之间的闭合程度成正比，即闭合程度越好，则发音持续时间越长。

第三步，求两者最长发音时间的比值，即为 s/z 比的测量结果。

表 2-2-4 是一个 s/z 比测量的填表示例，该患者是一位时年 26 岁的女性，出生日期为 1992 年 7 月 5 日，评估日期为 2018 年 12 月 6 日，第一次测量发 /s/ 的时间为 5.9 s、发 /z/ 的时间为 3.4 s，第二次分别为 3.9 s 和 3.2 s，分别取其中的较大值，则该患者的 s/z 比测量结果为 1.73，其值 ≥ 1.4。

表 2-2-4　s/z 比的测量填表示例

日期	第 1 次测 /s/	第 2 次测 /s/	/s/（取较大值）	第 1 次测 /z/	第 2 次测 /z/	/z/（取较大值）	s/z	s/z ≤ 0.75	1.2<s/z <1.4	s/z ≥ 1.4	提示
2018 年 12 月 6 日	5.9s	3.9s	5.9s	3.4s	3.2s	3.4s	1.73s			是	不协调

注：深吸气后，分别尽可能长地发 /s/ 和 /z/（英语发音），共测两次，单位：秒（s），分别取其中的较大值进行比较。

3. s/z 比的临床意义

通过上述测量，如果患者的 s/z 比没有达到参考标准，则存在以下几种可能[1]。

（1）如果 s/z 比接近 1，但 /s/ 和 /z/ 的最长发音时间明显缩短，说明呼吸支持不足。如果 s/z 比接近 1，但分别发 /s/ 音和发 /z/ 音时的最长声时明显缩短，提示呼吸支持不足（呼气力量减弱，即肺活量减少）。

（2）如果 s/z 比显著大于 1，但 /s/ 音的最长发音时间正常，提示呼吸系统与发声系统不协调，起音方式不协调，以及整个言语过程的不协调。

（3）如果 s/z 比大于 1.2，但小于 1.4，提示功能性嗓音疾病或可能的器质性嗓音疾病。

（4）如果 s/z 比大于等于 1.4，提示声带结构的病变影响了正常发声，存在器质性嗓音疾病。

（5）如果 s/z 比小于等于 0.75，提示可能存在构音障碍或语音障碍。

若存在嗓音疾病，则需要使用专用设备进行影像检查分析和微扰测量，才能最终明确言语障碍的类型及程度。

---

① 黄昭鸣，万萍 . s/z 比值在聋儿言语呼吸中的临床价值 [J]. 中国听力语言康复科学杂志，2004（04）：20–22.

3

呼吸障碍的矫治

通常情况下，人们在说话的过程中，需要瞬间吸入大量的气体后维持平稳的呼气，以维持足够的声门下压，从而获得自然的音调、响度、音质，以及丰富的语调变化。因此，呼吸是自然舒适嗓音的必要前提，当呼吸方式、呼吸支持、呼吸与发声的协调性（如起音方式异常等）出现异常时，就会对嗓音产生不同程度的影响，一定要及时进行治疗。

呼吸障碍矫治概述

呼吸障碍的矫治方法包括言语呼吸促进治疗法和现代化康复技术，本节将对其中的几种经典方法做简单讲述，更多的训练操作细节可参见《言语矫治手册：呼吸障碍的促进治疗》。

呼吸障碍的矫治包括呼吸方式异常、呼吸支持不足和呼吸与发声不协调的矫治。对于这三类呼吸障碍，临床中有很多针对性的训练方法，其中既有常规训练，也有现代康复技术。图 3-1-1 以框架图的形式，列出了呼吸障碍矫治的主要方法。其中，呼吸放松训练是所有训练前的必要准备，呼吸方式异常的矫治包含生理腹式呼吸训练、声音感知、嗯哼法、拟声法、数数法五种方法。呼吸支持不足的矫治包含快速用力呼气法、缓慢平稳呼气法、逐字增加句长法、声时感知和最长声时训练法四种方法。呼吸与发声不协调主要有两类：吸气时发音和起音异常（包括软起音和硬起音）。针对吸气时发音的训练方法主要为唱音法和啭音法，针对起音异常的方法首先是起音感知，其次针对不同的起音更有针对性的方法，例如，针对硬起音，可采用气息式发音法、减少硬起音和起音训练的方法；针对软起音可采用甩臂后推法、减少软起音和起音训练的方法。无论是哪种呼吸异常，在针对性训练前，需要先进行呼吸放松训练，它是呼吸障碍矫治中的"热身运动"。

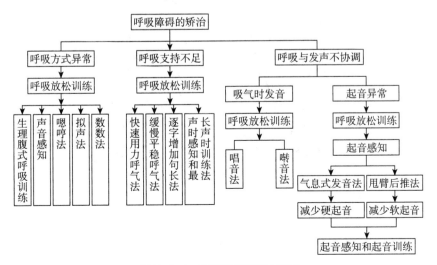

图 3-1-1 呼吸障碍的矫治方法

呼吸放松训练

呼吸放松训练指将有节律的呼吸与放松运动相结合，通过手臂和肩部的运动带动肋间肌群和肩部肌群运动，使这些肌群乃至全身都得到放松，从而促进呼吸系统整体功能的提高。呼吸放松训练主要适用于呼吸功能异常。[①] 在进行呼吸放松训练时，患者与治疗师动作应自然、放松，并与呼吸相结合。其训练步骤如下。

一、双臂交替上举运动

治疗师与患者一起练习双臂交替上举运动。运动时，患者保持直立位，双脚微开，与肩同宽，双臂自然下垂。吸气时，身体重心缓慢移向左侧，同时左手臂尽力伸直向上举；呼气时，左手臂回到原位。同样方法，吸气时，身体重心移向右侧，同时右手臂尽力上举；呼气时，右手臂回到原位。如图 3-2-1 所示。如此左右交替进行，重复五次。

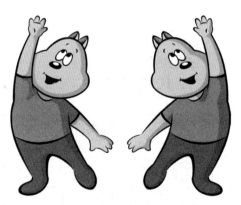

图 3-2-1　双臂交替上举运动

---

① 黄昭鸣，朱群怡，卢红云.言语治疗学 [M].上海：华东师范大学出版社，2017：50–52.

二、单臂划圈运动

治疗师与患者一起练习单臂划圈运动。运动时，患者保持直立位，双脚微开，与肩同宽，双臂自然下垂。吸气时，左臂向前、向上做划圈运动；呼气时，左臂向后、向下做划圈运动并回到准备动作。同样方法，吸气时，右臂向前、向上做划圈运动；呼气时，右臂向后、向下做划圈运动并回到准备动作。如图 3-2-2 所示。如此左右交替进行，重复五次。

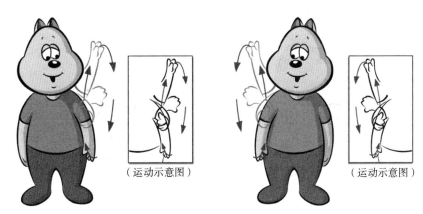

图 3-2-2　单臂划圈运动

三、双臂划圈运动

治疗师与患者一起练习双臂划圈运动。运动时，患者保持直立位，双脚微开，与肩同宽，双臂自然下垂。吸气时，双侧手臂同时向前、向上做划圈运动；呼气时，双侧手臂同时向后、向下做划圈运动并回到准备动作。同样方法，换个方向，吸气时，双侧手臂同时向后、向上做划圈运动；呼气时，双侧手臂同时向前、向下做划圈运动并回到准备动作。如图 3-2-3 所示。前后交替进行，如此重复五次。

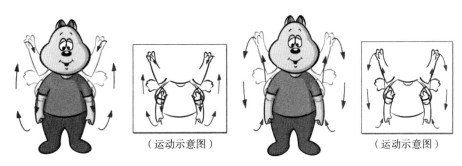

图 3-2-3　双臂划圈运动

四、双肩耸立运动

　　治疗师与患者一起练习双肩耸立运动。运动时，患者保持直立位，双脚微开，与肩同宽，双臂自然下垂。吸气时，耸立双肩，维持数秒；呼气时，迅速放下并回到准备动作。如图 3-2-4 所示。如此重复五次。

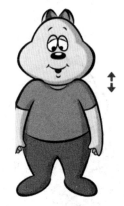 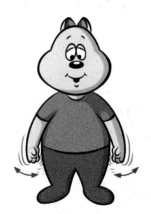

图 3-2-4　双肩耸立运动　　　　图 3-2-5　双肩晃动运动

五、双臂晃动运动

　　治疗师与患者一起练习双肩耸立运动。运动时，患者保持直立位，双脚微开，与肩同宽，双臂自然下垂，轻松晃动双侧手臂，如图 3-2-5 所示。如此重复五次。

　　在进行上述五项训练时，可以选择性地加入音乐律动，可以是节奏感强的背景音乐，也可用不同频段的乐器进行简单的节奏演奏（鼓为低频段乐器，钢琴为中频段乐器，小号为高频段乐器），而节拍器的速度选择因对象不同而不同。通常，成人一般选择为 58 拍 / 分钟左右，儿童一般选择为 62 拍 / 分钟左右，障碍儿童一般选择为 54 拍 / 分钟左右。节奏多采用四二拍或四三拍进行。例如对一名高频听力损伤的听障儿童进行呼吸放松训练，可以选择低中频的四二拍或四三拍的曲子作为背景乐。

呼吸方式异常的矫治

在呼吸训练的基础上，呼吸方式异常的矫治主要由生理腹式呼吸训练、嗯哼法、拟声法和数数法四种方法，以及现代化康复技术（声音感知）所组成。

一、生理腹式呼吸训练

生理腹式呼吸训练指通过不同的体位让患者体验非言语状态下呼吸中呼和吸的过程，帮助患者建立正确、自然、舒适的生理腹式呼吸方式，为言语呼吸奠定基础，其主要适用于呼吸方式异常的患者。[①] 生理呼吸训练分四节九个步骤：第一节为仰位训练，包括四个步骤——闭目静心、腹部感觉、胸腹同感、口腹同感；第二节为侧位训练；第三节为坐位训练；第四节为站位训练，包括基本的站位训练、同步训练和交替训练。

（一）仰位训练

视 频
01- 生理腹式呼吸训练

1. 闭目静心

患者仰躺在诊疗台或床上，双手臂自然地平放于身体两侧，全身放松，闭目。治疗师注意观察患者呼吸方式，如图 3-3-1 所示。

2. 腹部感觉

治疗师指导患者将一只手放在腹部，观察患者的呼吸情况，感觉这只手是如何随着呼吸而上下起伏的，保持该姿势数分钟，如图 3-3-2 所示。

---

① 黄昭鸣，万萍，杜晓新，等 . 论胸式呼吸在聋儿言语康复中的危害性 [J]. 中国听力语言康复科学杂志，2005（4）：30-32.

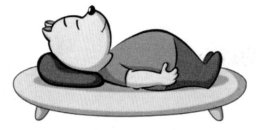

图 3-3-1　闭目静心

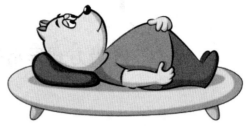

图 3-3-2　腹部感觉

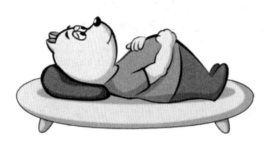

图 3-3-3　胸腹同感

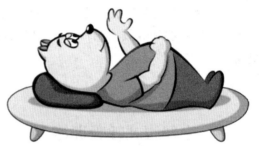

图 3-3-4　口腹同感

3. 胸腹同感

治疗师指导患者将一只手放在腹部，另一只手放在胸部，感受放在腹部的手随着呼吸上下运动。治疗师观察患者的呼吸情况，如果患者双手都在上下运动，应重新进行第一步的训练，如图 3-3-3 所示。

4. 口腹同感

治疗师指导患者将手背放在口前，收紧双唇发 /p/ 音，放在口前的手能感觉口腔中气流喷出。同时放在腹部的手随着腹部凹下去。[①] 此时，腹肌应该主动参与呼气运动，如图 3-3-4 所示。

（二）侧位训练

视　频
02- 生理腹式呼吸训练

患者在治疗台或床上取侧卧位，一只手放在腹部，感觉呼吸时是否只有膈肌或腹肌在运动，如图 3-3-5 所示。如果没有，应重新进行第二步训练。

---

① 黄昭鸣，朱群怡，卢红云 . 言语治疗学 [M]. 上海：华东师范大学出版社，2017：52-54.

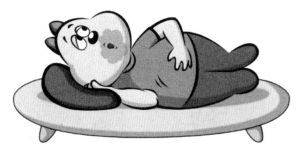

图 3-3-5　侧位训练

（三）坐位训练

患者挺直腰板坐在小凳上，一手放于腹部，感觉呼吸时的起伏运动，如图 3-3-6 所示。

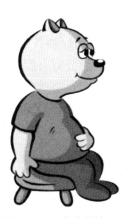

图 3-3-6　坐位训练

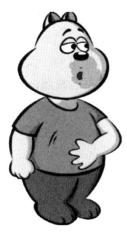

图 3-3-7　基本站位训练

（四）站位训练

1. 基本站位训练

视　频
03- 生理腹式呼吸训练

患者采取站立位，双脚左右稍许分开，前后分开 10 cm，深呼吸，感觉到腹壁向前运动。通过腹肌运动将空气挤出肺部，呼气时试着想象在吹一朵"蒲公英"，照镜子观察身体运动：吸气时身体应稍许向前运动，呼气时身体应稍许向后运动，如图 3-3-7 所示。

2. 同步训练

患者采取站立位，双脚前后分开，与治疗师并肩站立。患者与治疗师双手交叉互握。治疗师深吸气，让患者感受治疗师吸气时腹部隆起，并学习其动作。然后，治疗师呼气，让患者感受治疗师的腹部回缩，同时学习其动作，如图 3-3-8 所示。如此循环进行治疗师与患者的同步呼吸运动，互相用放于对方腹部的手感受其呼吸运动。治疗师可提示患者在吸气时腹部隆起，呼气时腹部回缩。

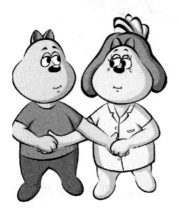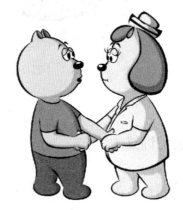

图 3-3-8　同步训练　　　　　　图 3-3-9　交替训练

3. 交替训练

患者与治疗师面对面站着，双脚左右微开。患者与治疗师各自一手放于对方腹部，一手握住对方的首放于自己腹部，交替进行呼吸训练，感受对方腹部在吸气时隆起，呼气时回缩，如图 3-3-9 所示。治疗师可稍许用力帮助患者在吸气时腹部隆起，呼气时腹部回缩。

二、嗯哼法

从言语产生的过程来看，吸气和呼气不是两个不相干的过程，而是持续的运动。嗯哼法是指通过有节奏地移动步伐来控制呼吸，并在呼气时发出"嗯哼"的声音，从而促进生理腹式呼吸到言语腹式呼吸的过渡。[①] 这种方法主要适用于呼吸方式异常，也适用于呼吸与发声不协调。言语呼吸主要在于呼吸与发声之间的协调配合，而嗯哼法便是训练其协调配合能力的一种很有效的方法，其训练步骤如下。

（一）一步"嗯哼"

患者站立位，一手放在腹部，左脚向后退一步时深吸一口气，同时手掌感觉腹部隆起。然后重心前移，左脚向前改为回到原位时发"嗯哼"的音，同时手掌感觉腹部回

---

① 万勤，黄昭鸣.言语呼吸方式异常的矫治 [J].中国听力语言康复科学杂志，2012（1）：59-61.

缩，如图 3-3-10 所示。重复数次，直到发声和呼吸比较协调为止。

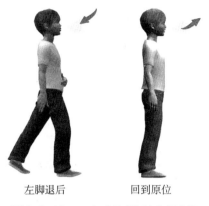

左脚退后　　　　　回到原位

图 3-3-10　一步"嗯哼"法分解步骤

（二）两步"嗯哼"

患者站立位，一手放在腹部，左脚向后退一步时深吸一口气，同时手掌感觉腹部隆起。然后重心前移，左脚向前走第一步时发"嗯哼"的音，同时手掌感觉腹部回缩。当右脚向前走第二步时，再发"嗯哼"的音。两次发声在一口气内完成，同时手掌感觉腹部回缩，如图 3-3-11 所示。重复数次，直到发声和呼吸比较协调为止。

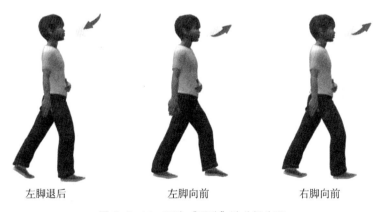

左脚退后　　　　　左脚向前　　　　　右脚向前

图 3-3-11　两步"嗯哼"法分解步骤

（三）多步"嗯哼"

患者站立位，一手放在腹部，左脚向后退一步时深吸一口气，同时手掌感觉腹部隆起。然后重心前移，左脚向前走第一步时发"嗯哼"的音，同时手掌感觉腹部回缩。当右脚向前走第二步时，再发"嗯哼"的音。左脚向前走第三步的时候仍发"嗯哼"的音。三次发声用一口气完成，同时手掌感觉腹部回缩，如图 3-3-12 所示。重复数次，直到发声和呼吸比较协调为止。

以同样的方式，进行三步以上的"嗯哼"练习。退一步吸气后，向前走。每走一步都发一个"嗯哼"的音，所有发声均在一口气内完成。但要注意保持腹式呼吸，从而达到巩固言语腹式呼吸的目的。

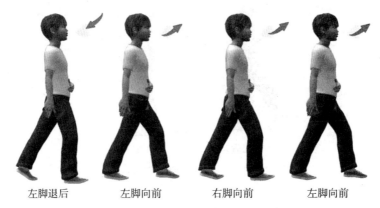

左脚退后   左脚向前   右脚向前   左脚向前

图 3-3-12   多步"嗯哼"法分解步骤

三、拟声法

拟声法是指在建立了生理腹式呼吸的基础之上，通过模拟简单有趣的声音，来帮助患者从生理腹式呼吸过渡到言语腹式呼吸，其主要适用于呼吸方式异常。其训练步骤如下。

（一）单元音拟声法训练

在进行充分的呼吸放松训练之后，利用图片，向患者示范拟声。深吸气，用单元音进行练习，如根据火车的图片，向患者提问，火车开过来的时候，会发出什么声音呢？治疗师和患者一起模仿火车的声音，发出 /u——/ 的声音。患者在发音时应采用言语腹式呼吸，并保持气息和响度均匀。当患者初步掌握了拟声法的概念后，言语治疗师可将拟声法与声时实时反馈训练相结合。[1]

（二）单音节拟声法训练

在进行充分的呼吸放松训练之后，利用图片，向患者示范拟声。深吸气，用单音节进行练习，如根据小女孩骑马的图片，向患者提问：骑马的时候，马蹄会发出什么声音

---

[1] 黄昭鸣，朱群怡，卢红云. 言语治疗学 [M]. 上海：华东师范大学出版社，2017：56-57.

呢？治疗师和患者一起模仿马蹄声，发出 /da da da da/ 的声音。患者在发声时应采用言语腹式呼吸，并保持气息和响度均匀。

（三）双音节拟声法训练

在进行充分的呼吸放松训练之后，利用图片，向患者示范拟声。深吸气，用双音节进行练习，如根据钟表的图片，向患者提问：秒针走动的时候会发出什么声音？治疗师和患者一起模拟秒针走动的声音，发出 /dida dida dida dida/ 的声音。患者在发音时应采用言语腹式呼吸，并保持气息和响度均匀。

四、数数法

数数法指通过有节奏地移动步伐来控制呼吸，并在呼气的同时数数，从而促进从生理腹式呼吸到言语腹式呼吸的过渡，其主要适用于呼吸方式异常，也适用于呼吸与发声不协调。[1] 其训练步骤如下。

（一）数一个数训练

患者站立位，双脚微开，左脚向后退一步时深吸一口气，同时手掌感觉腹部隆起。然后重心前移，左脚向前回到原位时数"1"，延续到呼气末，同时手掌感觉腹部回缩。重复数次，直到患者发声和呼吸比较协调为止。

（二）数两个数训练

患者站立位，双脚微开，左脚向后退一步时深吸一口气，同时手掌感觉腹部隆起。然后重心前移，左脚向前走第一步时数"1"，同时手掌感觉腹部回缩。当右脚向前走第二步时再数"2"。两次发声用一口气完成，发声延续到呼气末，同时手掌感觉腹部回缩。重复数次，直到患者发声和呼吸比较协调为止。

（三）数多个数训练

患者站立位，双脚微开，左脚向后退一步时深吸一口气，同时手掌感觉腹部隆起。

---

[1]　黄昭鸣，朱群怡，卢红云. 言语治疗学 [M]. 上海：华东师范大学出版社，2017：55-56.

然后重心前移，左脚向前走第一步时数"1"，同时手掌感觉腹部回缩。当右脚向前走第二步时数"2"。左脚向前走第三步时数"3"。三次发声用一口气完成，发声延续至呼气末，同时手掌感觉腹部回缩。重复数次，直到患者发声和呼吸比较协调为止。以同样的方式，进行数多个数的练习。退一步吸气后，向前走步。每走一步都数一个数，所有发声均在一口气内完成。但要注意：患者发声时应始终是用腹式呼吸进行发声，以便达到巩固言语腹式呼吸的目的。

五、实时视听反馈技术：声音感知

声音感知是帮助患者建立发声的概念。采用言语矫治仪中的游戏进行声音感知训练。

（一）声音感知

声音感知是帮助患者建立发声的概念。如图 3-3-13 所示，采用言语矫治仪中的"歌唱者"游戏进行声音感知训练。不发声时，歌唱者拿着吉他站在舞台上不动（见图 A）；发声时，歌唱者顿时兴奋起来，弹着吉他，边唱边跳，完全陶醉在自己精彩的表演里（见图 B）。

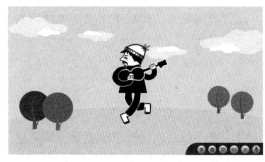 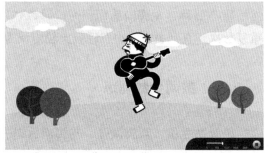

A. 无声状态　　　　　　　　　　　B. 发声时，歌唱者边唱边跳

注：利用言语矫治仪进行训练。

图 3-3-13　"歌唱者"游戏（声音感知）

视 频
"歌唱者"游戏

（二）拟声法与声音感知的结合

当患者初步掌握了声音的概念后，言语治疗师可将拟声法与此类游戏相结合。如图 3-3-14 所示，当患者模仿小章鱼发出 /yu-yu-yu/ 的声音时，小章鱼自由自在地往前游（见图 A），模仿大风吹的声音 /hu:/ 时，彩色的城堡在风云变幻中左右摆动着（见图 B）。不同的声音产生不同的运动，如果是间断的声音，小章鱼的游动也是间断的；如果是连

续的声音，城堡的摆动就是连续的。

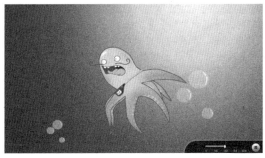

A. 发声时，小章鱼往前游

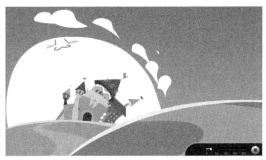

B. 发声时，城堡在左右摆动

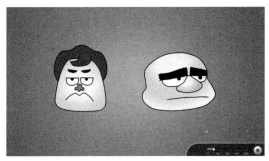

C. 发声时，逗逗头转动

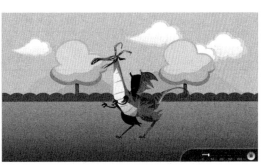

D. 发声时，小火龙往前走

注：利用言语矫治仪进行训练。

图 3-3-14　各种声音感知游戏

视　频
小章鱼往前游

视　频
城堡在左右摇摆

视　频
逗逗头转动

视　频
小火龙往前走

（三）数数法与声音感知的结合

当患者可以进行数数时，撤去步伐的提示，让患者通过声音感知与数数法相结合进行，例如，发"1"时，右边的逗逗头开始往一侧转动，发"1—2"时，逗逗头就会从一侧转到另一侧（见图 C），发快速的"1—2—3"时，小火龙连续出现运动（见图 D）。数数的速度不同，动画的运动速度也相应发生改变。

【案例】

［患者信息］

彤彤，女，6 周岁，重度听力损失，现植入人工耳蜗，开机 2 周。患者为胸式呼吸，呼吸时偶尔伴有耸肩动作，最长声时约为 3 s，低于同龄同性别儿童。

[周方案]

训练时间	训练目标	主要内容
周一	1. 呼吸方式：腹式呼吸 2. MPT=5s	1. 通过呼吸放松训练，使患者得到全身放松 2. 通过生理腹式呼吸训练，形成初步腹式呼吸的习惯，利用同步训练和交替训练巩固正确呼吸方式（生理腹式呼吸训练）
周二		通过有节奏地移动步伐，同时控制气流发出"嗯哼"声，初步达到生理呼吸到言语呼吸的过渡。主要采用一步"嗯哼"法、两步"嗯哼"法、多步"嗯哼"法（嗯哼法）
周三		通过单元音拟声法训练、单音节拟声法训练，巩固腹式呼吸，提高发声时长（拟声法）
周四		1. 开展双音节拟声法训练，在正确呼吸方式下，达到一口气说5个双音节词（拟声法） 2. 开展数数法训练形成正确言语呼吸方式（数数法）
周五		综合训练，巩固生理腹式呼吸，通过复习嗯哼法、拟声法、数数法训练，达到从生理呼吸到言语呼吸的正确过渡

[康复目标]

以周三为例。日康复目标为：

（1）能够进行正确的腹式呼吸。

（2）MPT 达 4 s。

（3）能够一口气发出 4 个单音节词。

[康复准备]

言语障碍测量仪；

言语矫治仪；

小鼓、双响筒、三角铁。

[康复前评估]

主观评估：胸式呼吸。

客观测量：MPT 为 3.2 s。

[康复过程]

1. 预备练习

（1）听觉察知训练。

检测助听设备是否正常工作，并了解患者现阶段听觉的情况。

（2）站位生理腹式呼吸。

由于患者不能理解吸气时小肚子鼓起来，治疗师在操作时要求患者先呼气再吸气。

2. 呼吸放松训练

结合鼓声、双响筒声进行双肩耸立运动。

由于患者呼吸时伴有耸肩现象，因此进行双肩耸立放松运动，以放松肩部。利用现阶段察知较好的乐器声配合进行放松训练。

3. 结合言语矫治仪进行拟声法练习

通过模拟简单有趣的声音，来帮助患者将生理腹式呼吸过渡到言语腹式呼吸。

（1）结合言语矫治仪中最长声时训练——"机械狗"游戏，开展单元音拟声法训练。

操作提示：逐渐增加一口气发长音 /a/ 的时长。

提示腹式呼吸，及时矫正。

（2）结合言语矫治仪中声音感知训练——"歌唱的女孩"游戏，开展单音节拟声法训练。

操作中，先一口气说 3 个单音节词，患者能熟练掌握后，再逐渐过渡到一口气说 5 个单音节词。

［康复后评估］

主观评估：患者偶尔能自主进行腹式呼吸，多为胸式呼吸。

客观测量：MPT 为 4 s。

康复后评估结果显示，患者发 /a/ 时最长声时增加到 4 s，能够完成一口气说 4 个单音节词，达到康复目标，说明训练过程有效。

呼吸支持不足的矫治

在呼吸训练的基础上，呼吸支持不足的矫治主要由快速用力呼气法、缓慢平稳呼气法、逐字增加句长法三种方法，以及现代化康复技术（声时感知和最长声时训练）所组成。

一、快速用力呼气法

快速用力呼气法指深吸气后用力将气流快速地从口中呼出，以达到锻炼肺活量，提高言语呼吸支持能力的目的，其主要适用于呼吸支持不足。[1] 该方法的动作要领是：深吸气，再快速用力呼出。其训练步骤如下。

（一）快速用力呼气法的动作要领

利用图片，让患者体会深吸气后快速呼出的感觉（可通过吹羽毛，吹蜡烛，吹纸青蛙等活动让患者感知）。

（二）无意义音节的快速用力呼气训练

利用图片，让患者深吸一口气，然后快速呼气的同时发无意义音（/p/、/t/、/k/、/c/、/ch/、/q/）。训练时先采用耳语式的发音方法诱导出送气音，再用正常嗓音发送气音，进行快速用力呼气训练。进一步提高难度：利用图片，让患者深吸一口气，然后在快速呼气的同时用力发连续的两个音，如/p-p/、/t-t/、/k-k/ 等。

---

① 黄昭鸣，朱群怡，卢红云.言语治疗学[M].华东师范大学出版社，2017：58–59.

（三）单音节词的快速用力呼气训练

利用图片，让患者深吸一口气，然后在快速用力呼气的同时发以 /p/、/t/、/k/、/c/、/ch/、/q/ 等 6 个送气音开头的单音节词语，如铺、爬、劈、塔、兔、踏、哭、渴、筷等。训练时先采用耳语式的发音方法诱导出送气音，再用正常嗓音发送气音，进行快速用力呼气训练。

（四）双音节词的快速用力呼气训练

治疗师可以利用图片，让患者深吸一口气，然后快速用力呼气的同时发以 /p/、/t/、/k/、/c/、/ch/、/q/ 等 6 个送气音开头的双音节词语，如皮球、泡泡、土坡、踢球、哭泣、可乐等。训练时先采用耳语式的发音方法诱导出送气音，再用正常嗓音发送气音，进行快速用力呼气训练。

快速用力呼气法会改善患者的起音斜率、最长声时，使得 /s/ 和 /z/ 的最长声时较训练前有所延长且 s/z 比接近 1。训练后会出现这些测量参数变化的原因有以下几点。

首先，与平静呼吸相比，言语呼吸需要瞬间吸入更多的气体，来提供更多的呼吸支持，维持足够的声门下压。在此训练中要求患者深吸气，深吸气时膈肌和肋间外肌收缩较强，肋骨向上向外抬起，使胸腔获得较大的垂直方向、横向和前后向的扩张，胸腔容积增大，从而使得吸气量增加，获得更多的呼吸支持，改善起音斜率。

其次，言语呼吸不仅在吸气时需要吸气肌群主动收缩，在呼气时同样也需要腹部肌群主动地收缩，以维持充足的声门下压，继而支持发声活动。该训练要求深吸气后快速用力呼气同时发音，快速用力呼气是一个主动的过程，使得患者肋间内肌主动收缩，肋骨下降，胸腔容积减小，增大呼气驱动力。同时，腹部肌群也主动收缩，推动膈肌，以获得更大的呼气驱动力。即可以维持充足的声门下压，提高言语呼吸支持能力，改善最长声时。

临床指出：快速用力呼气法注重在发音的起始阶段。

二、缓慢平稳呼气法

缓慢平稳呼气法指让患者深吸气后，缓慢平稳持续地发音，来提高患者言语时对呼气的控制能力，从而为患者的言语提供稳定持久的呼吸支持，其主要适用于呼吸支持不足。该方法的动作要领是深吸气后呼气，呼气时气流必须平缓、均匀，并注意控制声时。[①] 其训练步骤如下。

———————————

① 张建莉. 提高听障儿童呼吸支持能力的个案研究 [J]. 现代特殊教育，2017（17）：77–78.

（一）缓慢平稳呼气法的动作要领

深吸一口气，然后平稳、缓慢地将气流呼出。把几根蜡烛固定在桌上，一字排开并点燃。患者站在桌子的旁边，与桌上的蜡烛保持一段距离，深吸气，然后缓慢平稳地吹气，使蜡烛的火苗不断闪动但不灭。训练中，治疗师也可将游戏换成吹肥皂泡、吹哨子等。

（二）无意义音节的缓慢平稳呼气训练

深吸气后发无意义音节，选择擦音或元音进行练习。发元音 /a/、/o/、/e/、/i/、/u/、/ü/，发声时注意对声时的控制，做到缓慢平稳。发音时注意深吸一口气，然后平稳缓慢地将气流呼出，同时发元音。发音保持连贯，发音时间越长越好。

发擦音 /f/、/h/、/x/、/s/、/sh/ 的本音，延长发音的时间，让气流平缓均匀而持续地呼出。发音时注意深吸一口气，然后平稳缓慢地将气流呼出，同时发擦音。发音保持连贯，发音时间越长越好。

（三）单音节词的缓慢平稳呼气训练

在以上发擦音本音的基础上，配合某些韵母，练习发单音节词。要求患者深吸气后缓慢平稳地呼气，同时发音，并适当延长单音节词的声母部分，即擦音部分。练习发以擦音 /f/、/h/、/x/、/s/、/sh/ 开头的单音节词，如孵、喝、吸、酥、狮等。

缓慢平稳呼气法有助于患者的最长声时值，使之更接近正常值，并使得 /s/ 和 /z/ 的最长声时较训练前有较大的延长且 s/z 比接近 1。训练后会出现这些测量参数变化的原因有以下几点。

第一，与快速用力呼气法相同，训练中要求患者深吸气，深吸气时会引起膈肌和肋间外肌较强的收缩，肋骨向上向外提起，使胸腔获得较大的扩张，胸腔容积进一步增大，使得吸气量增加，这样就有足够的气流量支持持续的发音。

第二，该训练要求深吸气后缓慢平稳持续地发音，此时呼吸肌群（膈肌和肋间内肌）和腹部肌群不仅仅是简单的主动收缩，还需要控制这些肌群保持稳定持久的收缩，用较少的气流来维持足够的声门下压，以支持持续的发音，随着训练难度逐步增加，对这些肌群收缩的控制能力也得到较大的提高，能够支持更持久的发音，从而使得最长声时值更接近正常值。

临床指出：缓慢平稳呼气法注重发声的持续性。

三、逐字增加句长法

逐字增加句长法指通过让患者一口气连贯地朗读词句，并循序渐进地增加句长，来增强患者的言语呼吸支持能力，提高其呼吸与发声的协调性。这种训练方法主要适用于呼吸支持不足，也适用于呼吸与发声不协调。① 其训练步骤如下。

（一）跟读句子

治疗师朗读，患者跟读，朗读时要一口气朗读一个句子，可根据患者情况选择句子及增加句子长度，例如：

球。

皮球。

小皮球。

圆圆的小皮球。

玩圆圆的小皮球。

我爱玩圆圆的小皮球。

快速跟读句子。当患者能够顺利地跟读上述句子后，治疗师加快朗读速度，让患者快速跟读。同样，要求患者快速地一口气读一个句子。句子的难度也可适当增加，例如：

马。

飞马。

大飞马。

骑着大飞马。

骑着大飞马飞跑。

骑着大飞马快快飞跑。

（二）朗读句子

当患者能够顺利地跟读上述句子后，让患者自己朗读句子。注意一个句子要一口气读完，换气和朗读要协调自然，例如：

包。

书包。

红书包。

背着红书包。

背着红书包去学校。

---

① 黄昭鸣，朱群怡，卢红云 . 言语治疗学 [M]. 华东师范大学出版社，2017：60-61.

使用逐字增加句长法进行训练时，治疗师可以将发声总时长作为监控的指标，随着患者一口气能说出的字数的增加，其发声总时长的值会相应增加。听感上，患者说话时的句子长度和连贯性增加，说话气短、说话停顿较多等现象会得到一定程度的改善。

表3-4-1 声时测量记录表

内容	第1次测时长（s）	第2次测时长（s）	第3次测时长（s）	备注
包。	0.4	0.6	0.7	随着训练的进行，声时长度逐步增加。
书包。	0.9	1.0	1.0	
红书包。	0	1.4	1.6	
背着红书包。	0	0	1.8	
背着红书包去学校。	0	0	2.3	

四、实时视听反馈技术：声时感知和最长声时训练

声时感知是帮助患者建立声时的概念。采用言语矫治仪中的游戏进行声时感知训练。

（一）声时感知

如图3-4-1（B）所示，与声音感知类似，持续发音 /ɑ——/ 时，女航天员不断前进，不发音时画面静止。

（二）最长声时训练

若 MPT 测量结果显示某6岁男孩的最长声时仅为4 s，根据 ICF 言语功能损伤程度转换得知，6岁男孩的最长声时的最小要求为6.7 s，该患者需要进行最长声时训练。由于患者现有的最长声时和最小要求之间的差距较大，言语治疗师需要根据患者的呼吸能力设置几个阶段性目标，循序渐进地进行治疗。例如，第一阶段目标定为5 s，第二阶段目标定为6 s，最终目标是6.7 s。

在确定了治疗的总目标及阶段性目标后，言语治疗师可利用采用言语矫治仪中的五个游戏（"女航天员""钓鱼达人""狗与骨头""跳跃忍者"和"救护车"）对患者进行最长声时训练。

在进行第一阶段的训练之前，先要让患者了解游戏规则，学会将自己的声音与动画过程联系起来。如图3-4-1所示的"女航天员"游戏中，患者的训练任务是打掉太空中的不明飞行物。只有连续发音时，女航天员才能不断前进。进入游戏的起始页面后，言

语治疗师向患者解释游戏规则："太空中有一个不明飞行物，可能会对人类的生存造成危险，女航天员勇担重任，拿起枪去射击不明飞行物，但是女航天员离不明飞行物太远，射不到不明飞行物，所以需要你的帮助，只要你不停地发 /ɑ/ 音，女航天员才能慢慢地瞄准不明飞行物并把它射掉"（见图 A）。当患者在言语治疗师的指导下连续发音时，女航天员不断接近不明飞行物（见图 B）。在这个过程中，患者认识到女航天员与自己声音之间的联系，要想射掉不明飞行物，就要持续地发音，而不明飞行物多久才能射击掉，即患者需要持续发音的时间，则取决于言语治疗师预先设定的目标值。

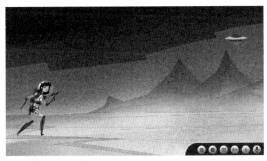

A. 解释游戏   B. 去射击不明飞行物

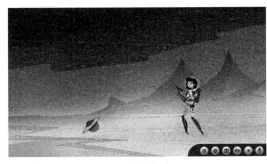

C. 游戏成功   D. 游戏失败

注：利用言语矫治仪进行训练。

图 3-4-1 "女航天员"游戏（最长声时训练：4 s）

视频
游戏成功

视频
"女航天员"游戏

言语治疗师根据训练的实际需要在游戏开始之前设定游戏时间。当 6 岁患者刚开始玩游戏时，可以将难度降低，将发音时间定在现有的 4 s 水平。只要患者一口气持续发音的时间达到 4 s 时，女航天员就能把不明飞行物射掉。为了让患者体验游戏的成功，也为了对成功的发音表示鼓励，游戏结束后立即出现欢快的音乐（见图 C）；而当游戏失败时，则会出现女航天员哭泣的画面，以鼓励患者再为女航天员重新进行发音（见图 D）。

在患者熟悉游戏规则以后，言语治疗师就可以开始实施第一阶段的训练方案。在游戏开始之前，言语治疗师将游戏的目标（即发声时间）调整为 5 s。为了调动患者训练的积极性，言语治疗师可以交替进行多个游戏，例如将"钓鱼达人"游戏和"女航天员"游戏相互穿插进行。如在图 3-4-2 所示的"钓鱼达人"游戏中，患者的发音转化为小鱼的游动（见图 A 和图 B）。如果患者发音时间持续到 5 s，小鱼就能成功吃到虫子（见图 C）；如果发音时间少于 5 s，小鱼就会停止往前游，吃不到虫子（见图 D）。

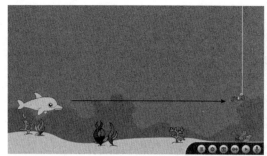
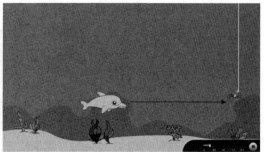

A. 小鱼准备吃虫子　　　　　　　　　　B. 小鱼在往前游

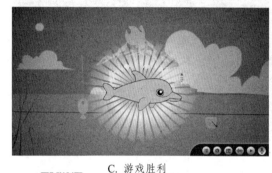
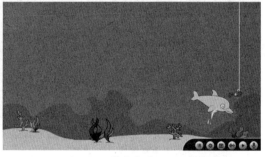

C. 游戏胜利　　　　　　　　　　D. 游戏失败

注：利用言语矫治仪进行训练。

图 3-4-2　"钓鱼达人"（最长声时训练：5 s）

视　频
"钓鱼达人"游戏胜利

视　频
"钓鱼达人"游戏失败

　　在经过一段时间的治疗之后，言语治疗师需要对患者进行阶段性评估。如果患者能连续三次较为轻松地通过目标时间为 5 s 的游戏，就可以进入第二阶段的治疗，即 6 s 阶段。在这一阶段中，言语治疗师可以首先采用如图 3-4-3 所示的"狗与骨头"游戏。游戏开始之前，言语治疗师将目标定为 6 s。游戏中，患者的发音转变为小狗的走动（见图 A）。游戏开始了，小狗去吃骨头，它从左向右走向骨头，其中所走的路程便是患者最长发音的时间。只有当患者持续发音的时间达到 6 s 时，小狗才能够顺利吃到骨头，这时计算机界面会给出一个游戏奖励界面（见图 B）。如果患者在这一阶段的训练中连续失败三次（见图 C），为了避免患者因游戏失败产生挫败感而想放弃练习，言语治疗师应选用新的游戏，并酌情降低训练难度。

　　在如图 3-4-4 所示的"跳跃忍者"游戏中，言语治疗师将最长声时暂时降到 5 s，患者的发音变成了让女侠飞快往前跑的动力。当患者发音持续 5 s 时，女侠就轻松地跳到跳床上一跃而起。这样，女侠跳跃成功的画面又帮患者找回了游戏的乐趣和动力。这时言语治疗师可以把练习目标上调为 6 s，继续本阶段的训练。同时，言语治疗师可以结合其他的训练方法，比如逐字增加句长等，帮助患者更好、更顺利第完成各阶段的训练。

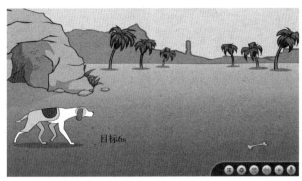

A. 发声时间决定小狗能否吃到骨头

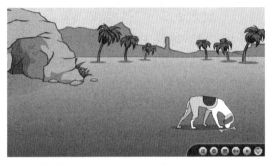

B. 游戏成功

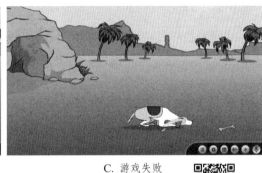

C. 游戏失败

注：利用言语矫治仪进行训练。

图 3-4-3　"狗与骨头"游戏（最长声时训练：6s）

视　频
"狗与骨头"游戏成功

视　频
"狗与骨头"游戏失败

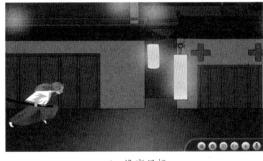

A. 设定目标

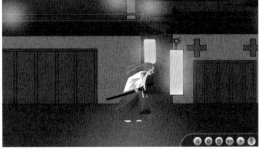

B. 游戏失败

注：利用言语矫治仪进行训练。

图 3-4-4　"跳跃忍者"游戏（最长声时训练：5s，5～6s）

视　频
"跳跃忍者"游戏

　　如果患者在本阶段的评估中可以连续三次通过目标时间为 6 s 的游戏，则可以进入治疗的最后一个阶段（7 s）。这时，言语治疗师可运用新的游戏——"救护车"。在这个游戏中（见图 3-4-5），患者的发音转化成了救护车往前开的动力。当发音持续 7 s 时，救护车就能成功地接到医生去抢救病人。否则，救护车在半路上就会爆胎。如果患者能顺利通过这个阶段的评估，则患者的呼吸支持能力已经达到同年龄和性别儿童的正常水平，整个治疗圆满结束。

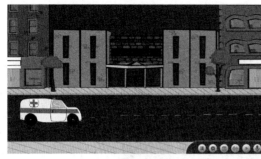
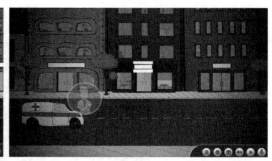

A. 设定目标　　　　　　　　　　　　　　　　　　B. 完成目标

注：利用言语矫治仪进行训练。

图3-4-5　"救护车"游戏（最长声时训练：7s）

视　频
"救护车"游戏

缓慢平稳呼气法中单韵母的缓慢平稳呼气可与言语矫治仪中最长声时训练相结合，根据目标设置最长声时目标，再要求患者深吸一口气，缓慢平稳地发出元音 /ɑ/、/o/、/e/、/i/、/u/、/ü/，注意发元音时对声时的控制，做到缓慢平稳，同时言语矫治仪中的动画随着声时的延长进行移动，直到到达目的地，增加趣味性。

在使用逐字增加句长法时可结合言语障碍测量仪中样板跟读、时频跟读进行视觉反馈（见图3-4-6，图3-4-7），视觉上给予动画及基频线的提示，要求患者的基频线与样板一致，使得患者能逐渐缓慢地增加句子长度，从而提高呼吸支持能力。在训练过程中，康复师需注意患者字与字之间的连贯性。

（1）进行样板跟读训练，首先治疗师录制样板（绿色），再由患者进行跟读（红色）。

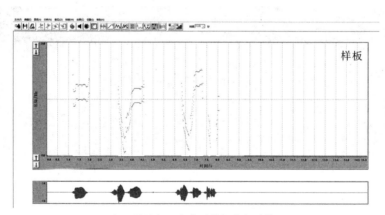

视　频
样板跟读训练

注：利用言语障碍测量仪进行训练。

图3-4-6　样板跟读训练

（2）逐字增加句长法视听反馈时频（F_0–Time）跟读训练。

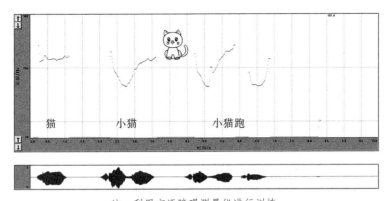

猫　　　　小猫　　　　小猫跑

注：利用言语障碍测量仪进行训练。

图 3-4-7　逐字增加句长法视听反馈时频跟读训练

【案例】

［患者信息］

浩浩，男，4 岁 1 个月，双耳佩戴助听器，右耳补偿后听力为 50dB，左耳补偿后听力为 60dB，助听补偿效果为较适。智力正常，认知能力较好，呼吸支持不足，最长声时为 3.2s，能说三字短语，构音发展水平处于第二阶段。

［周方案］

训练时间	训练目标	主要内容
周一	MPT 达 5s	呼吸放松训练
周二		快速用力呼气诱导，无意义音节的快速用力呼气训练，单音节词的快速用力呼气（快速用力呼气法）
周三		缓慢平稳呼气诱导，无意义音节的平稳呼气训练，单音节词的平稳呼气训练，结合词、词语进行有效的时长训练（缓慢平稳呼气法）
周四		快速用力呼气法双音节词的训练，逐字增加句长，深吸一口气能说出 4 个字的句子（快速用力呼气法、逐字增加句长法）
周五		综合训练（快速用力呼气法、平稳呼气训练、逐字增加句长法）逐字增加句长，深吸一口气能说出 5 个字的句子

［康复目标］

以周四为例。日康复目标为：

（1）MPT 达到 4 s。

（2）句长增加至 4 个字。

［康复准备］

言语障碍测量仪；

言语矫治仪；

纸条、扩大化替代性（AAC）沟通辅具。

［康复前评估］

客观测量：MPT 为 3.2 s。

［康复过程］

1. 快速用力呼气训练

（1）无意义音节训练：深吸一口气，发 /P/。

（2）单音节词训练：深吸一口气，发"跑""跑 – 跑"。

帮助患者巩固快速用力呼气法的动作要领。

（3）双音节词训练：深吸一口气，发"跑步"。

练习快速用力呼气法（双音节词），为逐字增加句长做准备。

2. 逐字增加句长训练

（1）3 个字的句子训练："小猫跑"。

（2）4 个字的句子训练："小猫跑步"。

提高呼吸对言语的支持度，增加句长。

3. 结合设备进行训练

（1）利用言语矫治仪中"小象"游戏进行快速用力呼气法训练"跑""跑 – 跑"。

（2）利用扩大化代替性沟通辅具练习逐字增加句长法训练。

［康复后评估］

客观测量：MPT 为 4 s。

康复后评估结果显示，患者发 /ɑ/ 时最长声时增加到 4 s，达到康复目标，说明训练过程有效。

呼吸与发声不协调的矫治

在呼吸训练的基础上，呼吸与发声不协调的矫治主要由唱音法、啭音法、气息式发音法、甩臂后推法四种方法，以及现代化康复技术（起音感知和起音训练）所组成。

一、唱音法

唱音法通过让患者连续地发长音、短音，或者发长音和短音交替发音，来提高患者言语呼吸支持能力，促进患者呼吸与发声的协调，提高其言语时灵活控制气流的能力，从而轻松地发音，主要适用于呼吸与发声不协调，也适用于呼吸支持不足。其训练方法及步骤如下。

（一）长音训练

患者深吸气后持续发长音，如：/ɑ——，yɑ——，dɑ——/，发音时要采用腹式呼吸，并注意保持声音平稳，及声时的稳定性。治疗师可记下患者的发音时间，让患者逐渐延长一口气的发音时间。

（二）短音训练

要求患者深吸气后连续发几个短音，如：/ɑ-ɑ-ɑ-ɑ-ɑ/。注意建立正确的起音。另外，需要注意发音过程中不要换气、漏气，每个音要干脆利落。治疗师可记录下每次连续发音的个数，以便逐步增加一口气发短音的个数。在训练时可逐渐加快发音速度。

（三）长短音结合训练

当患者能够顺利地发长音和短音后，让其深吸气后发长短交替的音，如：/ya—— ya—— ya ya/。注意在稳定声时条件下正确起音。让患者深吸气后，先发长音后发短音。注意同样要一口气说完，中间不要换气、漏气，换音时前一个音收尾要干脆。

与唱音法对应的主要测量参数是 s/z 比和最大数数能力（cMCA）。在短音训练中，患者一口气连续发短音，并逐步增加一口气发短音的个数。训练后，患者的声门闭合情况得到改善，呼吸与发声协调能力增强，整个言语过程更加协调。从参数上看，cMCA 数值逐渐增大；/s/ 和 /z/ 的最长发音时间也有所增加且 s/z 比趋近于 1。

与唱音法对应的测量参数还有最长声时（MPT）。在长音训练中，患者采用腹式呼吸发音，并逐渐延长一口气的发音时间。训练后，患者的呼吸支持增加，MPT 数值逐渐增大。

与上述缓慢平稳呼气法与最长声时训练相结合类似，唱音法中的长音训练可结合言语矫治仪最长声时进行训练，短音训练／长短音结合训练可结合言语矫治仪中的起音训练。

二、啭音法

啭音法通过发音调和响度连续起伏变化的旋转式发音，促进患者呼吸与发声功能的协调，提高其言语时声带的控制能力，进而打破其固有的错误发声模式，建立新的、舒适的发声模式，改善其音质。这种方法主要适用于呼吸与发声不协调。其训练方法及步骤如下。

（一）啭音法动作要领的学习

利用图片 3-5-1，向患者讲解啭音的动作要领，要求用音调和响度连续变化的音发啭音 /i/。

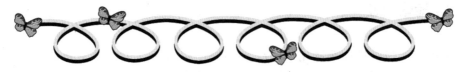

图 3-5-1　"啭音法"动作要领示意图

（二）快速啭音训练

让患者用较快的速度发啭音，发音时音调与响度连贯并快速起伏变化如：/i⌣/。随后，发以浊音开头的单音节词，重复用啭音发出，然后过渡到用正常嗓音说该单音节词，如：/ma⌣/—妈。

（三）慢速啭音训练

让患者用较慢的速度发啭音，如：/u͡/，发音时音调与响度连贯并缓慢起伏变化。随后，发以浊音开头的单音节词，重复用啭音发出，如：/na͡/—拿，然后过渡到用正常嗓音发该单音节词。

（四）快慢交替啭音练习

让患者时快时慢地发啭音，快慢变化时过渡自然，提高呼吸和发声的协调能力，如：/e͡/。随后，发以浊音开头的双音节词，重复用啭音发出，然后过渡到用正常嗓音发该双音节词，如：/ma͡/—妈妈。

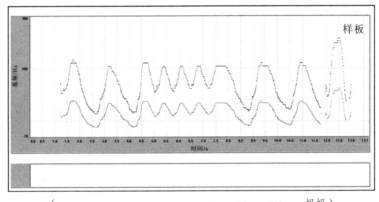

（ma——ma——ma-ma-ma-ma-ma——ma——ma——妈妈）
注：利用言语障碍测量仪进行训练。
图 3-5-2 啭音法样板匹配

视 频
啭音法样板匹配训练

与啭音法对应的主要测量参数是 s/z 比和最大数数能力（cMCA）。训练后，患者的声门闭合情况得到提高，呼吸与发声协调能力增强，整个言语过程更加协调。从参数上看，cMCA 数值逐渐增大；s/z 比趋近于 1，且 /s/ 和 /z/ 的最长发音时间也有所增加。

啭音法改善患者音质，增强呼吸与发声协调能力的效果还能通过基频微扰（Jitter）、幅度微扰（Shimmer）、噪声能量（NNE）来显示。患者的粗糙声减少，Jitter 值将减小至 0.5% 以内。患者的嘶哑声减少，Shimmer 值将减小至 3% 以内。患者声门漏气减少，嘶哑声改善，NNE 值将减小至 –10dB 以内。啭音法中快速啭音及慢速啭音都可以用言语障碍测量仪中样板模式进行训练，如图 3-5-2 所示，绿色为治疗师所录的样板，红色为患者的基频线，这样既可以提示患者，又可给予患者视觉反馈。

三、气息式发音法

气息式发音法通过采用气息式的发音帮助患者放松声带和咽缩肌，从而建立正常的起音方式，其主要适用于硬起音，以及由硬起音导致的高音调。其训练方法及步骤如下。

（一）硬起音与软起音的比较

利用图片，向患者介绍图片所代表的意义（一幅代表硬起音，一幅代表软起音），并模仿两种发音，让患者进行区分比较，可以让患者触摸治疗师发音时的喉部，使其能感觉到治疗师在模仿硬起音时喉部较紧张僵硬，模仿软起音时喉部较为柔软，并能听到发声时伴有气息声。

（二）以 /h/ 开头的气息式发音练习

先以 /h/ 音来诱导柔和起音方式（气息式发音），然后试着不发 /h/ 音，直接发这些词。有两种不同的模式，分别为以下模式。

模式 1：/h+ 以 y 开头的词 /——/ 以 y 开头的词 /，如 /h+ 鸭 /——/ 鸭 /；

模式 2：/h+ 以 w 开头的词 /——/ 以 w 开头的词 /，如 /h+ 窝 /——/ 窝 /。

（三）以 /s，sh/ 开头词语的气息式发音

用气息式发音法说以 /s，sh/ 开头的词诱导出正常的发音，来避免硬起音的发生。分别为以下五种模式。

模式 1：/s，sh+ 以 i 开头的韵母 /——/ 以 y 开头的词 /，如 "/ 四 /——/ 鸭 /"；

模式 2：/s，sh+ 以 u 开头的韵母 /——/ 以 w 开头的词 /，如 "/ 笋 /——/ 挖 /"；

模式 3：/s，sh+ 以 a 开头的韵母 /——/ 以 a 开头的词 /，如 "/ 三 /——/ 啊 /"；

模式 4：/s，sh+ 以 o 开头的韵母 /——/ 以 o 开头的词 /，如 "/ 送 /——/ 哦 /"；

模式 5：/s，sh+ 以 e 开头的韵母 /——/ 以 e 开头的词 /，如 "/ 蛇 /——/ 鳄 /"。

与气息式发音法对应的客观参数是声门波测量中的开商、速度幂等。

开商（Open Quotient）是指声门开放的时间与开关时间总和之比。随着治疗的进行，开商的值应当是从小逐渐变大的。临床上硬起音的患者由于声门关闭较快，闭合相的时间较短，因而开商小，经过治疗之后，闭合时间变得缓慢，则开商的值渐渐变大。

速度幂（Speed Index）是指开放相与闭合相之差与开相的时间比。随着治疗的进行，速度幂的值也是会变小的。临床上，硬起音的患者速度幂偏大，故治疗的目的是让它的值变小。

四、甩臂后推法

甩臂后推法指让患者在甩臂后推的同时突然发音来提高声门闭合能力，减少软起音，帮助其建立正确的起音方式。这种方法主要适用于软起音。其训练方法及步骤如下。

（一）甩臂后推法的动作要领

治疗师向患者示范甩臂后推的动作，并让患者学习一起做。治疗师指导患者紧握双拳提至胸前，深吸气，然后在用力呼气的同时将手臂突然向下向后甩至臀部以下时，手掌完全张开，如图 3-5-3 所示。

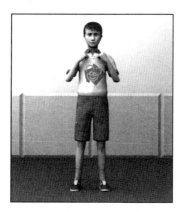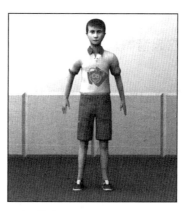

图 3-5-3 甩臂后推法

（二）减少软起音

用力甩臂后推的同时发音。边做动作边发单元音，注意用力甩手臂，并与此同时起音，以提高声门闭合能力，减少软起音的产生。

（三）减少软起音并逐渐建立正确的起音方式

边甩臂后推边说单音节词。用力甩臂后推的同时发声，注意用力甩手臂，同时起音，以提高声门闭合能力，减少软起音。在此基础上，逐渐过渡到正确的起音方式发声。

（四）建立正确的起音方式

省略甩臂后推动作，直接说单音节词。发音时起音方式正确，呼吸与发声协调。

五、实时视听反馈技术：起音感知和起音训练

起音感知是帮助患者建立起音的概念。采用言语矫治仪中的游戏进行声时感知训练。

正确的起音是声门关闭与呼出气流的协调，在声门关闭之前，气流已经呼出，这样的起音是软起音，在声门关闭之后，气流再呼出冲向声门，则这样的起音为硬起音。软起音与硬起音都不是正常的起音，对声带都有损伤。起音速率是指在正常起音时，单位时间内起音的次数。它反映起音的熟练程度，并影响到患者一口气起音的次数。有的患者两次起音之间的时间间隔很长，一口气连续发出的音节就很少，这样说出来的话听起来断断续续的，让人感到非常吃力。因此，有必要让患者提高起音速率，增加一口气连续发声的能力。

（一）建立起音概念

建立起音概念的首要任务，就是让患者意识到声带由不振动到振动的过程。这个训练可以用言语矫治仪中的"佳肴"游戏来帮助患者体会起音，如图 3-5-4 所示，在起音之前，盘子里没有任何食物（见图 A）；当患者第一次发 /ɑ/ 时，猪妈妈就变出了第一盘食物——龙虾（见图 B）；当第二次发 /ɑ/ 时，出现第二盘食物——豆腐干（见图 C）；当第三次发 /ɑ/ 时，出现第三盘食物——红豆面包（见图 D）。以后每一次起音，桌子上就会新增一盘食物。每盘食物出现的过程都代表着声带从不振动到振动的一个完整过程。在此过程中，治疗师引导患者正确发音，保证每次起音都必须是正确的发音方式和起音方式。

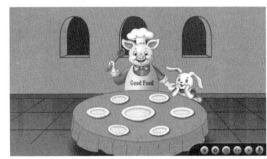

A. 起音之前，盘子里没有食物

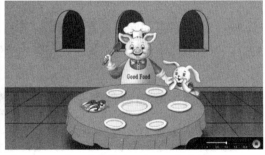

B. 第一次起音时，盘子里出现龙虾

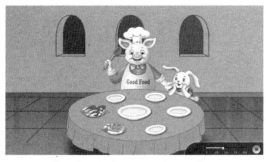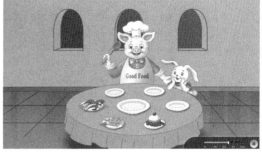

C. 第二次起音时，盘子里出现豆腐干　　　　D. 第三次起音时，盘子里出现红豆面包

注：利用言语矫治仪进行训练。

图 3-5-4　"佳肴"游戏（建立起音概念）

视　频
"佳肴"游戏

（二）体会起音方式

在患者建立了起音概念之后，就要让他进一步体会正常起音和硬起音的不同。只有当患者意识到其自身的起音方式是错误的时候，他才会改正这种不正确的起音方式。这个训练可以采用言语矫治仪中的"跳跳兔"和"打地鼠"游戏，让患者在生动有趣的动画场景中识别硬起音，如图 3-5-5 所示，用正常的起音方式发 /ɑ/ 时，跳跳兔欢快地往前跳（见图 A）；当用硬起音的方式发 /ɑ/ 时，跳跳兔停止往前跳（见图 B）。

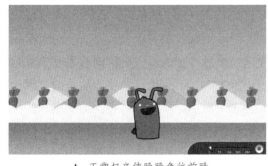

A. 正常起音使跳跳兔往前跳　　　　B. 硬起音不能使跳跳兔往前跳

注：利用言语矫治仪进行训练。

图 3-5-5　"跳跳兔"游戏（体会不同的起音方式）

视　频
"跳跳兔"游戏中正常起音时

视　频
"跳跳兔"游戏中硬起音时

在如图 3-5-6 所示的"打地鼠"游戏中，硬起音看不到地鼠的头（见图 A），正常起音时，三只地鼠就会依次冒出头来（见图 B）。这种显而易见的方式，可以让患者，尤其是年龄小的患者更直观地体会和认识硬起音与正常起音。

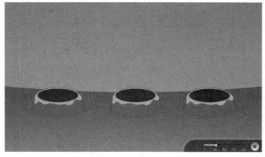 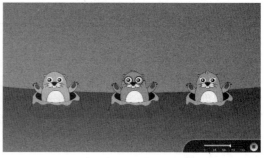

A. 硬起音不能看到地鼠的头   B. 正常起音能看到地鼠的头

注：利用言语矫治仪进行训练。

图 3-5-6   "打地鼠"游戏（体会不同的起音方式）

视　频

"打地鼠"游戏中硬起音时

视　频

"打地鼠"游戏中正常起音时

（三）减少软起音

对于存在软起音问题的患者，首先要帮助患者减少软起音，建立正确的起音方式。言语治疗师用实时视听反馈游戏为起音训练提供训练情境、反馈工具和强化奖励，并结合促进治疗法中的甩臂后推法，达到事半功倍的效果。甩臂后推法利用甩臂的同时全身肌力提高，同时带动喉部肌群，使声门下压增大，提高了声带的闭合能力，增加了声音的响度，从而有助于减少患者软起音的现象。减少软起音训练可以采用言语矫治仪中的"忍者狗"游戏来完成。

第一步，将甩臂后推动作要领与"忍者狗"游戏中狗狗的弹跳动作结合。甩臂后推时，治疗师指导患者紧握双拳提至胸前，深吸气，然后在用力呼气的同时将手臂突然地向下向后甩至臀部以下时，手掌完全张开。在动画中，狗狗做起跳准备动作时，深吸气，然后起跳同时用力呼气，如图 3-5-7（A）、（B）所示。

第二步，模仿狗狗起跳的同时发音。患者模仿游戏中的动画，用力起跳的同时完成起音，以提高声带的闭合能力，减少软起音。在"忍者狗"游戏中，狗狗必须完成三次起跳，才能到达最前面房子的屋顶上，即患者需要进行三次正确的起音，游戏才能成功。当患者配合动作说 /ɑ/ 并没有软起音时，狗狗顺利完成第一跳，后面的两次起跳，治疗师可以根据患者的情况，进行 /ɑ/ 音的重复动作配合起音训练，或者选择其他单元音或单、双音节词进行以上训练，如图 3-5-7（C）、（D）所示。

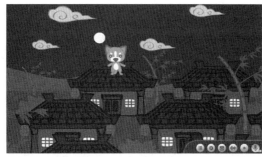 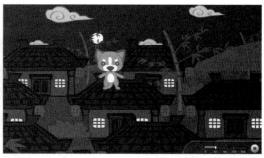

A. 等待起音状态：狗狗等待起跳   B. 第一次起音成功，狗狗跳到第一个房子上

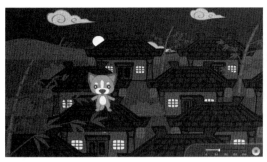
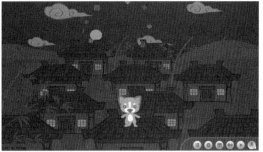

C. 第二次起音成功，狗狗跳到第二个房子上　　　D. 第三次起音成功，狗狗跳到第三个房子上

注：利用言语矫治仪进行训练。

图 3-5-7　"忍者狗"游戏（减少软起音，起音三次）

视　频
"忍者狗"游戏

第三步，去除模拟动作，建立正确的起音方式。通过以上的训练，患者软起音的问题基本得到解决。治疗师可以从增加起音个数及减少起音时间两个方面对患者进行正确起音方式的反复训练，直到患者稳定掌握正确的起音方式为止。

（四）减少硬起音

在患者认识了起音并能区分硬起音与正常起音之后，言语治疗师就可以针对患者的起音异常进行矫治。对于硬起音患者，治疗师要先帮助患者减少硬起音，建立正确的起音方式。言语治疗师可以采用言语矫治仪中的游戏进行减少硬起音的训练，并结合促进治疗法中的气息式发音法，达到事半功倍的效果。气息式发音法利用矫枉过正的原理帮助患者治疗硬起音，即以软起音的发音纠正患者的硬起音。

第一步，发 /ha/ 音。在发 /h/ 音期间，声带并没有完全闭合，因此可以防止硬起音发音方式的出现。这时可以采用起音训练初级阶段时的做早操游戏。如图 3-5-8 所示，只要在言语治疗师设定的时间内以非硬起音的方式起音两次就能获得成功。发 /h/ 音时，画面没有变化（见图 A）；当第一次发 /ha/ 音时，舞者 E 会从左边的镁光灯下跳到舞台上（见图 B）；第二次发 /ha/ 音时，舞者 T 会从右边的镁光灯下跳到舞台上（见图 C）；言语矫治仪会及时给出动画奖励（见图 D）。而当患者出现硬起音问题时，患者的起音不能引起画面的变化，画面维持在最初状态（见图 A）。

第二步，先发 /ha/ 音，然后发 /a/ 音，重复数次。这样，便能感受出从 /ha/ 音到 /a/ 音的变化。硬起音患者在发 /a/ 时经常会出现硬起音现象，而在发音之前加入 /h/ 音时，就能防止硬起音的出现。言语治疗师和患者都能及时地感受这种变化。在患者取得初步成绩以后，言语治疗师应该为患者设计多种不同的游戏，巩固其已有的成绩，减少其游戏成功所需的时间。

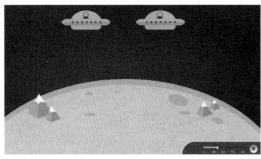

A. 发 /h/ 音时，画面没有变化

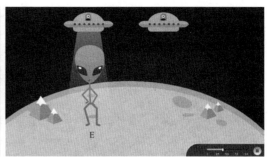

B. 第一次发 /ha/ 音时，舞者 E 出来了

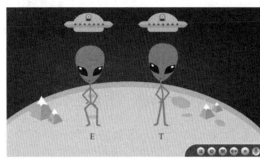

C. 第二次发 /ha/ 音时，舞者 T 出来了

D. 动画奖励：ET 舞者伴着音乐一起跳舞

注：利用言语矫治仪进行训练。

图 3-5-8 "ET 跳舞"游戏（减少硬起音，起音两次）

视 频
"ET 跳舞"游戏

第三步，先以 /h/ 开头的词语来获得柔和的起音，然后省略 /h/ 音。例如，/hai/——/ai/。随着患者硬起音现象的减少和游戏成功率的增加，言语治疗师可以选用难度稍高的游戏。例如，在"忍者狗"游戏中（见图 3-5-7），正确起音的次数必须达到三次才能获得游戏的成功。忍者狗想跳到最前面房子的屋顶上，但是离第一栋房子太远了，狗狗必须跳三下才能到达第一栋房子上（见图 A）。当患者说 /h/+"爱"时，狗狗顺利完成第一跳，即从自己脚下的房子上跳到第一栋房子上（见图 B）；当患者省略 /h/，说"爱"并没有硬起音时，狗狗完成第二跳，即从第一栋房子上跳到第二栋房子上（见图 C）；当患者说"我爱你"并没有硬起音时，狗狗完成第三跳，即从第二栋房子上跳到第三栋房子上（见图 D）。作为患者成功完成训练的奖励，天空中出现五彩斑斓的烟花，并伴有欢快的音乐，以增加患者的成就感和对训练的兴趣。

（五）提高起音速率

当患者初步建立了正确的起音方式后，就需要通过训练提高起音速率，即单位时间内正常起音的次数。因为有的患者即使建立了正确的起音方式，但由于两次起音之间的时间间隔很长，一口气连续发出的音节变少，说出来的话就显得断断续续，听起来会让人感到非常吃力。因此有必要让患者在建立正确的起音方式初期，进一步体会并在训练中提高起音速率，提高患者起音的熟练程度，增加一口气连续起音的次数。

提高起音速率的前提条件是感知起音速率。对起音速率的感知主要通过游戏的方式来进行，言语矫治仪可以提供多种患者喜欢的游戏，如"呼气的女孩""欢乐大集会""歌唱的女孩""神奇的工厂"等，治疗师可根据患者的喜好进行选择。以"呼气的女孩"为例，如图 3-5-9 所示，每有一次正常起音，女孩就往外呼气。起音速率越快，女孩呼气的速度就越快（见图 A）；如果起音速率慢，女孩呼气的速度也就越慢（见图 B）。与此类推，在如图 3-5-10 所示的"欢乐大集会"游戏中，起音速率越快，单位时间内起音的次数就越多，就有更多的伙伴挥动双手跳起舞（见图 A）。起音速率越慢，单位时间内起音的次数就越少，就有较少的伙伴跳舞（见图 B）。

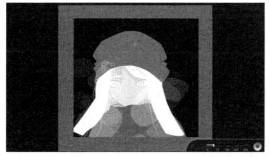

A. 起音速率快，女孩呼气的速度快　　　　　B. 起音速率慢，女孩呼气的速度慢

注：利用言语矫治仪进行训练。

图 3-5-9　"呼气的女孩"游戏（体会起音速率）

视　频　　　　　　　　　　　　　　　　　　视　频

"呼气的女孩"游戏中起音速率快时　　　　　"呼气的女孩"游戏中起音速率慢时

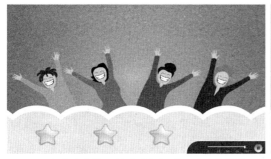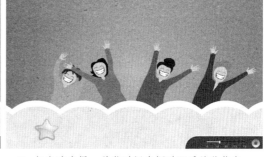

A. 起音速率快，单位时间挥动双手的伙伴多　　B. 起音速率慢，单位时间内挥动双手的伙伴少

注：利用言语矫治仪进行训练。

图 3-5-10　"欢乐大集会"游戏（体会起音速率）

视　频　　　　　　　　　　　　　　　　　　视　频

"欢乐大集会"游戏中起音速率快时　　　　　"欢乐大集会"游戏中起音速率慢时

随着患者对起音速率认识的加深，言语治疗师可利用"做早操""小歇""弹跳""企鹅"等八个游戏对患者进行提高起音速率的训练。言语矫治仪中设置的这八个游戏的起音次数逐次增多，对患者的起音速率，即一口气起音的次数要求依次提高。如"ET 跳舞"游戏需要患者在规定的时间内正确起音两次，舞者 E 和舞者 T 才能从镁光灯下跳到舞台上，音乐响起，两位舞者开始伴着音乐跳起舞来（见图 3-5-8），第一次正确起音，舞者 E 从镁光灯下跳到舞台上（见图 A），第二次正确起音，舞者 T 从镁光灯下跳到（见图 B）；而"魔法缸"游戏则需要患者在规定的时间内正确起音三次，游戏才能获得成功。

起音速率与句子停顿有着密切的关系，患者如果一口气起音的次数少，就需要不断地停下来吸气，从而也就会造成读句时停顿不恰当，出现读破句的现象，甚至影响意思的表达。因此，患者一口气起音的数量，这对于患者正确读句、正确表达意思有着重要意义。在提高起音速率游戏中，言语治疗师可以在不同的游戏中逐渐增加患者一口气起音的次数，让患者在愉悦轻松的环境中潜移默化地提高自己言语表达的流利程度。例如，在"水晶球"游戏中（见图3-5-11），展览柜上摆放着八个水晶球，只有当患者在规定时间内成功完成八次起音时，展柜上的所有水晶球才会全部发光变色，在"魔法缸"游戏中（见图3-5-12），患者需要在规定时间内完成三次正确的起音，三个魔法缸才能变出三只小蝙蝠。

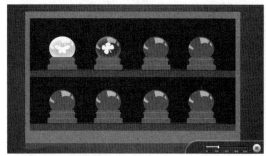

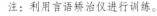
　　A. 正确起音，水晶球发光变色　　　　　　　　　　B. 奖励动画

注：利用言语矫治仪进行训练。

图 3-5-11　"水晶球"游戏（提高起音速率，起音八次）

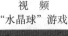
视　频
"水晶球"游戏

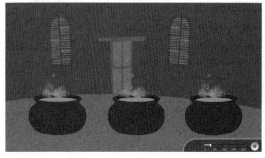
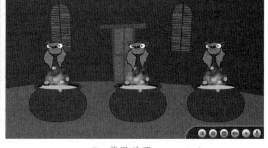

　　A. 正确起音，魔法缸释放仙气　　　　　　　　　　B. 奖励动画

注：利用言语矫治仪进行训练。

图 3-5-12　"魔法缸"游戏（提高起音速率，起音三次）

视　频
"魔法缸"游戏

在提高起音速率的训练中，治疗时可随时根据患者的起音情况对游戏进行一些设置，如随着患者硬起音或软起音的现象逐渐减少，可以将游戏时间设置得短一点。例如，在起音两次即可成功的"ET跳舞"游戏中，将起音时间设置为6 s，如果患者不能在6 s内以正确起音的方式起音两次，就不能获得成功。在起音次数为三次的"魔法缸"游戏中将时间设定为9 s。为了能在规定的时间内完成预定的起音次数，患者必须在游戏中一口气尽可能多地正确起音。

在每一个游戏中，言语治疗师应该先给患者较多的时间来尝试用正确方式起音，并使起音次数达到游戏的要求。待患者能以较高的成功率完成游戏以后，言语治疗师再逐渐减少每个游戏中起音的时间，以提高患者的起音速率。例如，采用成功起音次数为四次的"画廊"游戏（见图 3-5-13）。刚开始玩这个游戏时，言语治疗师可以将起音时间设置为 12 s。当患者第一次以正确起音的方式说"我"时，画廊上立刻出现第一幅画——玫瑰花（见图 A）；当患者第二次以正确起音的方式说"爱"时，画廊上出现第二幅画——云朵（见图 B）；当患者第三次以正确起音的方式说"你"时，画廊上出现第三幅画——绿叶（见图 C）；当患者第四次以正确起音的方式说"我爱你"时，画廊上出现第四幅画——南瓜；最后，作为患者成功完成训练的奖励，画廊上闪烁着五彩的星星（见图 D）。随着起音正确率的逐步提高，应逐渐缩短给患者的起音时间。例如，把"画廊"游戏的完成时间设置为 10 s、9 s……起音训练增加了患者对起音掌控的熟练程度，缩短了两次起音之间的时间间隔，最后使患者一口气正确起音的次数不断增加。

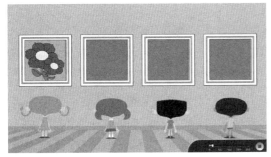

A. 第一次以正确起音的方式发"我"时

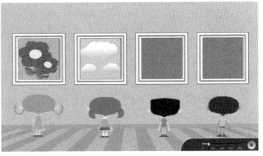

B. 第二次以正确起音的方式发"爱"时

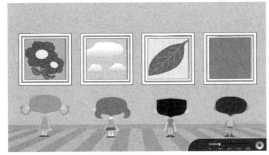

C. 第三次以正确起音的方式发"你"时

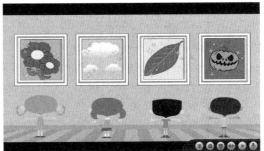

D. 第四次成功起音后的奖励

注：利用言语矫治仪进行训练。

图 3-5-13　"画廊"游戏（提高起音速率，起音四次）

视 频
"画廊"游戏

　　起音速率训练的最终目的是提高患者对起音掌控的熟练程度，增加一口气起音的次数，从而使患者能够流畅发音，听起来感到舒服。因此在起音速率训练到一定阶段后，治疗师可适当将"唱音法"或"啭音法"的部分内容加入到训练中。如在患者能一口气正确起音四次之后，言语治疗师可以使用起音次数为五次的"跳跳房"游戏（见图 3-5-14），并且将起音训练游戏与"唱音法"中的短音训练结合起来。首先，言语治疗师需要确保患者能够以正确的起音方式发出 /a/、/ba/、/pa/、/da/、/ta/，然后才能对其进行训练。当患者能一口气连续五次正确地发这些音时，跳跳房将从左往右依次跳过五个楼顶（见图 A），最后跳跳房回到绿色家园（见图 B）。

与此类似，当患者能一口气连续五次正确地发这些音后，言语治疗师可以加大难度，将 /ɑ/、/bɑ/、/pɑ/、/dɑ/、/tɑ/ 等音依次换成五个啭音 /ɑ—/。

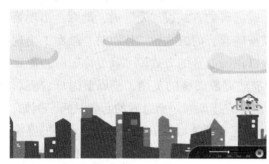
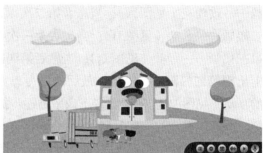

A. 五次起音正确，跳跳房依次跳过五个楼顶 　　　 B. 作为奖励，跳跳房回到绿色家园

注：利用言语矫治仪进行训练。

视　频
"跳跳房"游戏

图 3-5-14　"跳跳房"游戏（提高起音速率，起音五次）

言语治疗师还可以采用言语矫治仪中起音游戏的丰富场景和实时反馈来帮助患者做"唱音法"中的长短音训练，促进患者相关呼吸肌群与发声肌群运动之间的协调。例如，采用"办公桌"游戏来练习"先长后短"的发音（见图 3-5-15）。在这个游戏中，患者依次发 /ɑ—/、/ɑ—/、/ɑ—/、/ɑ/、/ɑ/、/ɑ/，需要起音六次才能成功。当患者第一次发长音 /ɑ—/ 时，一位叔叔走过来（见图 A）；第二次发长音 /ɑ—/ 时，房间里出现一张桌子（见图 B）；第三次发长音 /ɑ—/ 时，桌子上出现一台电脑（见图C）。第一次发短音 /ɑ/ 时，桌子上又出现一部电话（见图 D）；第二次发短音 /ɑ/ 时，从天花板上飘到书桌上一张白纸（见图 E）；第三次发短音 /ɑ/ 时，墙上出现一个钟表（见图 F）。这时，患者就完成了六次正确的起音，获得了游戏的奖励。

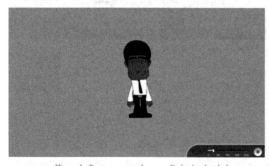
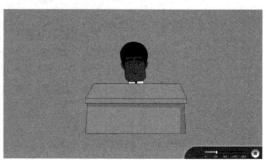

A. 第一次发 /ɑ—/ 时，一位叔叔走过来 　　　 B. 第二次发 /ɑ—/ 时，房间里出现一张桌子

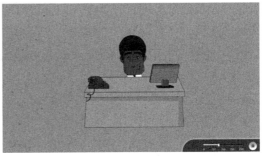

C. 第三次发 /ɑ——/ 时，桌子上出现一台电脑　　　　D. 第一次发 /ɑ/ 时，桌子上又出现一部电话

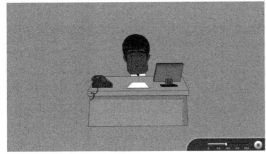

E. 第二次发 /ɑ/ 时，桌子上出现一张白纸　　　　F. 第三次发 /ɑ/ 时，墙上出现一个钟表

注：利用言语矫治仪进行训练。

图 3-5-15　"办公桌"游戏（呼吸和起音训练相结合）

视　频
"办公桌"游戏

在"烟花"游戏中练习先短后长的发音，如图 3-5-16 所示。患者依次发 /ɑ/、/ɑ/、/ɑ/、/ɑ——/、/ɑ——/、/ɑ——/、/ɑ——/，需要正确起音七次才能成功。在这个过程中，患者每正确起音一次，地面上就会出现一个小烟花。

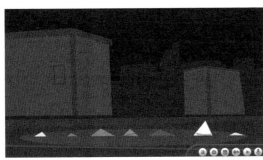

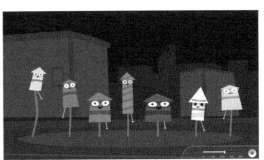

A. 起音之前　　　　B. 每一次正确起音，出现一个小烟花

注：利用言语矫治仪进行训练。

图 3-5-16　"烟花"游戏（呼吸和起音训练相结合）

视　频
"烟花"游戏

起音速率本身就是一个监控患者呼吸与发声协调状况的重要参数。起音速率反映的是患者起音的熟练程度，它影响着患者一口气起音的次数。起音速率低，提示患者可能存在呼吸与发声不协调，表现为患者说话断断续续，听感上让人很不舒服，并且听者理解也费力；从声学角度而言，提高起音速率的前提是患者的起音方式正确，既不是硬起

音也不是软起音，即首先要求声门开放时间与关闭时间的比值在正常的范围之内；从病理的角度讲，患者的起音速率偏低，提示患者两次声门开放与关闭的时间过长，患者的 MPT 可能偏离了正常值范围，cMCA 亦会出现问题。

【案例】

［患者信息］

　　欣欣，女，4 周岁，中度孤独症，能连续发音 2.8 s，连续发 2 个短音，不能连续发长短交替的无意义音节，cMCA 为 2 s，存在呼吸与发声的不协调。

［周方案］

训练时间	训练目标	主要内容
周一		呼吸放松训练
周二		让患者深吸气连续地发长音、短音，或者交替发长音和短音训练，增加呼吸支持能力，促进呼吸与发声的协调（唱音法）
周三	cMCA 达 3s	运用啭音法，进行慢速、快速啭音训练，深吸气音调、响度连贯的起伏变化发啭音，以促进呼吸与发声的协调（啭音法）
周四		运用啭音法，进行快慢交替啭音训练，让患者时快时慢地发啭音，快慢变化时过渡自然，提高呼吸和发声的协调能力（啭音法）
周五		综合训练，巩固唱音法、啭音法，促进呼吸与发声的协调。

［康复目标］

　　以周三为例。日康复目标为：

　　cMCA 能达到 2.5 s。

［康复准备］

　　言语障碍测量仪；

　　言语矫治仪；

　　纸条、扩大化替代性沟通辅具。

［康复前评估］

　　客观测量：cMCA 为 2.5 s。

［康复过程］

1. 唱音训练

（1）长音训练：深吸一口气，发"α——"。

（2）短音训练：深吸一口气，发"α-α-α"。

提高其言语时灵活控制气流的能力，从而轻松地发音。

2. 利用扩大化替代性沟通辅具学习啭音法动作要领

（1）深吸气，音调响度连贯地发 1 个 /u/ 的啭音。

（2）深吸气，音调响度连贯地发 2 个 /u/ 的啭音。

（3）深吸气，音调响度连贯地发 3 个 /u/ 的啭音。

（先学习慢速哼音法，再学习快速哼音法）

对哼音法动作进行分解学习，哼音个数由少到多，可以降低学习难度，逐步提高患者呼吸与发声协调的能力，逐步提高其言语时对声带的控制能力。

3. 哼音训练

（1）利用言语障碍测量仪进行哼音训练。

（2）利用言语矫治仪中"钓鱼达人"游戏，对患者进行快速哼音、慢速哼音、快慢交替地发哼音 /u/。

［康复后评估］

客观测量：cMCA 为 2.5 s。

康复后评估结果显示，患者最大数数能力增加到 2.5 s，达到康复目标，说明训练过程有效。

第四章

发声障碍的评估

4

发声（Phonation）是指喉腔内声带振动而产生嗓音（Voice）的过程，其为嗓音的形成提供了重要的振动源。人类在说话时，气流从肺部呼出，经过呼吸系统到达喉部，同时，声带向中线靠拢，为接下来的声带振动做好准备。只有当声带关闭的时间与气流呼出的时间相协调时，才可能产生自然和谐的嗓音。本章将就发声系统的相关解剖生理、发声障碍的定义、临床表现、发声功能的评估流程与方法等内容展开阐述。

发声系统相关解剖生理

发声系统为嗓音的产生提供了重要的振动源,掌握发声系统的解剖生理有助于我们更深刻地理解嗓音产生的过程。本节将从喉的骨架、喉腔内的瓣膜组织、喉部肌群、喉的神经支配、发声运动五个方面详细介绍发声系统的结构组成与功能实现。

一、喉的骨架

喉位于舌骨之下,胸骨之上。喉由软骨、肌肉和韧带相互联结组成。整个喉腔通过韧带和肌肉附着在气管之上,软骨由肌肉收缩产生运动。喉的骨架是由一块骨和九块软骨组织组成,如图 4-1-1 所示。其中有不成对软骨三块,成对软骨三块。不成对的软骨有环状软骨、甲状软骨和会厌软骨;成对的软骨包括杓状软骨、小角软骨和楔状软骨(楔状软骨位于小角软骨边,因过小不作标注)。

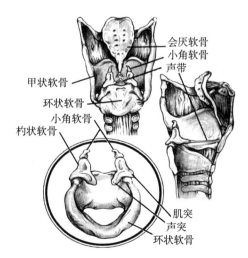

图 4-1-1 喉的全面观

（一）喉软骨及其联结组织

喉的软骨支架悬挂在舌骨下方，如图4-1-2所示。舌骨（Hyoid Bone）位于甲状软骨的上方及会厌软骨的前上方，是一块小的U形骨。它是舌肌的附着处，同时也支撑着喉腔。喉腔借助于一块膜性结构（甲状舌骨膜）悬挂在其下方。舌骨的解剖结构包括前方的舌骨体及舌骨大角，从而构成了U字形的长边。每个舌骨大角向上略微延伸处是一个小的突起（舌骨小角）。舌骨还是喉外肌群和韧带的附着点。上述所提及的软骨通过关节、韧带和膜性结构与其他软骨相联结，通过肌群的收缩牵引作用，软骨之间进行着协调的运动。

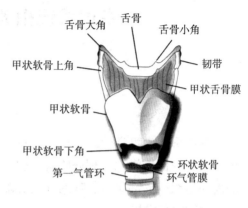

图4-1-2　喉和气管的前面观

舌骨的下方是甲状软骨（Thyroid Cartilage），即最大的一块喉软骨。其由左、右两个方形的软骨板组成。两板在前正中线相遇成前角，成年男性此角明显向前凸隆称为喉结，在女性不明显。喉结上方为V型的甲状软骨切迹，俗称"阿旦的苹果"。甲状软骨两侧的上方有一对长的突起（上角），并向上延伸，通过韧带与舌骨相联结；在甲状软骨两侧的下方还有一对短的突起（下角），其向下延伸，与环状软骨两侧相关节。甲状软骨的后半部分呈开放状。声带前端附着于甲状软骨的内表面，即甲状软骨切迹的正下方，此处是一种纤维性结构，又称前联合（Anterior Commissure），如图4-1-3所示。

在图4-1-3中，中间一图所示的是甲状软骨上面观的轮廓图，其箭头和字母表示不同的观察角度。图A为甲状软骨的前面观；图B为甲状软骨的后面观，显示左右两侧上下角的明显突起；图C主要是甲状软骨壁；图D为后方3/4侧面观。甲状软骨的形状和大小因人而异，且通常可见不对称的现象。

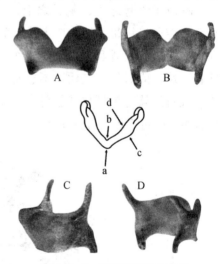

图4-1-3　甲状软骨的全面观

第二块不成对软骨是环状软骨（Cricoid Cartilage），拉丁语中的意思是"图章、戒指"，其前方较为狭窄（弓），向后方逐渐张开成较大的方形盘状结构，如图4-1-4所示。环状软骨呈一封闭的软骨环，位于甲状软骨的下方，第一气管环的正上方（构成气管的软骨支架均呈半环形）。环气管膜性组织位于环状软骨的下缘和第一气管环的上缘之间。环状软骨是喉的解剖基础，其他软骨均与之相连。

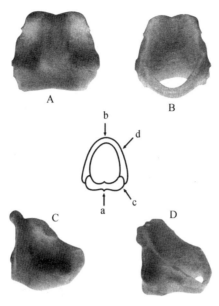

图 4-1-4 环状软骨的全面观

如图 4-1-4 所示，与软骨相连的韧带、肌肉及被覆的膜性组织被剔除，此处仅显示软骨结构。中间一图所示的是环状软骨上面观的轮廓图，其箭头和字母表示不同的观察角度。图 A 为环状软骨的后面观，质地的不同（光滑与粗糙）表现在骨化方面，光滑的部分表示骨化良好；图 B 为环状软骨的前面观；图 C 为环状软骨的右侧后面观，其顶端向上，显示出软骨的板状部分上缘；图 D 为环状软骨的右侧前面观，注意软骨前端细窄部分与较宽的板状部分之间的厚度差异。此厚度差异也可从图 B 中看出来。

第三块不成对软骨是会厌软骨（Epiglottis），它是一块宽的软骨，形状像树叶，如图 4-1-5 所示。它位于甲状软骨切迹的正下方，通过甲状会厌韧带附着于甲状软骨的内表面，并通过舌会厌韧带附着于舌骨体上。吞咽过程中，会厌软骨向下运动，挡住喉入口，并作为一座桥梁，将食物和液体直接导入食道。然而该软骨在嗓音产生方面并没有发挥重要的作用。

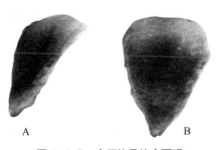

图 4-1-5 会厌软骨的全面观

图 4-1-5 中的会厌软骨已从甲状软骨前下方的内表面游离出来。为了能充分暴露会厌软骨的轮廓，已去除其韧带、肌肉及膜性附着物。图 A 为会厌软骨的前侧面观，通过旋转会厌软骨使我们能够看到会厌软骨的凹面；图 B 为会厌软骨的前面观，前方的整个

范围都属于语言功能面。

　　杓状软骨（Arytenoid Cartilages）骑跨在环状软骨板上缘的外侧，左、右各一块，形似三角锥体，如图 4-1-6 所示。其基底部宽而平，向上延伸至一顶点。基底部有两个突起：一个向前，称为声突（Vocal Process），声带后端即附着于此；一个向后外方，称为肌突（Muscular Process），一些控制声带开闭的肌肉附着于此。因为声带附着于声突上，所以杓状软骨在发声过程中起着关键性的作用。喉部肌群附着于杓状软骨的肌突，其收缩和舒张使杓状软骨产生运动，从而带动附着在声突上的声带产生开闭运动。杓状软骨有两种运动方式：转动和滑动，这两种运动方式可单独出现，有时也会同时出现。

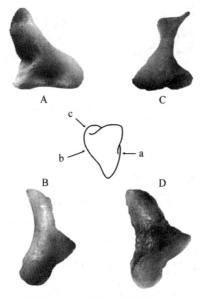

图 4-1-6　杓状软骨的全面观

　　在图 4-1-6 中，中间一图所示的是杓状软骨上面观的轮廓图，其中的箭头和字母表示不同的观察角度。图 A 指向基底部的凹面侧面观，它是甲杓肌（声带）的附着处；左缘的高处凹面是室带的附着处；杓状软骨右侧基底部的肌突是环杓后肌以及环杓侧肌的附着处；图 B 中，杓状软骨的中间观略微向左侧倾斜，右侧转角处是声带突；图 C 为肌突基底部的后面侧面观；注意环杓关节面朝向右侧基底部（关节联结面）；图 D 为照相机镜头精选的软骨的基底面及中线剖面；凹凸不平的底面能够使杓状软骨在声门开放、闭合及调节声带紧张度方面在环状软骨缘上做旋转、滑动及摆动运动。（图 D 没有用线条显示）

　　在嗓音产生的过程中，有几块软骨并没有发挥重要的作用。例如，成对的小角软骨（Corniculate Cartilages），其位于杓状软骨的顶部，但并非所有的人都有这对软骨；成对的楔状软骨（Cuneiform Cartilages）是具有弹性的小型软骨棒，它们被包裹在杓会厌襞中。这些软骨的功能可能是撑开喉黏膜的皱褶部分。

　　另外，图 4-1-7 综合显示了喉软骨的前面观、后面观和侧后面观，图 4-1-8 显示的是喉软骨的上面观，而图 4-1-9 是甲状软骨的矢状位切面图，其显示了声带、气管、杓状软骨及环状软骨间的关系。

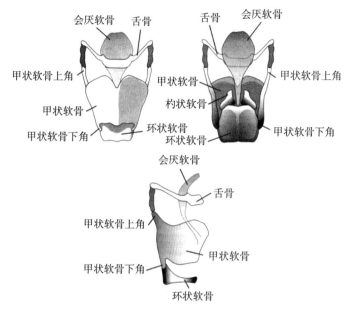

图 4-1-7　喉软骨的前面观、后面观和侧后面观

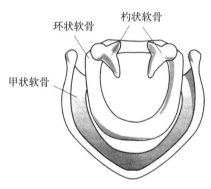

图 4-1-8　喉软骨的上面观

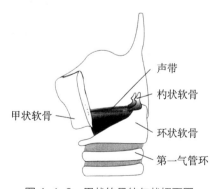

图 4-1-9　甲状软骨的矢状切面图

喉的骨架结构可用表 4-1-1 来描述。其中喉软骨包括不成对软骨（甲状软骨、环状

软骨、会厌软骨）和成对软骨（杓状软骨、小角软骨、楔状软骨）；喉关节包括环杓关节和环甲关节。舌骨不属于喉骨架的内容，但它与喉骨架紧密相关，故列于此表内。

表 4-1-1　喉的骨架结构

骨	
舌骨	舌肌附着处。喉骨架通过甲状舌骨膜悬挂在舌骨上
不成对软骨	
甲状软骨	最大的喉软骨，与环状软骨相关连。声带前端附着于前联合处
环状软骨	完整的环形软骨。大部分位于喉的基底部，通过环气管韧带联结在气管上
会厌软骨	具有弹性，呈叶状，附着于舌骨和甲状软骨上
成对软骨	
杓状软骨	位于环状软骨板上缘的外侧。声带附着于声突，喉肌附着于肌突
小角软骨	位于杓会厌皱襞的后部、杓状软骨的顶部
楔状软骨	弹性纤维软骨，位于杓会厌皱襞边缘小角软骨的前面
喉关节	
环杓关节	位于环状软骨板上缘两侧与两侧杓状软骨底部肌突之间。其功能在于控制声门的开闭
环甲关节	位于两侧环状软骨后外侧与甲状软骨下角之间。其功能在于调节声带的长度，从而控制基频

（二）喉关节

尽管喉只有两对重要的喉关节，即环杓关节（Cricoarytenoid Joint，CA）和环甲关节（Cricothyroid Joint，CT），但声门所有的开闭运动均由这两对关节来调节。

环杓关节是环状软骨板上缘两侧与两侧杓状软骨底部肌突之间的滑膜关节。环杓关节是一对活动度较大的关节，在声门的开闭运动方面起到关键性的作用。

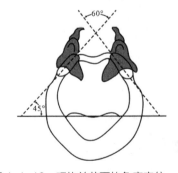

图 4-1-10　环杓关节面的角度定位

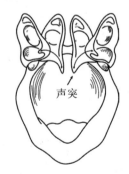

图 4-1-11　环杓关节的运动

环杓关节是鞍状关节，环状软骨关节面是关节头，位于环状软骨板上缘斜面的两侧，呈椭圆形凸起，左右关节面向前呈八字形走向，左右轴夹角为 50°~60°角，左右轴与冠状面呈 45°角（见图 4-1-10），关节面纵径约 5.8 mm，横径约 3.8 mm。杓状软骨关节面是关节窝，其纵径约 4.0 mm，横径约 5.8 mm。此关节主要有以下两种运动形式。

一种运动形式是摆动（Rocking Motion），如图 4-1-11 所示。由于环状软骨左右关节面之间有一段距离，单纯依靠杓状软骨的滑动，不能使声突在中线位置相遇，因此还必须要有一定程度的延长轴周围的摆动来配合。也就是说，有一种向内前的摆动来关闭声门，而另一种向外后的摆动可以开放声门。

另一种运动形式是轻微滑动（Gliding Action），如图 4-1-12 所示。环状软骨板的上缘两侧呈向上、后、内和向下、前、外的走向，所以，杓状软骨沿着环状软骨关节面进行向上、后、内和向下、前、外的滑动，使杓状软骨相互靠近或远离，从而开闭声门。

此外，有时还能见到此关节出现少量围绕垂直纵轴进行的旋转运动，这种带有争议的运动如图 4-1-13 所示。由于关节的自然属性，此种运动可以忽略不计，在正常喉腔中也很可能是不存在的。

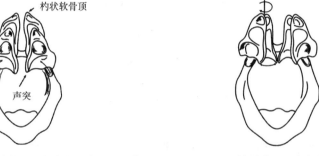

图 4-1-12　环杓关节可以产生少量的滑行运动　　图 4-1-13　环杓关节可以产生少量的旋转运动

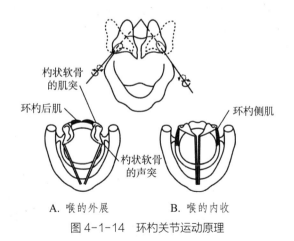

A. 喉的外展　　B. 喉的内收

图 4-1-14　环杓关节运动原理

环杓关节的活动是滑动和摆动的综合运动，如图 4-1-14 所示，通过环杓后肌和环杓侧肌的作用，环杓关节使双侧声带打开和关闭，即声带外展和内收。该功能很重要，因为其能对通过声门的气流产生阻力，这也正是发声所必需的。

环甲关节是两侧环状软骨后外侧与甲状软骨下角之间的滑膜关节，其在调节嗓音基频方面起到重要的作用。

　　环甲关节是车轴关节，甲状软骨两侧翼板的后缘向上、下两端延伸，下角末端的内侧面有一圆形小关节面与环状软骨的关节面相关节。环甲关节的主要运动方式是沿两侧关节水平轴所发生的旋转，也可发生滑动。如图 4-1-15 所示，当环甲肌收缩时，甲状软骨向环状软骨弓的方向倾斜，或环状软骨弓向上倾斜，这样环状软骨弓更加靠近甲状软骨。当环状软骨或甲状软骨进行如此的运动时，后方的杓状软骨与前方的甲状软骨之间的距离拉大，声带的张力也就增加了，从而提高了嗓音基频。

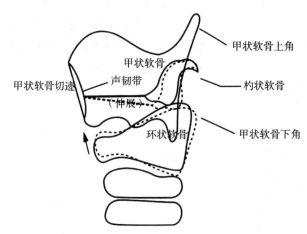

图 4-1-15　环甲关节运动原理

　　环甲关节早期被描述成屈成关节，其旋转轴如图 4-1-16 所示。小的椭圆形（或圆形）关节面位于环状软骨弓的两侧。这些关节面可能是平坦的、轻微凹、轻微凸，或几乎完全缺失。位于甲状软骨下角的关节面也是如此。然而，关节表面通常被覆上皮黏膜，同时由带状韧带所固定，限制了关节的运动。在这些例子中，关节面非常粗糙或缺失，关节韧带极度发达。

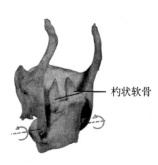

图 4-1-16　环甲关节的旋转轴

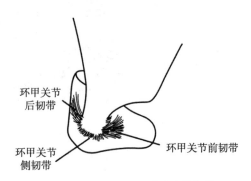

图 4-1-17　环甲关节的囊状韧带

　　马耶和明德尼希（Mayet & Muendnich，1958）证实了小角环状软骨韧带（Ceratocricoid Ligaments）是后面的、两侧的及前方的，其共同组成了囊状韧带，如图 4-1-17 所示。关节囊的结构很大部分决定了所产生的运动类型。

环甲关节的主要运动是围绕水平轴产生旋转运动。因为这种运动将声韧带拉至紧张状态，该运动只表现为旋转运动。然而，在中间位置上，声韧带有些松弛，因此可以围绕矢状面进行少量的滑行运动。这种旋转或滑行运动逐渐将声带拉紧，因此提高嗓音的音调。

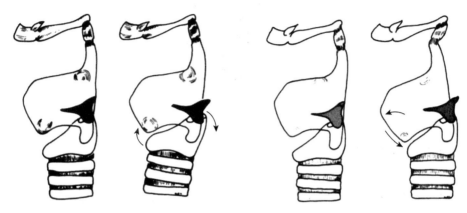

图 4-1-18　环甲关节的旋转运动　　　　　　图 4-1-19　环甲关节的旋转运动

至于哪些软骨（是环状软骨、还是甲状软骨）实际参与了旋转运动尚存在争议。

马耶和明德尼希认为，由于甲状软骨被附着肌肉组织及其他一些结构组织，环状软骨主要进行旋转运动。如图 4-1-18 所示，马耶指出环状软骨的旋转运动可以缩短环状软骨弓与甲状软骨前方的距离，同时增加构状软骨的声带突与甲状软骨角之间的距离。阿诺尔德（Arnold，1961）及其他许多人都强烈支持环状软骨而非甲状软骨参与重要的旋转运动的观点，这种强有力的证据是引人注目的。

凯茨和巴斯马剑（Cates & Basmajian，1955），沃玛（Vermard，1967），泽林（Zemlin，1968），以及其他人都提出甲状软骨实际上是两块软骨中相对灵活的一种。如图 4-1-19 所示，凯茨指出甲状软骨向前倾斜增加了喉部的前后距离，因此也增加了声带的紧张度。另外，文纳德（Vermard）提出环状软骨与甲状软骨均屈从于肌肉力量，软骨间的协调运动并非没有一点道理。

除了关节韧带之外，大量其他的韧带及黏膜组织均与喉部相连。一些附着于喉内，而另一部分则与喉相连的喉外组织相联系。

二、喉腔内的瓣膜组织

喉腔基本上是一个中空的管腔，其内有三套由结缔组织和带状结构的肌纤维所组成的瓣状结构，分别是杓会厌皱襞、室带（假声带）和声带（真声带）。它们在喉腔内自上而下依次排列，分别具有不同的功能。图 4-1-20 则显示了真声带与室带的毗邻关系。

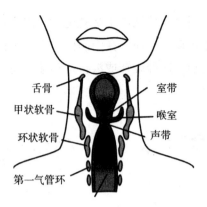

图 4-1-20　喉的冠状面

舌骨　　室带
甲状软骨　喉室
环状软骨　声带
第一气管环

（一）杓会厌皱襞

杓会厌皱襞（Aryepiglottic Fold），是喉腔皱襞最上方的部分，从会厌软骨的两侧分别向同侧杓状软骨的顶部延伸。杓会厌皱襞由结缔组织和肌纤维组织所构成，收缩时呈环形或括约形，将会厌组织拉向后方。因此，在吞咽饮食的时候，可以帮助会厌软骨关闭喉入口。

（二）假声带

假声带（False Vocal Fold，或称室带 Ventricular Fold）位于杓会厌皱襞的下方，与真声带平行，位于真声带的正上方。它们不像真声带一样含有丰富的肌纤维组织，所以只能进行少量的运动。当进行吞咽、提重物、排便、分娩等用力活动时，它们处于关闭状态。正常情况下，它们在发声时维持开放状态。在真声带与室带之间有一个很小的空间，被称之为喉室。这个空间容纳了分泌黏液的腺体组织，它们使喉黏膜保持湿润与光滑。

（三）真声带

真声带（True Vocal Fold，或称声带 Vocal Folds）是最为复杂的喉腔瓣膜组织。直至近二十年，声带结构的复杂性及其非凡的特性才得到充分肯定，而这主要归功于日本耳鼻咽喉科专家、嗓音专家希拉诺（M. Hirano）及他的同事们。其研究发现，声带组织共分为五层，其由内至外分别是肌层（甲杓内肌）、固有层深、中、浅层和上皮层。图 4-1-21 显示了声带组织的分层情况。

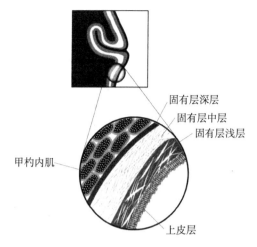

固有层深层
固有层中层
固有层浅层

甲杓内肌

上皮层

图4-1-21　声带组织示意图

　　希拉诺和其他专家在研究中借助于电子显微镜（Electron Microscopy）等高尖端技术设备，揭示了各层不同的细胞成分及其不同的运动机制。声带从结构上可以分为五层。声带的最表面一层是上皮层（Epithelium），其特点是既薄又滑，但也是很坚韧的一层组织。上皮层下方是固有层（Lamina Propria, 又称黏膜层 Mucous Membrane），固有层又分为三层：① 固有层浅层（Superficial Layer）又称雷氏间隙（Reinke's Space），主要由弹性纤维所组成，因此富有弹性；② 固有层中层（Intermediate Layer）也由弹性纤维所组成，但与浅层相比，显得比较致密而缺少弹性；③ 固有层深层（Deep Layer）主要由胶原纤维组成，柔韧性较固有层中间层差。肌层是构成声带的最里层组织，也就是甲杓内肌（Thyroarytenoid Muscle），即声带肌，它是声带的主要构成部分。通常认为该层比其他声带各层更加厚实。

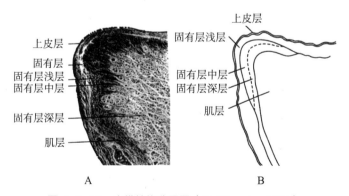

上皮层

固有层

固有层浅层
固有层中层

固有层深层

肌层

上皮层

固有层浅层

固有层中层
固有层深层

肌层

A

B

图4-1-22　声带结构分层图（M. Hirano, 1991）

　　声带是多层的振动器官，其每一层都具有自己的物理学特性，而当各层结合在一起时，就能产生平滑的剪切运动，这就是声带振动的基础，如图4-1-22和图4-1-23所示。

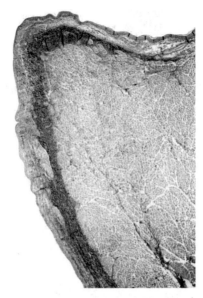

图 4-1-23　声带结构分层彩图

（四）包膜体层模型

　　硬度（Stiffness）是指组织结构抵抗被扭曲的能力。硬度的反义词是顺应性（Compliance），主要是指结构被扭曲的容易程度。根据声带各层硬度的不同，希拉诺及其同事又将声带重新分为包膜层、过渡层和体层。希拉诺的这种声带模型也被称为包膜体层模型（Cover-body Model）。包膜层（Cover）包括上皮层以及固有层浅层。过渡层（Transition，又称声韧带 Vocal Ligament），包括固有层中层和深层。甲杓内肌构成了声带的体层（Body）。每一层均有不同的振动模式，这是因为各层的组成成分和硬度是不同的。很明显，声带是一种多层次、极度复杂的振动器官。这种结构的复杂性就导致了一种复杂的声学波形的产生，进而形成一种饱满的、富有共鸣效应的人类嗓音。

　　固有层浅层是由弹性纤维和少量的胶原纤维松散地交织而成。该区域就是具有重要临床意义的雷氏间隙，因为过度发声或喉炎造成的肿胀或水肿就常发生于此。过渡层包括固有层中层和深层，中层主要由弹性纤维组成，而深层主要由胶原纤维组成。过渡层较包膜层坚硬，但比体层柔韧。这些肌肉纤维通过影响声带的张力和包膜层的顺应性和弹性来达到调节基频的目的。这种结构使黏膜波的运动相对于声韧带而言具有一定的独立性。声韧带的振动是同步的，但相对弱些。

　　从运动特性的角度出发，通过对声带进行超高速摄影和生物力学的测试发现，由上皮层和固有层浅层组成的包膜层，它是声带波动性最佳的部分。发声时，黏膜的波状运动将沿着声带表面传布，这种运动对改变通过声门的空气分子的振动模式是很必要的。

　　声带的这种分层方法具有重要的意义：第一，声带各层组织都有其不同的力学特性；第二，外周四层的运动特性是被动的，而最里层的力学特性是既有主动运动，又有被动运动；第三，几乎所有的声带病变都起源于这五层中的一个具体层次。

（五）声门

两侧声带及杓状软骨底内缘之间的裂隙称为声门裂（Fissure of Glottis）。声门裂和两侧声带则共同构成了声门（Glottis）。声门裂被分为前后两部分：前部是膜间部（Membranous Glottis），又称为声部，位于两声带之间，占前 3/5；后部是软骨间部（Cartilaginous Glottis），又称为呼吸部，位于左右杓状软骨底内缘及声带突之间的部分，占后 2/5。成年男性膜间部声门裂的长度约 15 mm，成年女性膜间部声门裂的长度为 12 mm。软骨间部声门裂长为 4~8 mm，这主要受个体的性别、年龄及体形等因素的影响。儿童的声门裂则更短。

声带位置的改变会引起声门形状的变化。图 4-1-24 所示的就是不同状态下声门形状的变化：图 A 表示吸气，平静呼吸时，声门是开放的，但开放程度并非最大。声带处于旁中位；图 B 表示深吸气，在进行剧烈运动时，声门开放程度加大，以便吸入更大量的气体，该位置称为用力吸气位；图 C 表示正常发声，在发声时，声门闭合，两侧声带位于中间位置；图 D 为耳语，耳语声主要是由膜间部声门裂关闭、软骨间部声门裂开放所产生的；图 E 为假声歌唱。

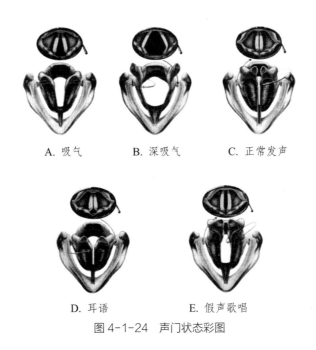

A. 吸气　　　　B. 深吸气　　　　C. 正常发声

D. 耳语　　　　　E. 假声歌唱

图 4-1-24　声门状态彩图

由喉软骨支架围成一个形状不规则的管腔称为喉腔（Laryngeal Cavity）。喉腔以室带和声带为界，自上而下可被分为声门上区（Supraglottal, SG，又称喉前庭）、声门区（Glottal, G）、声门下区（Infraglottal, IG）。声门区最为狭窄，声带与假声带（室带）突向喉腔中央，如图 4-1-25 所示。

在喉腔内上皮组织的下方，弹性纤维组织（方膜与弹性圆锥）因肌肉的收缩，使其从相邻组织中被牵拉出来，或受到其间空气动力的影响，而重塑喉腔的形状。喉腔的黏膜或黏膜层由喉上和喉下神经的感觉神经所支配（第十对脑神经即迷走神经的分支）。

同样，它也受到对气流的方向和速率，疼痛和触觉刺激敏感的感受器的支配。

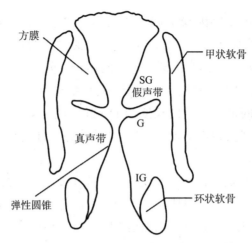

图 4-1-25　声门上区、声门区和声门下区

三、喉部肌群

喉部肌群可分为喉内肌群和喉外肌群。喉外肌群将喉软骨联结在其他结构上，喉内肌群则使喉软骨之间产生相对运动。

喉腔的运动通过喉内、外肌的舒缩运动来实现。喉外肌群可以抬高或降低喉腔骨架，改变了软骨之间的角度和距离，也改变了喉内肌群的自然长度。喉内肌群由多块小肌肉组成，它们都附着在喉腔内（喉软骨上）。喉内肌的作用包括以下几点。

（1）开闭声门；

（2）改变喉软骨的相对位置；

（3）改变声带的物理特性（如长度、紧张度、每单位长度的质量、顺应性、弹性等）；

（4）改变声门裂的大小，克服声门的阻力。

（一）喉外肌群

喉外肌包括附着于颅底、舌骨、下颌骨、喉、胸等邻近组织的肌肉。喉外肌形成了一种围绕喉腔的网络结构，从而固定喉腔。喉外肌以舌骨为界，可分为舌骨上肌群（Infrahyoid Muscles）和舌骨下肌群（Suprahyoid Muscles）。当舌骨上肌群收缩时，可以抬起舌骨，进而将整个喉腔向上牵拉，并减小喉腔气道的阻力。而当舌骨下肌群收缩时，可以降低舌骨，进而将整个喉腔向下牵拉，并增加喉腔气道的阻力。如此大幅度的喉腔上下运动主要见于吞咽的过程。图 4-1-26 显示了部分喉外肌。

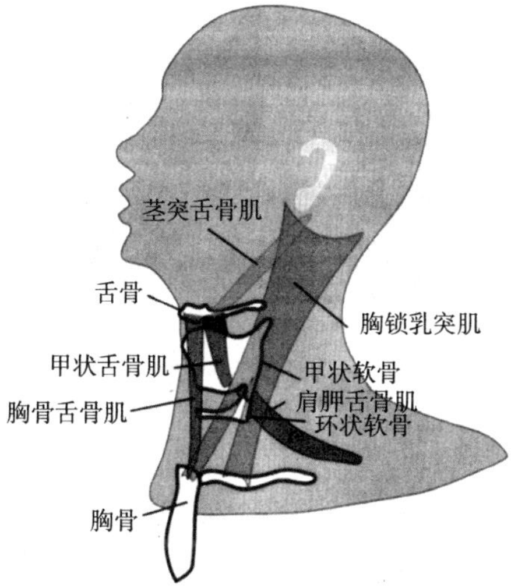

图 4-1-26 部分喉外肌示意图

表 4-1-2 列出了所有的喉外肌群：舌骨上肌群包括二腹肌前腹或后腹、茎突舌骨肌、下颌舌骨肌、颏舌骨肌和舌骨舌肌；舌骨下肌群包括肩胛舌骨肌、胸骨舌骨肌和甲状舌骨肌。

表 4-1-2 喉外肌群

舌骨上肌群	舌骨下肌群
二腹肌前腹或后腹	肩胛舌骨肌
茎突舌骨肌	胸骨舌骨肌
下颌舌骨肌	甲状舌骨肌
颏舌骨肌	
舌骨舌肌	

（二）喉内肌群

喉腔有五块喉内肌，这些肌肉的起止点均位于喉腔内。在这五块喉内肌中，有两块是声门关肌，一块是声门开肌，一块使声带拉长拉紧，一块构成了声带的主体。喉内肌如图 4-1-27 所示。

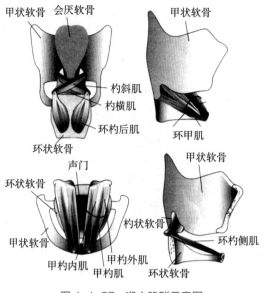

图 4-1-27　喉内肌群示意图

1. 声门开肌

环杓后肌（Posterior Cricoarytenoid Muscles，PCA）是唯一一对声门开肌。如图 4-1-28 所示，它是一块体积较大、呈扇状的肌肉，起于环状软骨的后侧，止于两侧杓状软骨的肌突。环杓后肌收缩时，肌突向后、下方移动，相应地使声带突向两侧后、上方移动，左右声突分离，继而声门被打开。

2. 声门关肌

第一块声门关肌是成对肌，即环杓侧肌（Lateral Cricoarytenoid Muscles，LCA），其起于环状软骨弓两侧的上缘，止于两侧杓状软骨肌突的前端，如图 4-1-28 和 4-1-30 所示。当环杓侧肌收缩时，肌突向前移动，这使得两侧声突向内下方移动、靠近，而附着于声突的声带也相互靠近，并使膜间部声门裂得以关闭。环杓侧肌与环杓后肌的作用方向相反，因而产生相反的效果——使杓状软骨靠拢，在两侧声带向中间靠拢的同时，将声突前端紧紧地靠在一起。

杓间肌（Interarytenoid Muscles，IA）是第二块声门关肌，其包括单一的杓横肌和一对杓斜肌，如图 4-1-28 所示。当杓间肌收缩时，两侧的杓状软骨向中线移动，并关闭后部分的声门。杓横肌起于一侧杓状软骨肌突的后面及其外侧内缘，止于另一侧杓状软骨肌突的同一位置。此肌肉的收缩将杓状软骨互相拉近。杓斜肌则位于杓横肌的表面，起于一侧杓状软骨的肌突，止于另一侧杓状软骨的顶端，两侧肌束相互交叉呈"X"形。杓斜肌的收缩运动将杓状软骨的顶端互相拉拢。

3. 声门张肌

成对的环甲肌（Cricothyroid Muscles，CT）起于环状软骨前弓的侧面，呈扇形，其纤维向后分叉为两组，如图 4-1-29 和图 4-1-31 所示。上组为直行纤维，其纤维几乎垂直走行止于甲状软骨下缘的后部。下组为斜行纤维，其纤维呈多角度走行，止于甲状软骨下角的上缘和甲状软骨板的上缘。环甲肌的舒缩运动用于调节音调。当它收缩时，甲状软骨与环状软骨靠拢，因此增加了甲状软骨前联合与杓状软骨之间的距离。因为声带向前附着于前联合，向后附着于杓状软骨的声突，这两点间距离的增加使声带得到伸展，并减少了单位长度声带的质量，纵向增加了声带表面的紧张度。因此声带振动的速率增加，产生高频率嗓音（可能被感知为高音调）。换句话说，环甲肌主要用于增加声带的长度，以控制音调。

第五块肌肉——甲杓肌（Thyroarytenoid Muscles，TA）是声带的主要构成部分。这部分在包膜层－体层模型中被称为体层。甲杓肌是成对肌，起于前联合，止于杓状软骨。甲杓肌可被其他喉内肌群的收缩运动所带动而产生自身的开闭运动，并得以紧张或放松。它也能够由自身的收缩而产生内部紧张力，使声带变硬，这有助于增加声带振动的速率。甲杓肌包括内外两部分：内侧的甲杓内肌和外侧的甲杓外肌，如图4-1-30所示。甲杓内肌（也称声带肌 Vocalis Muscle），止于杓状软骨声突的后面和杓状软骨体的侧面，其后端较厚而前端稍薄。它是声带的振动部分，此肌肉收缩时，会将其附着于声突的部分拉向甲状软骨的切迹（起点），使声带拉直。当声门位于张开位置，甲杓内肌的运动则使声带缩短，并使声门关闭，另外，这种运动将使声带质地变硬。甲杓外肌止于杓状软骨外侧缘及其肌突前内侧。甲杓外肌究竟作为张肌还是松弛肌起作用，这取决于其他特定肌群的收缩程度。

表4-1-3列出了所有的喉内肌，它包括环杓侧肌、杓间肌（杓横肌、杓斜肌）、环杓后肌、环甲肌（直部、斜部）和甲杓肌（甲杓外肌、甲杓内肌）。

表4-1-3　喉内肌群

肌肉	附着处	功能
环杓后肌 PCA	起于环状软骨的后侧，止于两侧杓状软骨的肌突	打开声门
环杓侧肌 LCA	起于环状软骨弓两侧的上缘，止于两侧杓状软骨肌突的前端	关闭声门
杓间肌 IA：杓横肌	起于一侧杓状软骨的后面及共外侧内缘，止于另一侧杓状软骨肌突的同一位置	关闭声门
杓间肌 IA：杓斜肌	起于一侧杓状软骨的肌突，止于另一侧杓状软骨的顶端	关闭声门
环甲肌 CT：直部 环甲肌 CT：斜部	起于环状软骨的前缘，止于甲状软骨下缘的后部 起于杓状软骨的前缘，止于甲状软骨下角的上缘和甲状软骨板的上缘	使声带拉长 声带变紧
甲杓肌 TA：甲杓内肌	起于前联合，止于杓状软骨声突的后面和杓状软骨体的侧面	缩短声带，关闭声门
甲杓肌 TA：甲杓外肌	声带体部。起于前联合，止于杓状软骨外侧缘及其肌突前内侧	缩短及放松声带

图4-1-28所示的是喉的后面观，图4-1-29所示的是喉的前面观，图4-1-30所示的是喉的上面观，图4-1-31所示的是喉的侧面观。图4-1-32所示的是解剖后喉的侧面观，而图4-1-33所示的是喉的矢状断面、软骨及韧带。

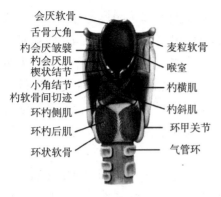

图 4-1-28　喉的后面观

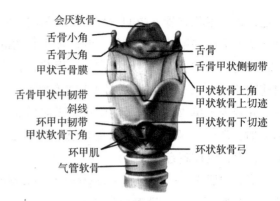

图 4-1-29　喉的前面观

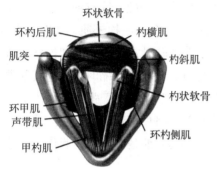

图 4-1-30　喉的上面观

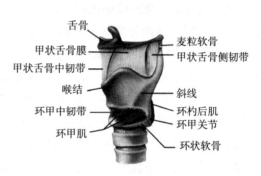

图 4-1-31　喉的侧面观

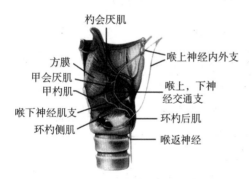

图 4-1-32　喉的侧面观（解剖后）

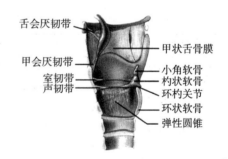

图 4-1-33　喉的矢状断面、软骨及韧带

图 4-1-34 所示的是喉的侧面观及后面观。尽管我们分别说明了上述肌群的收缩运动，但请牢记喉肌是作为一个整体在进行运动的，不能孤立看待它们各自的运动。在言语治疗中，必须将喉内肌看作一个运动的整体。

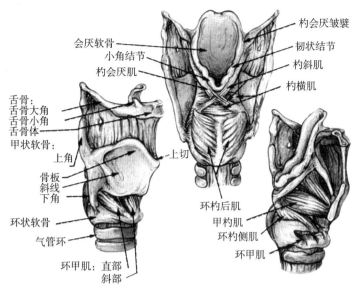

图 4-1-34　喉的侧面观及后面观

　　图 4-1-35 大致说明了各喉内肌的功能。左边这一栏显示了每对喉内肌单独运动时，软骨和声带的位置，箭头表示外力的作用方向；中间一栏显示喉的上面观；右面一栏是声带的冠状切面图，其中，虚线表示当喉内肌没有运动时声带的参考位置。在这里，CT 代表环甲肌；VOC 代表甲杓内肌或声带肌；LCA 代表环杓侧肌；IA 代表杓间肌；PCA 代表环杓后肌。

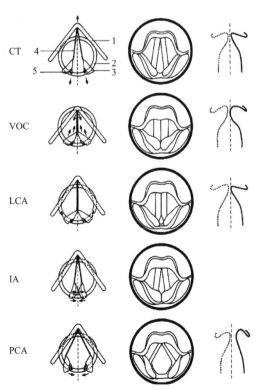

图 4-1-35　喉内肌功能示意图

（1.甲状软骨，2.环状软骨，3.杓状软骨，4.声带肌，5.环杓后肌）

（三）喉黏膜和韧带

喉软骨通过关节相联结，被覆膜性组织。在这层结构中，我们将着重讨论与言语产生过程有关的最重要的膜性结构，它们是室带、喉室、弹性圆锥和声韧带。

室带位于真声带的上方，又称为假声带。它们主要形成了弹性圆锥厚厚的皱褶部，伸入气道，但不如声带突出那么明显。室带位于甲状软骨的内表面，会厌软骨附着处的正下方，止于杓状软骨顶端下方三角形凹口处。在意识的控制下，室带一般不振动。就是说，室带的作用较为次要。

喉腔的弹性圆锥在真假声带之间有一深凹，称为喉室。它延伸至声带整个长度。两侧以甲杓外肌为边界。喉室内有些黏液腺，它们为声带的运动提供润滑剂。弹性圆锥是一层宽广的弹性膜，它覆盖了整个喉内壁。这层膜性结构的下部分从声带边缘延伸至环状软骨，表层被覆了黏膜。

四、喉的神经支配

图 4-1-36 显示了嗓音产生的过程。说话和唱歌时，都需要身心活动的协调。声音信息起源于大脑皮层（比如在言语中枢），喉的活动则受到嗓音中枢的控制，嗓音中枢将神经冲动通过各级神经传递至喉，最终引起声带振动，形成嗓音。嗓音在通过声门上区的声道时产生共鸣（这些区域包括咽腔、舌部、腭部、口腔和鼻腔），使最终形成的声音能够被听话者听明白。听觉和触觉的反馈使说话者或唱歌者获得最佳的声音输出。

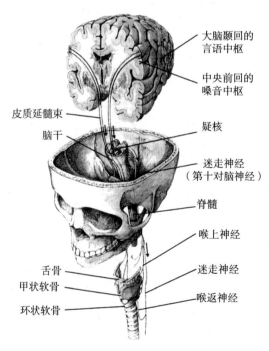

大脑颞回的
言语中枢

中央前回的
嗓音中枢

皮质延髓束

脑干

疑核

迷走神经
（第十对脑神经）

脊髓

喉上神经

舌骨

甲状软骨

迷走神经

喉返神经

环状软骨

图 4-1-36 嗓音的产生过程

　　周围神经系统将中枢神经系统的运动指令传递给肌群（如喉部肌群），它也能将感受声门下压的机械感受器所感受到的位置信息上行传入大脑和神经反射系统。十二对脑神经中有八对或多或少地参与了言语产生的过程，它们控制着呼吸系统、发声系统和构音系统。

　　从神经学的角度看，嗓音的产生需要中枢和周围神经系统进行复杂且协调的工作，如图 4-1-36 所示。言语的产生是由大脑皮层的特定区域，如布罗卡区所引发的。来自布罗卡区的神经冲动被传递至运动皮层的中央前回（主要的运动神经带），然后又通过皮质延髓束和皮质脊髓将此神经冲动分别传递至脑干和脊柱核。来自脑干神经核的下位运动神经（即脑神经）共有十二对。在所有的脑神经中，第十对脑神经，或称迷走神经（Vagus Nerve），在发声过程中担任最为重要的任务，因为它是喉内肌群的主要支配神经。来自脊神经根的下位神经元，或称脊神经，用于支配呼吸肌群，使呼吸与发声相协调。在这些神经中，第三、四和第五对颈神经共同组成膈神经，而十二对胸神经是最为重要的，因为它们直接与膈肌、胸腹壁肌群形成神经肌肉接头。交感与副交感神经支配在喉部自主调节功能方面也起到很大的作用。

　　迷走神经起自脑干的延髓部分。它的运动神经元（疑核），接受来自中央神经系统的神经冲动，然后将这些神经冲动通过由脑干所发出的运动神经传递至喉腔。迷走神经经颈静脉孔出脑组织，直接分支进入喉腔，称为喉上神经（Superior Laryngeal Nerve），如图 4-1-37 所示。喉上神经在舌骨大脚的高度分成内、外侧支。内侧支通常称为喉内神经，主要为感觉神经。内侧支从喉上神经分出后，下降至正中，与喉上动脉伴行，穿过舌甲膜后进入喉腔，其接受喉腔声门上区域的感觉信息。外侧支通常称为喉外神经，主要为运动神经。外侧支从喉上神经分出后，在舌甲膜下面下降，与甲状腺上动脉伴行下至胸骨甲状肌表面，然后穿过咽下缩肌，止于环甲肌，并支配这两块肌肉。

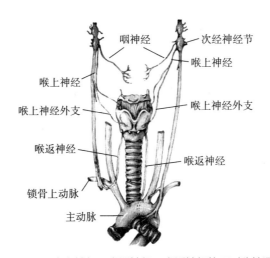

图 4-1-37　喉上神经、喉返神经、喉返神经的不对称性通路

　　迷走神经进入胸腔后分出喉返神经（Recurrent Laryngeal Nerve）。喉返神经主要是传递声门下腔和所有喉内肌的感觉与运动信息。左右两侧喉返神经分出部位和行走路径

不完全相同。右侧喉返神经在右锁骨下动脉之前的颈根部离开迷走神经，然后自前、下向后绕过右锁骨下动脉，沿气管食管沟，伴甲状腺下动脉的喉上支上行，深入咽下缩肌下缘，在环甲关节的后面入喉。左侧喉返神经在迷走神经跨过主动脉弓时，在其左侧分出，然后自前、下向后绕过主动脉弓，在主动脉总韧带附着点的后面，返至颈部，取与右侧喉返神经相似的径路入喉。在到达咽下缩肌下界之前，左侧喉返神经分出前、后两支，其后支有部分神经纤维与喉上神经内支相吻合，故称为喉神经祥，即 Galen 祥（伽林祥）。

迷走神经的两个重要分支支配着喉内肌和喉部感受器：喉上神经外支支配环甲肌的运动，而其内支则作为来自喉感受器的感觉支。喉返神经，之所以这样称呼，是因为它从迷走神经分出之后，再折向上行走，控制着除环甲肌以外的其他喉内肌的运动，并且传递来自机械感受器（位于喉肌和黏膜内）所感受的刺激。

在分别感受声门下压、声带张力和呼吸运动的感受器之间存在一个非常重要的反射机制。由于腹肌的参与，呼气的运动幅度加大，引起声门下压的增加，从而导致了声带张力的反馈性增加，这样使得声带能够抵制来自声门下的高压，而不致被吹开。

图 4-1-38 显示了喉部肌群主要的神经支配，即迷走神经。在颈部，迷走神经也接受来自副神经（第十一对脑神经）的运动神经纤维。

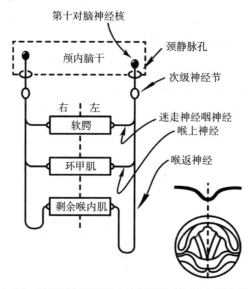

图 4-1-38　脑干至喉腔的迷走神经通路（RILM: 剩余喉内肌）

嗓音治疗应该充分地利用这一控制系统。当嗓音治疗较为完善时，嗓音训练有望重新构建反射弧，这样就能在声门下压（由呼气运动引起）和声带张力之间建立起正确的平衡状态。这样，在整个发声期间，声带能够始终保持闭合，并在最适宜的中央闭合位置上，声带振动能够持续地进行。

五、发声运动

视　频
发声运动

把嗓音产生的过程（发声）分为两个阶段较容易理解：① 前发声阶段
（或起音 Glottal Attack），可以描述成声带产生振动的先决条件，这主要包括声带从吸气
位置到闭合位置的前加载运动；② 声带振动阶段，主要指声带在闭合位置产生振动，
这可以通过肌弹性—空气动力学理论来描述，并涉及基频、强度和音质的控制机制。[1]

（一）前发声阶段

在声带开始振动之前，必须做三项重要的调整工作：① 声带肌收缩，声带向中线
靠近；② 气流开始呼出；③ 上述两个活动之间精确地协调。

1. 第一项重要的调整工作

起初两侧声带是适度张开的，就像平静呼吸吸气时一样。成年男性在平静呼吸时，
声带的张开度平均为 13 mm，在深吸气时可增加到 25 mm。

前发声阶段所需要的时间主要取决于说话方式和语言环境，其平均值在
350 ~ 450 ms 之间。在这一时间段中，两侧声带逐渐向中线靠近，它们之间的距离大约
从 13 mm 减至 2 ~ 3 mm，声带从完全张开至完全闭合是一个连续的过程。一些常见的
声门的典型状态如图 4-1-39 所示，图 A 至图 F 分别表示深吸气（Forced Inspiration）、
正常吸气（Normal Inspiration）、耳语声（Whisper）、清辅音发声（Voiceless）、正常发声
（Normal Phonation）和用力发声（Pressed Phonation）。

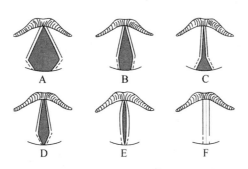

图 4-1-39　声门状态的简易图

常见的发声功能障碍的典型表现如图 4-1-40 所示，主要包括图 A 至图 C 所示的
声带内收肌功能障碍、横肌功能障碍和侧肌功能障碍。图 4-1-41 主要描绘在中位（发
声）、尸位（喉返神经麻痹）、间位（喉上神经麻痹）、侧位（呼吸）时声门的情形，有
助于进一步理解喉镜下肉眼所见到的声门形状。

① 万勤.言语科学基础 [M].上海：华东师范大学出版社，2016：151-155.

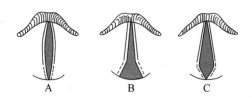

图 4-1-40 常见的功能障碍

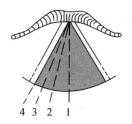

图 4-1-41 声门位置定义

（1. 中位；2. 尸位；3. 间位；4. 侧位）

环甲肌（CT）是使声带拉伸的主要张肌，主要通过拉伸声带来调节发声频率。甲杓肌（TA）（包括甲杓外肌和甲杓内肌）主要使声带增厚。而甲杓内肌又被称为声带肌（VOC）。

声门的关闭主要通过环杓侧肌（LCA）、杓间肌（IA）（包括杓横肌和杓斜肌）、甲杓肌（TA）的协同收缩来完成。这些肌群在前发声阶段同时进行不同程度的收缩。从功能上讲，这些肌群可分成两大类。第一类是控制声门关闭（环杓侧肌）或使声带向中线靠近的肌群（甲杓外肌）。其中中线收缩力（Medial Compression）是一个解释性术语，它是指一种将两侧声带向声门中央拉近并互相接触的力量。第二类是调节声带紧张度的肌群（环甲肌 CT、声带肌 VOC，在一定程度上还包括甲杓外肌）。

环杓后肌（PCA）作为甲杓肌的拮抗肌群，它们的收缩幅度较小，主要是阻止甲杓肌收缩时声突过分向前拉伸，环杓后肌的主要功能仍是使声门打开。

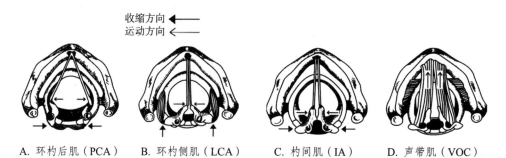

A. 环杓后肌（PCA）　B. 环杓侧肌（LCA）　C. 杓间肌（IA）　D. 声带肌（VOC）

图 4-1-42 前发声阶段每块肌肉独立收缩的效果示意图

实际上，喉肌之间的收缩在功能上是相互协调的，每块肌肉都必须在其他肌群相拮抗的作用下进行收缩运动。但是，为了能更好地理解每块肌肉的独特功能，我们将分别描述四组喉内肌群的功能（喉内肌的起点和止点都联结在喉软骨上，然而喉外肌所有的附着点中有一个不在喉软骨上）。图 4-1-42 显示了在前发声阶段每块肌肉收缩时的效果图。

环杓后肌（PCA）是主要的声门开肌，它的收缩效果如图 4-1-42（A）所示。当它们收缩时，杓状软骨的肌突向后下方运动，声突则向外上方翻转，使声门张开。拮抗环杓后肌的一对肌肉是环杓侧肌（LCA），如图 4-1-42（B）所示，当它们收缩时，将杓状软骨的肌突拉向前下方并使声带向中线靠拢，同时将杓状软骨体之间的距离拉开。杓间肌（IA）的收缩运动如图 4-1-42（C）所示，杓间肌包括杓横肌和杓斜肌，它们的功能是拉近杓状软骨体。声带肌（甲杓内、外肌束）的收缩运动如图 4-1-42（D）所示，其功能主要是调整声带的张力和厚度，由此来调节声门的关闭程度与声带的紧张度之间的最佳协调状态。

嗓音生理学阐明了图 4-1-42 所描绘的四类收缩运动为何不能割裂开来，因为它们几乎同时收缩。在对发声障碍的患者进行矫治的时候，我们应从整体上把握发声机理，而不只是锻炼单根肌肉或单组肌肉群。所有的喉肌同时训练，并与呼气运动相协调，这样就能使发声功能亢进或发声功能低下在不同的声门下压状态下得以改善。也就是说，通过训练，使得声带能够在最有效的声门闭合状态下产生振动。

呼气时，气流开始经过声门，声带向中线靠近，使声门间的气道变得窄小，阻止声门间的气流通过，从而使声门下压（Subglottal Pressure）增加。声门下压的增加使声带黏膜间的气流速度加快，两侧声带之间产生负压，导致两侧声带互相吸引，声门闭合，这就是前发声阶段的伯努利[①]效应。伯努利效应的公式为 $c=d/2\times(v^2\times p)$，这里 c 是一常数，d 是空气密度，v 是气流速度，p 是垂直作用于气流的压力。这个公式可以用来解释两侧声带逐渐向中线靠拢的过程：声门间气道越窄，气流相对速度 v 越快，结果导致该处的气体较为稀薄，并使声门间压力 p 锐减，进而引发声带振动。另外请注意一个重要的现象，通过声带边缘的气流要比通过中线的气流运行更长的距离，前类气流的加速流动会使声带边缘的气体密度下降更多。

如果伯努利效应公式中的 d 接近一常数，那么公式可以简化为 $k=v^2\times p$，k 为一常数（$k=2c/d$）。这就意味着：如果气流速度加快时，那么声门间的压力急剧下降；如果气流速度增加 6 倍，气压则下降 36 倍。在 2 mm 的声门裂中测得 2 cmH$_2$O 的气压差足够用于产生近似 12 m/s 的气流速率，从而启动声带的振动。这些观察结果从对刚切除不久、黏膜较紧的喉组织的研究工作中获得。

2. 第二项重要的调整工作

声带只有在适当的气流速度和声门下压时才能产生振动。在声门闭合至发音位置的过程中，如果声门下压太高，嗓音中将出现一种可听见的声门擦音 /h/，被称作气息声；如果声门下压太低，嗓音将出现吱嘎声，或声带几乎不产生振动。因此最有效的起音运动要求在前发声阶段呼气运动（声门下压与气流速度）和声带闭合运动（位置和肌张

---

① 丹尼尔·伯努利，Daniel Bernoulli，1733 年成为瑞士巴塞尔大学的解剖学教授，1750 年又成了物理学教授。他主要研究水动力学，即流体运动。

力）保持平衡，呼气运动应适度。

发声至少需要 2 cmH$_2$O 的声门下压和接近 100 mL/s 的气流速度。正常发声在 6 cmH$_2$O 的声门下压时需要 150 mL/s 的气流速度（气流速度指单位时间内通过声门的空气体积值，它等于声门间的气压差除以气流阻力。因此，通过声门的气流速率与声门上下的气压差成正比，与声门阻尼值成反比）。

然而，在说话时还必须产生足够的语气变化（如音调变化、语调变化、响度变化等），呼气肌群应能在更大的声门下压范围内进行调整，这一范围约为 2 ~ 30 cmH$_2$O，同时呼气肌群应能使气流速度达到 1 000 mL/s 以上。呼吸运动应该在较舒适的状态下产生上述必要的条件，如何能够达到这一目的呢？我们一般可以采用重读治疗法中的"慢板节奏二"来进行训练。据文献研究记载，男高音歌唱家的声门下压的上限值大约为 70 cmH$_2$O，训练有素歌唱家的气流量大于 11 000 mL/s。

3. 第三项重要的调整工作

最后，进行第三项调整工作。声门关闭与呼气开始之间的时间协调十分重要，这两者之间的关系可以分成三种情况。

第一种情况，在声门完全关闭之前气流已经呼出，这种声音听感上包含了很多气息音，被称为气息声（Breathy），也称送气声（Aspirate），如 /h/。而这种起音方式被称为软起音（Soft Glottal Attack）。气息声 /h/ 在声带向中线靠拢的过程中逐渐加重，而在声门完全关闭时停止。习惯性的气息音或软起音被认为是病理性的，特别是当气息声出现在元音的前面时，使元音的强度减弱，声音质量明显下降。

第二种情况，当两侧声带刚达到完全闭合时，呼气运动正好开始，这是最佳的起音状态，这种起音方式被称为"同时撞击"（Attack Simultaneously）。图 4-1-43 所示的光电声门图就是这种起音方式。实验观察证明声带黏膜的运动首先发生在中层，气流速度越快，声带中层的运动就越明显（该运动在声带闭合过程中进行了叠加）。

重读治疗法中的"行板节奏二"和"行板节奏三"的训练目的就是使声门关闭和呼吸运动的时间保持精确一致，旨在使发声功能亢进或发声功能低下的呼气和起音之间寻找一种适当的平衡状态。另外，肌电图研究显示，呼气肌群的兴奋刺激与喉内肌群的兴奋刺激之间应达成精确的协调。发单个元音时，在起音前 50 ~ 400 ms，环杓侧肌的肌电运动就已开始，接着在 50 ~ 100 ms 以后，腹肌运动开始，并建立起适当的声门下压。

第三种情况，如果声门在呼气运动开始之前就已关闭，那么起音是突然的，即呈爆破式（Explosive）。在声带正式振动之前，声门下的高压必须克服声带的抵抗作用，这种起音方式通常被称为硬起音（Hard Glottal Attack）或声门颤动（Glottal Shock）。硬起音给声带增加了多余的负担，尤其是当声带处于病理状态（如慢性喉炎或血管隆起）时，则可能受到损伤。当一个单词的起始音为元音时，硬起音现象非常普遍，常常出现于声带运动亢进性的发声困难（Hyperkinetic）。严重时将导致声带水肿、声带小结、声带边缘息肉或引起肌张力的过度代偿。

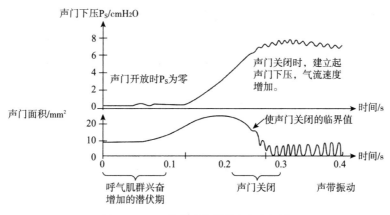

图 4-1-43　前发声阶段的光电声门图

（二）声带振动阶段

过去对于喉部发声功能的大部分理论都以实际经验为基础，如歌唱的需要。只有少数理论建立在客观的生理和声学测量的基础上。近 30 年来，喉肌电图的研究提供了大量新的数据（希拉诺，Hirano，1989），这项技术用于观察在说话和唱歌时的喉肌运动，增强了我们对如何维持音区（Register）、嗓音音调（Pitch）、嗓音响度（Loudness）和嗓音音质（Voice Quality）稳定性的认识。

如上所述，在前发声阶段，声带从完全张开的位置向中线闭合至 2 mm 左右，这个调整过程在 350 ~ 450 ms 的时间内完成。呼气运动使气流速度加快，当声门裂为 2 ~ 3 mm 时，气流速度达到一定程度，引发了声带的振动。正常情况下，在声带达到平稳振动之前，我们可以观察到在前发声阶段有 3 ~ 5 个振动周期。伯努利效应能解释这种两侧声带向中线收缩靠拢的早期振动，一旦建立起这种振动模式，只有当喉内肌收缩与呼气运动之间的协调关系发生变化时，振动方式才会发生变化。而这两者协调关系的变化可以调节嗓音音调、嗓音响度、嗓音音质和音区。

声带是声音的振动源，它们通过振动来自肺部的气体，气体流经喉腔后，在声道产生声波。1950 年提出的关于发声的肌弹性—空气动力学理论是最为流行的嗓音产生的理论模式。这个模式描述了嗓音是肌肉收缩力量、组织弹性、空气压力及流速共同作用所产生的。

声带振动的前提条件是声带必须靠向中线，这主要通过环杓侧肌与杓间肌的收缩作用来完成，称为中线收缩力。中线收缩力使声门在中线闭合，声门下压（声门下压力或气管压力）开始增加。当声门下压力足够强大时，它就克服了声门闭合所产生的阻力，使声门开放。一股气流进入声道，使声道内的空气产生振动即声波，如同音叉的效果。声波通过声道传递，在声道内由各类瓣膜对声波进行调节。同时，声带由于中线收缩力再次闭合。第一，一旦声带被分开，它们便由于肌肉的弹性回缩力返回到中线位置。当它们开始闭合时，便形成了一个狭窄的通道。第二，根据伯努利效应，声门下气流在通过闭合声门的狭缝时，会产生负压。这是因为通过狭小通道的气流流速增加，气体压力减小。声带之间压力的下降将进一步拉近两侧声带的距离，使声门充分闭合。再次建立的声门下压将声门打开之后，整个过程再次重复。声门的一次开闭运动构成了声带的一个振动周期。当然在言语期间，声带每秒钟振动数百次。需要记住的是，在发声时，声带不能完全闭合，但分开的距离也不能超过 3 mm。

由于声带是一种分层结构，它以一种极为复杂的方式产生振动。与其说声门开闭是一项整体运动，不如说声带从底部向顶部逐渐开放，然后从底部向顶部逐渐关闭，整个过程呈波浪运动状。这类复杂的振动主要是声带在水平与垂直纬度上开闭的时间差异造成的。在垂直面上，当声带下缘开始接触闭合时，声带上缘仍处于开放状态。当气体向上流经声门时，产生负压状态，闭合运动由下向上逐渐进行。当声带上缘闭合时，声门下压逐渐建立，迫使声门打开，声门下缘已逐渐开始再次开放。这种声门上下缘的开闭运动轻度滞后的现象，被称为垂直相差（Vertical Phase Difference）。

声带自后向前的开闭运动之间也有类似的时间落差问题。它们自声突的后附着处向前联合部分逐渐开放。然而，它们自前向后逐渐关闭。这类闭合的落差被称为纵向相差（Longitudinal Phase Difference）。

这些相差使声带的振动形同波浪状，这在声带较松弛柔韧的层面表现特别明显，术语称为黏膜波（Mucosal Wave）。声带波浪状的振动对于正常嗓音的产生是至关重要的。黏膜波受到的干扰或破坏均会影响嗓音的产生，从而导致各种类型的嗓音问题。只有在发浊音时，声带是振动的，而在发清音或吸气时，声带通过环杓后肌的作用而被打开。

声带的复杂振动产生一种周期性的复合声波，正如所有的波形一样，它包括基频和谐波。基频代表声带振动的速率，对应于可感知到的嗓音音调。

如前已述嗓音是气体压力、组织弹性和肌肉活动共同作用的结果。声带振动产生嗓音（即喉源音），再经过构音器官产生共鸣而形成言语。在发声时，双侧声带在内收肌的作用下向中线靠拢，但是两者并不需要完全靠拢，只要接近到足以由气体力学产生振动过程的距离，便能发声了。

声带的每个振动周期都包括一个渐开相（离开中线）、一个渐闭相（回到中线）和一个闭合期（接触阶段）。图 4-1-44 是喉腔冠状剖面的示意图。它解释了在一个声带振动周期中，贯穿整个声门上、下的压力变化情况。图中深色区域表示气体压力增强，该处空气密度增大；浅色区域表示气体压力减弱，该处空气密度减小。每个振动周期都是有规律地将声门下气柱压力分节地转化为由空气中各种分子撞击而形成的声能。声带振动以一种有规律的准周期的方式进行。（分子只对纯净物，空气是混合物，不能称之为空气分子）

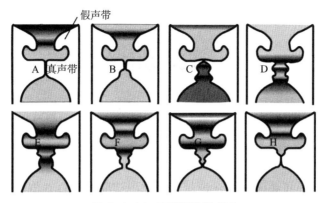

图 4-1-44　声带振动模式图

　　声带振动的过程：气流到达声门处，由于声门的闭合该气流受到阻碍，形成了声门下压"A"；压力升高到大于声门阻力时，声门下缘被吹开"B"；并向上继续快速地冲开声带"C"；两侧声带分开时，伴随产生波浪形的运动。接着在声门下压的作用下，声门上缘也被吹开"D""E"；而先前被吹开的下缘也同时向中线靠拢"F""G""H"。

　　由于声带的弹性回缩力和伯努利效应，导致声门关闭。伯努利效应是一种由气体通过狭小空间而引起的空气动力学现象，该效应在声带之间产生瞬时负压，使得两侧声带很快被吸在一起。声门完全闭合后，声门下压重新积聚，声带又开始了一个新的振动周期。由此得出的结论是：声带振动是在空气动力学及肌弹力的协同作用下产生。

发声功能的评估

发声功能的精准评估是实现发声功能障碍有效治疗的前提。本节将在简要介绍发声障碍的临床表现和发声功能评估流程的基础上，重点介绍如何进行发声功能的主观评估和发声功能的客观测量。

一、发声障碍的临床表现

发声障碍是指喉部由于用嗓行为不当或出现声带小结等器质性病变、声带麻痹等神经性病变等功能性原因导致在嗓音或言语产生过程中出现音调异常、响度异常、音质异常等情况。

（1）音调异常：如说话声音过于尖细或低沉。

（2）响度异常：如说话音量过小。

（3）音质异常：如说话声音过于沙哑、粗糙。

二、发声功能的评估流程

各类发声障碍的病因和临床症状是不同的，因此，在为患者进行言语矫治前，应先对患者的发声功能进行评估。通过倾听和交谈，可以大致了解患者的发声情况，明确其是否存在不良的发声行为（即嗓音的滥用和误用的情况），然后对其进行声学测量、电声门图测量或喉镜检查。

发声功能评估框图如图 4-2-1 所示，它包括音调评估、响度评估和音质评估三部分，其中音调评估又包括听觉感知评估和言语基频测量；响度评估包括听觉感知评估和言语强度测量；音质评估包括听觉感知评估、嗓音声学测量、电声门图测量、声门声学测量和喉内窥镜测量。

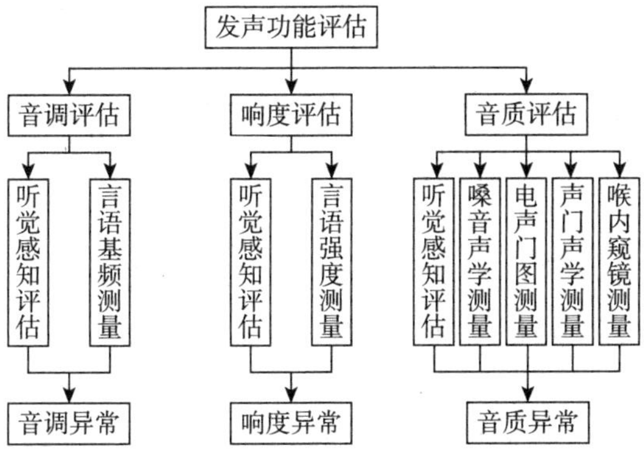

图 4-2-1　发声功能评估的流程图

发声即嗓音的产生过程，而嗓音又是一个多维概念，音调、响度和音质三个方面都能通过主观和客观的方法进行评估。主观方面，音调、响度和音质均可以通过听觉感知的方法来进行评估。客观方面，音调、响度和音质的测量均可借助于相应的测量设备来进行，目前最常用的设备包括言语矫治仪、嗓音功能检测仪、电声门图仪、喉内窥镜诊察仪等。

对于功能性和轻度器质性发声障碍的患者而言，首先应对患者的音调、响度和音质分别进行主观和客观的评估；然后，根据其评估结果，就可以明确其发声功能障碍的类型和严重程度，并制订针对性的治疗方案。对于中、重度器质性发声障碍的患者而言，他们首先需要接受临床医生的药物或手术治疗，在治愈或控制了器质性疾病之后，再接受言语矫治。

将发声功能的主观评估与客观测量有机地结合起来，可以提高发声功能评估的有效性。通过上述评估，就可以判断患者是否存在音调异常、响度异常或音质异常等发声障碍。

三、发声功能的主观评估

（一）音调的听觉感知评估

音调的听觉感知评估方法有两种：一种是嗯哼法，可以对自然音调进行主观的、粗略的测量。采用人们在表示赞同时发出的"嗯哼"音的音调，通过这种方法来测得说话者的自然音调，我们称之为准自然音调。另一种方法是音乐辅助法，它要求评估者具备基本的音乐知识。在测量中，我们发现嗯哼法和乐调匹配法所测得的准自然音调往往相同或相近，但是音乐辅助法由于使用了乐器而显得更为精确。

1. 嗯哼法

嗯哼法比较简单，使用这种评估方法有助于判断患者说话时是否使用了自然音调。具体方法如下。

（1）朗读并录音。

患者大声朗读一段话，然后将其声音录制下来。言语矫治师仔细聆听录音并体会声音的音调是否异常，这样就可以对其音调有一个基本的认识。

（2）对话并录音。

录制一段患者与他人（选择与患者年龄和性别相同的、无嗓音障碍的正常人）的对话。言语矫治师仔细聆听录音，如果发现患者音调高于或低于他人，需要进一步对话来加深对患者异常音调的认识。

（3）录下"嗯哼"的发音。

① 言语矫治师手持图片并大声提问，接着自己回答说"嗯哼"，然后要求患者模仿。例如，言语矫治师拿出一张红苹果的图片，大声地问："你喜欢苹果吗?"自己回答："嗯哼。"然后要求患者模仿发"嗯哼"，重复若干次，并录下患者"嗯哼"的发音，仔细聆听。

② 要求患者说"一、一、一"，比较患者在说"一、一、一"时的音调是否与在说"嗯哼"时的音调处在同一水平，并体会二者的音调是否存在显著的差异。

③ 大声地问患者其他的问题，然后要求患者回答说"嗯哼"。仔细听录音，感觉一下患者的音调高低和音调变化是否存在问题。

2. 乐调匹配法

在评估音调方面，音乐辅助法比嗯哼法更精确。此项评估要求有一台电脑（或者录音机）和一种乐器（钢琴或电子琴）。评估时，评估者首先选择一个琴键，此键的音调必须对应于患者年龄和性别的正常音调水平，然后由言语治疗师或患者来弹奏这个琴键，将其发出的音作为示范音，要求患者进行模仿，判定患者声音的音调能否与这个音的音调相匹配。如果不能匹配，则应判断患者的音调是高于示范音音调，还是低于示范音的音调。前者提示该患者可能存在音调过高的问题，后者提示可能存在音调过低。

上述两种主观评估方法均易因评估者本人的影响而产生偏差，因此，在条件允许的情况下，还应采用客观测量的方法。

（二）响度的听觉感知评估

响度听觉感知评估的主要作用是帮助言语治疗师更加全面地了解患者在日常生活中言语的响度情况。响度等级评定尺度包含五个响度等级（见表 4-2-1），言语治疗师在与患者交谈的过程中，根据与患者交谈情况，大致确定患者的习惯响度水平处于五个响度等级中的哪一级。这个评估结果，可让言语治疗师了解患者发声的响度级别，明确是否需要改变患者的习惯响度，也让患者认识到响度随时都在发生变化。

表4-2-1 响度等级表

序号	等级	描述
1	耳语声	用耳语声与周围人交流时，只有相互说话的两者能够听见，此时声带是不振动的
2	轻声	这种响度水平不会吵醒周围休息的人
3	交谈声	这种响度水平适合与他人进行正常交流
4	大声	这种响度适合在大众面前演讲使用（没有麦克风），或者想引起他人注意时使用
5	喊叫声	生气时，或者运动场上的啦啦队成员加油时使用的响度水平

除了言语治疗师的主观评估外，还要求患者根据自己的实际情况填写响度自我评价表（见表4-2-2），如果患者对自我评价表中的问题都做了肯定的回答，说明其言语响度是合适的。如果患者对上述问题有一项或多项否定的回答，那就应该对其响度做进一步的评估。

表4-2-2 响度自我评价表

序号	描述	答案
1	声音响度在任何场合都是适合的	
2	他人很少要求我再重复说一遍	
3	他人很少要求我说话轻一点	
4	他人很少要求我说话响一点	
5	说话时，声音的响度有所变化	
6	总体对言语的响度表示满意	

（三）音质的听觉感知评估

1. 患者自测

患者自测部分见表4-2-3。根据患者情况的不同，可以选择让患者自行回答问题，或由言语治疗师帮助患者理解和回答问题。如患者确实无法进行该部分评估时，可以考虑放弃。

表4-2-3 嗓音音质自测表

序号	问题	答案
1	你说话时经常感到气短吗？	
2	你不喜欢听录制下来的自己的嗓音吗？	
3	一用嗓音，你就感到累吗？	
4	电话里的陌生人认为你比实际年龄老或年轻吗？	
5	当你疲劳的时候，嗓音很小吗？	

续表

序号	问题	答案
6	你的嗓音在早晨和夜间是不同的吗?	
7	长时间说话之后,你的喉部不舒适吗?	
8	在某些场合,众人无法听清楚你在说什么吗?	
9	你的嗓音听起来不如以前吗?	
10	你的嗓音听起来鼻音很重吗?	
11	你的嗓音听起来过于紧张吗?	
12	当你疲劳或紧张时,容易失声吗?	
13	说话时,你的嗓音令你失望吗?	
14	你想要改变你的音调吗?	
15	你感到你的声音听起来不像是自己的吗?	
16	你经常需要清嗓吗?	
17	当过敏或感冒时,你有时会失声吗?	
18	长时间说话之后,你的嗓音听起来过度干涩吗?	
19	人们经常误解你说话的意思吗?	
20	当你和陌生人电话交谈时,对方常弄错你的性别吗?	

	肯定回答数	等级
嗓音等级表	0 ~ 2 个	正常
	3 ~ 4 个	轻度影响
	5 ~ 8 个	中度影响
	9 个以上	重度影响

2. 言语治疗师主观评估(听觉感知评估一般描述)

让患者按要求完成某些指令后,言语治疗师根据自身的主观听觉感受对患者的表现给予评价,并记录结果,见表 4-2-4 A。

表 4-2-4 A 发声功能主观评估(发声功能异常检查)——听觉感知评估一般描述

日期	音调	响度	起音	速率	解释

日期	口腔共鸣	鼻腔共鸣	解释

注:测起音,发(一,五)或(鸭,娃娃,爷爷)。
　　测速率,数数。
　　测口腔共鸣,发 /a, i, u/ 音时,捏鼻与不捏鼻时的发音无明显差异。
　　测鼻腔共鸣,发 /mo, ne, ming, ning/ 音时,捏鼻与不捏鼻时的发音有明显差异。
　　填写合适的等级:偏低(↓)、正常(一)或偏高(↑)。

表 4-2-4 B 发声功能主观评估（发声功能异常检查）——听觉感知评估一般描述

日期	音调	响度	起音	速率	解释
2018 年 8 月 2 日	↓	↓	↓	↓	

日期	口腔共鸣	鼻腔共鸣	解释		
2018 年 8 月 2 日	↑	—			

注：填写合适的等级，偏低（↓）、正常（—）或偏高（↑）。

表 4-2-4 B 是一个填表示例，嗓音音调指治疗师主观感觉患者说话时音调的高低，↓表示音调偏低；嗓音响度表示治疗师主观感觉患者说话时声音的大小，↓表示响度偏小；起音指治疗师让患者发"一""五"或"鸭""娃娃""爷爷"等，然后主观评价其起音状况，↓表示软起音；嗓音速率指治疗师让患者数数的时候，主观评价患者发音时的速度，↓表示偏低。

口腔共鸣指治疗师让患者分别在捏鼻与不捏鼻的条件下发 /a, i, u/，并主观评价患者的两次发音有无明显差异；↑表示口腔功能亢进。

鼻腔共鸣指治疗师让患者分别在捏鼻与不捏鼻的条件下发 /mo, ne, ming, ning/，并主观评价患者的两次发音有无明显差异，—表示正常。

3. 言语治疗师主观评估（听觉感知评估 GRBAS 描述 [①] ）

言语治疗师："小朋友，跟老师一样，用大大的声音发 /æ/ 音。"然后，言语治疗师根据自身的主观听觉感受对患者的嗓音音质进行主观判断，并判断异常程度，见表 4-2-5 A。

表 4-2-5 B 是一个填表示例，表中数字为言语治疗师根据自己的主观听感，对患者嗓音的嘶哑声、粗糙声、气息声、虚弱程度和紧张程度进行描述，0 为正常，1 为轻度，2 为中度，3 为重度。

表 4-2-5 A 发声功能主观评估（发声功能异常检查）——听觉感知评估 GRBAS 描述

日期	嘶哑声 G	粗糙声 R	气息声 B	虚弱程度 A	紧张程度 S

注：用正常的发音方式，尽可能"响"地发 /æ/ 音（英文）。
GRBAS 尺度为（0）正常，（1）轻度，（2）中度，（3）重度。
G 代表嗓音嘶哑的程度（嗓音异常）。
R 表示声带振动的不规则程度，它对应于基频和幅度的不规则变化情况。
B 表示声门漏气的程度，它与声门处气体的湍流程度有关。
A 表示嗓音的疲弱程度，它与低强度的声门振动或缺少高频谐波分量有关。
S 代表发音功能亢进的现象，它包括基频异常的增高、高频区噪音能量的增加，或含有丰富的高频谐波成分。

---

① G，grade，表示嗓音嘶哑的程度；R，rough，表示声带振动的不规则程度，即粗糙声的程度；B，breathy，表示声门漏气的程度，即气息声的程度；A，asthenic，表示嗓音的疲弱程度；S，strain，表示发音功能亢进的现象。

表 4-2-5 B　发声功能主观评估（发声功能异常检查）——听觉感知评估 GRBAS 描述

日期	嘶哑声 G	粗糙声 R	气息声 B	虚弱程度 A	紧张程度 S
2018 年 9 月 6 日	1	3	1	1	0

注：用正常的发音方式，尽可能"响"地发 /æ/ 音（英文）。

四、发声功能的客观测量

（一）音调评估

音调评估的实质是测量言语的基频。基频是一个物理量，是指声带每秒钟振动的次数，其单位是赫兹（Hz）。而音调是基频的听觉心理感知量，是个体对声音高低的主观感觉。从解剖与生理学角度看，音调则对应于声带振动的频率或速率。在自然音区范围内，声带振动的速率越大，音调则越高；声带振动的速率越小，音调则越低。音调是反映发声功能的关键因素，音调不同，嗓音也各不相同。一般情况下，我们即使没有看到说话者，也可以通过其音调大致辨别出此人的性别和年龄。音调在不断地发生着变化，但是，每个人在说话时总有一个经常使用的音调，这个音调被称为习惯音调。我们说话的音调总是在习惯音调的基础上上下波动。

除习惯音调外，每个人还存在一个自然音调。使用自然音调说话时，喉部肌群的耗能最低，由此所产生的声音听起来让人感觉自然、舒适和放松。自然音调是一个范围，这个范围应该包含一到两个音级，自然音调通常位于正常音域下限之上的几个音阶之中。对不同性别和年龄段的群体而言，自然音调都有各自的正常范围，而习惯音调则存在着较大的个体差异。一般情况下，人们发"嗯哼法"时的音调比较接近于自然音调。

基频也可以用音乐尺度来表示，如图 4-2-2 所示。钢琴键盘（52 个白键，36 个黑键）被划分成七个完整的八度音阶，左右两端各有一个不完整的音阶。每个完整的八度音阶包含七个音级（CDEFGAB）。键盘中音调最低的音级是 A2，最高的音级是 c5，中间的音符是 c1。c1 被用来区分低音区和高音区。通过使用钢琴，我们给出某一性别和年龄段的人正常的音调。例如，学龄前儿童的自然音调落在 e1（330Hz）的附近。

临床上，我们常用平均言语基频（mean F_0）和基频变异量来判断个体的习惯音调正常与否，因此，这些参数具有很重要的临床意义。常用的基频变异量有两个：言语基频范围，指在某一言语样本中，基频 F_0 的最高值与最低值间的差值，即 Max F_0 ~ Min F_0，其单位是赫兹（Hz），也可以转化成半音或音阶；基频标准差（F_0SD），反映基频平均值的波动范围。基频标准差是一个统计值，单位是赫兹（Hz）。在正常的交谈中，基频标准差介于 20 ~ 35 Hz 之间。

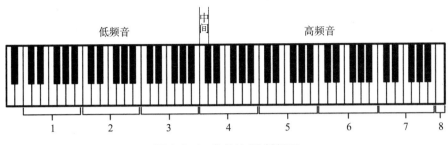

低频音　　　　　中间　　　　高频音

1　2　3　4　5　6　7　8

图 4-2-2　传统的 88 键钢琴

（1=大字一组，2=大字组，3=小字组，4=小字一组，5=小字二组，6=小字三组，7=小字四组）

1. 言语基频测量

　　音调的客观测量指借助声学手段来完成对声带振动频率的测量，主要参数包括声带振动的平均基频、基频标准差、最大基频、最小基频以及基频变化范围等。言语基频（F_0）是指言语时声带振动的频率，单位是赫兹（Hz，即一秒钟内声带振动的次数）。[1] 它主要反映言语时习惯基频或习惯音调水平正常与否，是衡量言语发声能力的最佳指标之一。[2] 一般来说，正常男性的言语基频在 130 Hz 左右，正常女性的言语基频在 230 Hz 左右，正常儿童的言语基频在 330 Hz 左右。在正常范围内，表示言语时声带振动频率的支持能力良好；高于正常同龄同性别者数值的上限值，表示存在音调过高的问题；低于正常同龄同性别者数值的下限值，表示存在音调过低的问题。言语基频标准差（F_0SD）是指言语基频偏差程度的测定值，反映言语基频平均值的波动范围，单位也是赫兹（Hz）。一般来说，正常值介于 20 ～ 35 Hz 之间。

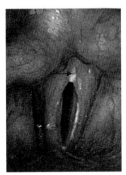 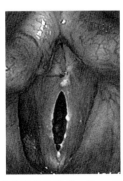 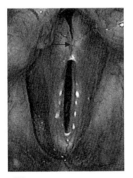

注：喉内窥镜诊察仪，ScopeView™。

图 4-2-3　声带在不同频率振动时的示意图（对应不同的声带长度）

（左图：$F_0 = 120$ Hz，中图：$F_0 = 160$ Hz，右图：$F_0 = 200$ Hz）

　　图 4-2-3 为采用"喉内窥镜诊察仪"观察声带的振动情况。图 4-2-3 显示的是声带

① KIM HA-KYUNG，赵风云，刘晓明，黄昭鸣. 正常青年人不同语料测试基频的研究 [J]. 听力学及言语疾病杂志，2015（6）：575-577.

② 万勤. 言语科学基础 [M]. 上海：华东师范大学出版社，2016：154-156.

在不用频率下振动时的长度，我们可以发现，对于同一个体而言，振动频率越大，声带的长度也随之增加。

言语治疗师可利用"言语障碍测量仪"记录下患者的声波文件，并对声波的基频特征进行实时分析，如图4-2-4和图4-2-5所示。基频的测量主要通过交谈的方式来完成，比较常用的方法是要求患者回答"姓名及年龄"等问题完成测量，测量结果填写至如表4-2-6所示的言语基频测量记录表中，将言语基频的测量结果输入ICF转换器，判断被测试者的言语基频的损伤程度、相对年龄等。如果患者无法完成交谈的过程，可以采用备选测试中模仿发音的方式完成，如果表4-2-6中第二项所示的备选测试：阅读或跟读"妈妈爱宝宝，宝宝爱妈妈"。①

表4-2-6是一个言语基频测量的填表示例，患者是一位12岁的男孩，图4-2-4是该患者跟读时言语基频测量的声波和基频曲线。患者跟读时的言语基频为264 Hz，言语基频标准差为30 Hz，根据ICF转换器得出，该患者的言语基频偏高，言语基频变化正常，言语基频相对年龄为4岁，未达到同性别、同年龄儿童的正常水平，损伤程度为1级，轻度损伤。

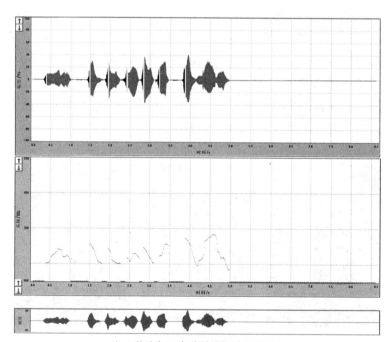

视 频
声波和基频
的测量

注：利用言语障碍测量仪进行测量。

图4-2-4　声波和基频的客观测量（阅读或跟读"妈妈爱宝宝，宝宝爱妈妈"）

---

① 黄昭鸣，杜晓新，蔡红霞.平均言语基频常模的制订及其相关研究 [J].中国听力语言康复科学杂志，2005，3（2）：26-30.

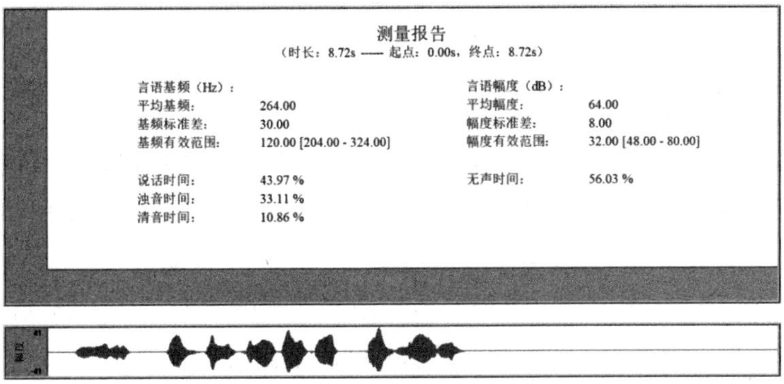

测量报告

（时长: 8.72s —— 起点: 0.00s, 终点: 8.72s）

言语基频（Hz）:
平均基频: 264.00
基频标准差: 30.00
基频有效范围: 120.00 [204.00 - 324.00]

言语幅度（dB）:
平均幅度: 64.00
幅度标准差: 8.00
幅度有效范围: 32.00 [48.00 - 80.00]

说话时间: 43.97 %
浊音时间: 33.11 %
清音时间: 10.86 %

无声时间: 56.03 %

注: 利用言语障碍测量仪进行测量。

图 4-2-5 基频客观测量的结果

表 4-2-6 言语基频测量的填表示例

日期	言语基频（F_0）	F_0 状况（偏小/正常/偏大）	F_0 标准差（F_0SD）	F_0SD 状况（偏小/正常/偏大）	相对年龄	实际年龄	是否音调正常
2018 年 10 月 9 日	264	偏大	30	正常	4 岁	12 岁	高音调

注: 1. 标准测试: 交谈时的言语基频（单位: Hz），询问"姓名及年龄"等日期。
　　2. 备选测试: 阅读时的言语基频（单位: Hz），阅读或跟读"妈妈爱宝宝，宝宝爱妈妈"。

2. 音调异常的临床诊断

对于一个音调异常的患者而言，基频的声学测量非常重要。将言语基频 F_0 的测量结果输入 ICF 转换器，结合音调主观评估的结果，能确定患者音调异常的类型与程度。通过对平均言语基频（MSFF: Mean Speaking Fundamental Frequency）的分析发现: 不同年龄、性别的人群有着不同的言语基频水平。婴幼儿的平均言语基频非常高，其值为 400 ~ 600 Hz。之所以有如此之高的平均言语基频，是因为婴幼儿的声带非常短、薄，导致其声带振动的速度非常快。另外，婴幼儿的频率范围也是最广泛的。这是因为他们的言语中包含了许多无意义音节，例如"唧唧""嘎嘎"及哭闹声。随着年龄的增长，儿童的声带也在增长、增厚，同时也就伴随着平均言语基频的下降。4 ~ 7 岁的男性和女性的平均言语基频值为 280 ~ 380 Hz。从大约 3 岁起（儿童基本掌握言语技能）一直到青春期以前，儿童在正常交流中的言语基频动态范围的均值为 150 ~ 200 Hz。此范围在成年阶段会进一步下降。从大约 7 岁开始，女性的基频动态范围较男性的更广，这可能是一种社会教育所致的现象而不是生理现象。7 ~ 9 岁学龄阶段男生的言语基频范围较 3 ~ 6 岁学前阶段的男生的言语基频范围更窄，7 ~ 9 岁女孩的言语基频范围却与比其更小的女孩的言语基频范围大致相当。

青春期过后，男性的平均言语基频会显著下降，而女性的则基本保持不变或有轻微下降。基频的这种改变与生理因素有关。在青春期，男性喉部明显增大，而且声带变得更长、更厚且更有力量，相应地也就伴随着基频的下降。女孩的喉部和声带在青春期也会有所增大，但其程度不如男性的明显，因而基频的变化较小。到 18 岁，男性的平均言语基频为 125 Hz 左右，女性的平均言语基频要比男性的高出大约 105 Hz，为 230 Hz 左右。

在 60 岁以前，成年男性和女性的平均言语基频都是非常稳定的。而在 60 岁以后发生在喉部的、与年龄有关的退行性改变（包括声带变薄），使得男性的平均言语基频明显增加。因为更薄且质量更小的声带要比质量更大的声带振动得更快，所以，男性声带变薄会使其平均言语基频增加。另外，由于激素水平的改变，老年妇女的声带质量增加。因此，老年妇女的平均言语基频会随着年龄的增长而下降。

言语音调的评估能够帮助我们诊断音调异常的类型和严重程度，从而为音调矫治方案的制订提供依据。将言语基频的测量结果输入 ICF 转换器，如果言语基频没有达到无损伤程度，则可能存在以下几种音调异常。

（1）如果测得的言语基频值高于无损伤程度的上限值，说明患者存在音调过高的问题；

（2）如果测得的言语基频值低于无损伤程度的下限值，说明患者存在音调过低的问题；

（3）如果测得的基频标准差大于 35 Hz 时，提示存在音调变化过大的可能；

（4）如果测得的基频标准差小于 20 Hz 时，提示存在音调变化过小的可能。

对于成人而言，音调过高往往使得男性的声音听起来像女性的声音。而如果女性的音调过高，则会使她的声音听起来不够严肃和庄重。无论是男性还是女性，其音调高于或低于正常水平都会使发声系统过于紧张，从而影响其言语的可懂度。

（二）响度评估

响度评估的实质是评估说话者言语声音的强度。强度是一个物理量，指单位面积上通过的声功率的大小，常用单位是 W/cm^2。响度是强度的听觉心理感知量，指在一定强度的声波作用于人耳后，大脑对该声音的强度的主观感受。从解剖与生理学角度看，响度对应于声带振动的幅度。响度随着声音强度大小和强度变化率的改变而变化，但这并不是一种线性变化。此外，响度的大小不仅取决于声音的强度，而且与声音的频率也有关。例如，强度同样是 40 dB SPL 的声音，频率为 1 000 Hz 的比 500 Hz 的听起来更响亮。由于响度和强度关系密切，习惯上人们将强度的评估称为响度的评估。

响度的客观测量是指将患者的声音文件输入计算机进行数据处理，并对患者的声音强度特征进行实时分析的过程，可以通过言语障碍测量仪来完成。响度客观测量主要包括以下三个参数：平均强度、强度标准差、强度有效范围。响度测量所需的言语材料主要通过交谈的方式获得。言语治疗师可以在交谈时询问患者的年龄与姓名，将获得的声音文件输入"言语障碍测量仪"，并进行言语幅度分析，图 4-2-6 所示为使用"言语障碍测量仪"测得某人的言语幅度。言语响度的客观测量主要用于对治疗过程进行监控，从而为调整响度矫治方案提供科学的依据。

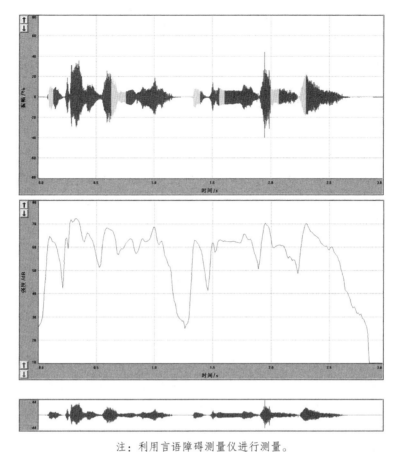

注：利用言语障碍测量仪进行测量。

图 4-2-6　响度的客观测量（我叫 ***，我今年 * 岁了）

（三）音质评估

当患者的嗓音听起来出现气息音过重、嘶哑等现象时，考虑其可能存在音质方面的问题。音质的评估包括主观评估和客观测量两部分。音质的主观评估包括嗓音音质自测、嗓音质量的一般描述和听觉感知评估 GRBAS 描述三部分，嗓音质量的一般描述要求言语治疗师根据患者自身感受对患者嗓音质量的一般情况进行描述；听觉感知评估 GRBAS 描述要求言语治疗师根据自身对患者嗓音的主观听觉感受，评估其嗓音音质情况。音质的客观测量主要反映声带功能是否存在异常。

音质的客观测量包括主要包括嗓音声学测量、电声门图测量和喉内窥镜测量三部分。

1. 嗓音声学测量

嗓音声学测量是无损伤性的，能对声音提供定量分析，评估发声功能。现在，已有许多嗓音声学参数被广泛应用，目的是要准确反映声音的特性，继而推断出喉部的发声功能。嗓音声学测量要求被测试者用舒适的发音方式，对着话筒尽可能响地发 /æ/ 音

（类似英文发音）[①]，然后对收集到的声音数据进行分析。下面是八个常被用来鉴别正常嗓音和病理嗓音的声学参数。

（1）基频和基频标准差。

基频（F_0）是声带作周期性振动的频率，单位是赫兹（Hz），指一秒钟内声带振动的次数。基频标准差（F_0SD）是基频偏差量的测定值，单位是赫兹（Hz）。正常值小于3 Hz。

（2）嗓音基频和嗓音基频标准差的测量。

嗓音基频（Vocal F_0）是指以稳定的嗓音进行发声时（持续元音 /æ/，或其他）声带振动的频率（即一秒钟内声带振动的次数），单位是赫兹（Hz），它主要反映发声时声带振动周期性变化的能力。[②] 嗓音基频标准差（Vocal F_0SD）是指以稳定的嗓音进行发声时的嗓音基频偏差程度的测定值，单位也是赫兹（Hz）。它主要反映嗓音基频平均值的波动范围。一般来说，正常值小于3 Hz。

（3）基频微扰和基频微扰的测量。

基频微扰（Jitter）指基音频率的变化率，用于度量制订的一个周期与它相邻前几个周期，或是后几个周期的差异量，基频微扰的单位是 %，正常值一般小于0.5%。基频微扰主要反映粗糙声的程度，其次是嘶哑声程度，是衡量与振动源相关的嗓音质量的最佳指标之一。[③] 从图 4-2-7 可以看出每个周期的基频变化，上方是声波规律变化时的情况，基音为 100 Hz，一共 5 个周期；下方是声波变化不规律的情况，基音在 100 Hz 上下浮动。一般来说，正常值小于0.5%。若患者的基频微扰值大于0.5%，则表示该患者可能存在一定程度的粗糙声及嘶哑声。基频微扰的计算公式如公式 1 所示，其中 k 为移动平均长度，$k>1$，且 k 为整数（一般取 $k=3$ 或 $k=5$），m 为周期数。若周期数 m 为 10，取 $k=5$（即平均移动长度为 5 个周期），则 $m=3$，代入公式计算可得 Jitter 值。

幅度微扰（Shimmer）是指声波幅度的变化率，可从测量声波幅度的峰—峰值获得，幅度微扰的单位是 %，正常值一般小于3%。从图 4-2-8 可以看出每个周期的幅度变化，上方是声波规律变化时的情况，幅度不变，一共 5 个周期；下方是声波变化不规律的情况，幅度上下浮动。幅度微扰的计算公式与基频微扰相同，如公式 1 所示，其中 k 为移动平均长度，$k>1$，且 k 为整数，m 为周期数。幅度微扰主要反映嘶哑声程度。[④] 若患者的幅度微扰值大于3%，则表示该患者可能存在一定程度的嘶哑声。

① 黄昭鸣，胡金秀，万勤，等 . 发声障碍评估的原理及方法 [J]. 中国听力语言康复科学杂志，2011（2）：64-66.

② 黄昭鸣，朱群怡，卢红云 . 言语治疗学 [M]. 上海：华东师范大学出版社，2017：152-153.

③ MARTIN D , FITCH J, WOLFE V. Pathologic voice type and the acoustic prediction of severity[J]. Journal of Speech and Hearing Research, 1995, 38（4）:765.

④ DEAL R E, EMANUEL F W. Some waveform and spectral features of vowel roughness[J]. J Speech Hear Res, 1978, 21（2）:250-264.

$$Jitter/Shimmer = \frac{100}{M-k+1} \sum_{n=1}^{M-k+1} \left| 1 - \frac{k*x(n+m-1)}{\sum_{j=1}^{k} x(n+j-1)} \right| (\%), \ 其中 \ m=(k+1)/2 \quad （公式1）$$

（4）噪声能量。

噪声能量（NNE）简称噪声能量，指在发音过程中声门漏气所产生的扰动噪声的程度。噪声能量的单位是分贝（dB），正常值小于 - 10 dB，它主要反映气息声（Breathy）程度，其次反映嘶哑声（Hoarse）程度，也是衡量与振动源相关的嗓音质量的最佳指标之一。[1] 如图4-2-9示的是一个夹杂噪声成分的声波。噪声能量是总声音能量减去谐波能量，其计算公式如公式2所示，其中 $w(n)$ 代表噪声成分，$x(n)$ 代表声学信号，BL 为一常数，用于补偿滤波器中去除的噪声能量。噪声能量主要反映气息声程度，其次反映嘶哑声程度。

$$NNE = 10*\log \frac{\sum_n w(n)^2}{\sum_n n(n)^2} + BL(dB) \quad （公式2）$$

（5）频段能量集中率的测量。

频段能量集中率（Ec）是指嗓音信号的特定谐波能量与总谐波能量的比率，单位是%。它主要反映声带振动时谐波能量衰减状况（正常值是 - 6分贝 / 倍频），同样描述了嗓音信号在低频区域和高频区域的能量差异，是衡量嗓音功能亢进或低下的最佳指标之一。这个特定频段可以是低频区、中频区、中高频区，高频区。在汉语体系中，韵母能量主要集中在低频区和中低频区。

（6）频谱和共振峰。

采用快速傅利叶变换（FFT）和线性预测谱（LPC）获得的频谱（Spectrum）[2]，能显示声音能量随频率而变化的特性（即强度和频率的二维显示）。在进行嗓音分析时，声道的共鸣特性发生了变化，频谱中的一些频率得到共鸣加强，而另一些则被削弱减幅，这些被加强的共振频率域称为共振峰（Formant）。它们揭示了声带振动与声道共振相互作用而产生的声学变化。

---

[1] MILOVANOVIC J, JOTIC A, DJUKIC V, et al. Oncological and Functional Outcome after Surgical Treatment of Early Glottic Carcinoma without Anterior Commissure Involvement[J]. BioMed Research International, 2014:1-7.

[2] 黄昭鸣，朱群怡，卢红云. 言语治疗学 [M]. 上海：华东师范大学出版社，2017：154.

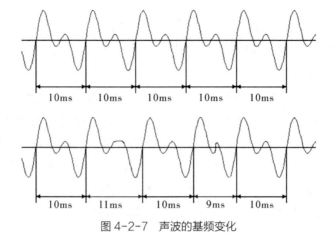

图 4-2-7　声波的基频变化

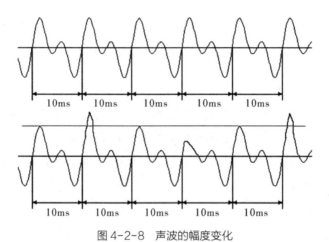

图 4-2-8　声波的幅度变化

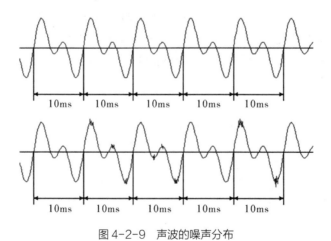

图 4-2-9　声波的噪声分布

（7）语谱图。

采用快速傅利叶变换（FFT）和线性预测谱（LPC）获得的语谱图（Spectrogram）具有三维特性，纵轴对应于频率、横轴对应于时间，图像黑白度正比于语音信号的能量。语谱图有三个特点：周期性、规律性和噪声成分。同样语料下，正常语谱图如图

4-2-10 所示，基频周期性强，谐波有规律，高频区的噪声成分少；异常语谱图如图
4-2-11 所示，基频周期性差，谐波规律性差，高频区的噪声成分多。

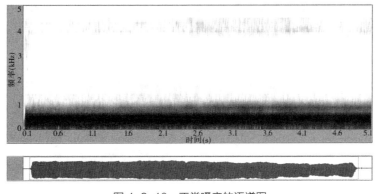

音 频
正常噪音

视 频
正常噪音
的语谱

图 4-2-10 正常噪音的语谱图

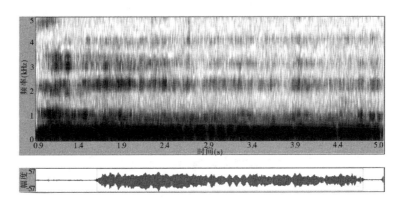

音 频
病理噪音

视 频
病理噪音
的语谱图

图 4-2-11 病理噪音的语谱图

（8）基频震颤和幅度震颤（喉腔共鸣失调）。

从噪音基频信号中可获得 1 ~ 15 Hz 的周期性基频调制信号，如基频震颤
（ F_0 Tremor），单位是赫兹（Hz）。同样从噪音幅度信号中可获得 1 ~ 15 Hz 的周期性幅
度调制信号，如幅度震颤（Amp Tremor）。[1] 它们主要反映由于喉部神经源性障碍导致的
喉腔共鸣失调程度，主要是对神经性噪音障碍的患者进行测量，是衡量与喉腔共鸣相关
噪音质量的最佳指标之一。噪音信号基频、幅度的周期性调制特征是声带神经源性运动
（或喉部神经源性肿瘤）和空气动力学相互作用的结果。基频震颤主要反映喉腔的腔体
在基频水平无规律震颤的程度（基频不规律引发）。一般来说，正常值为 3 ~ 6 Hz。幅
度震颤主要反映喉腔的腔体在幅度水平无规律震颤的程度（幅度不规律引发）。以上这
些声学参数虽然反映了噪音信号的不同方面，但它们之间又是相互依赖的，因此在分析
正常与病理噪音时被广泛采用。

言语治疗师可利用噪音功能检测仪，记录患者的声波数据，并进行噪音特征的声学

① 黄昭鸣，朱群怡，卢红云.言语治疗学 [M].上海：华东师范大学出版社，2017：155–158.

分析，仪器通过分析患者的声音文件，自动给出上述声学参数的值和最终的嗓音质量评估报告。如图 4-2-12 所示，该患者是一位 27 岁的女性，经声学测量其平均言语基频为 227.17 Hz，基频微扰为 0.49%，幅度微扰 3.47%，嗓音基频标准差 2.53 Hz，声门噪声能量 −3.65 dB。将上述的测量结果填写至如表 4-2-7 所示的嗓音声学测量的填表示例中并进行 ICF 转换得知，该患者存在重度的气息声，其损伤程度为 3 级，并伴有轻度的嘶哑声，无明显的粗糙声。

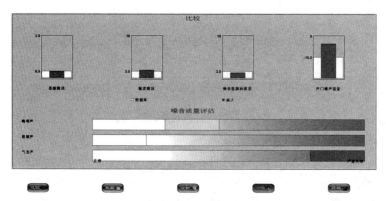

注：利用嗓音功能检测仪进行测量。

图 4-2-12　嗓音质量评估

表 4-2-7　嗓音声学测量的填表示例

日期	尽可能响地发 /æ/ 音，类似英文发音			听感评估
	嗓音基频	基频标准差	频段能量集中率	是否嗓音误用
	227.17 Hz	2.53 Hz	37%	否
	基频微扰	幅度微扰	声门噪声	是否嗓音滥用
	0.49%	3.47%	−3.65 dB	是
2018 年 7 月 9 日	粗糙声	嘶哑声	气息声（B）	是否嗓音漏气
	0 级	1 级	3 级	是
	基频震颤	幅度震颤		是否喉腔共鸣失调
	6.88 Hz	2.39 Hz		是

2. 电声门图测量

电声门图测量是指通过颈部电极直接记录被试发 /æ/ 时的电信号时，电流通过声带接触面整体面积时的电阻的变化，用于测量基频微扰、幅度微扰、接触率、接触幂、噪声能量等参数，分析声门闭合时间、声带振动的规律性。[①] 电声门图与声门波测量不同，它是用来对声带功能进行客观评价，即对声带振动的规律性与声带闭合程度做出客观判断的一种常用临床手段，它对声带开放的信息反映不明显。

---

① 黄昭鸣，朱群怡，卢红云. 言语治疗学 [M]. 上海：华东师范大学出版社，2017：156-158.

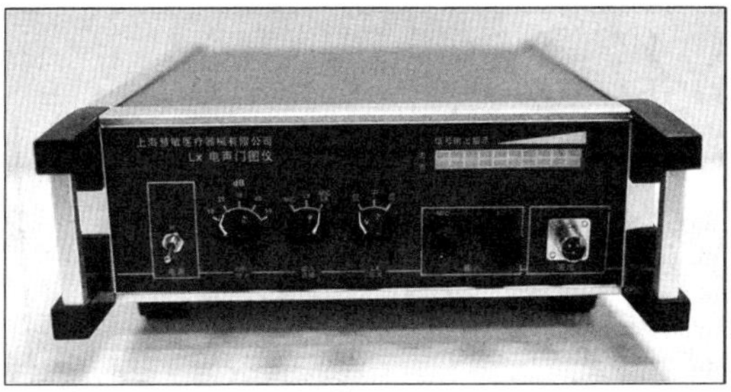

注：利用电声门图测量仪进行测量。

图 4-2-13　电声门图仪硬件

电声门图测量主要针对声带接触时声带的运动，反映声带闭合期的情况，用于测试声带黏膜波的接触性，可以较全面地反映黏膜波的不规则性，弥补喉镜检查的不足。电声门图测试一般采用无损伤性的体外测试法，特别适用于不适合做喉镜的儿童。临床上采用"电声门图测量仪"进行电声门图测量，如图 4-2-13 所示。

电声门图测量的主要参数除了包括上述声学测量的主要参数外，还有以下参数。

（1）观察电声门图波形。

稳定发声时获得的正常电声门图波呈现为有规律的类正弦曲线，如图 4-2-14 所示。在电声门波的 25% 处作一横线，可将一个振动周期分为闭合相（渐闭相和渐开相）和开放相。其特点是：渐闭相曲线陡直上升，渐开相曲线呈弧度状缓慢下降，具有完整的开放相。

（2）电声门图信号的基频（EGG-F_0）。

EGG-F_0 是指声带作周期性振动的速度测量值。单位是赫兹（Hz），指一秒钟内声带振动的次数。

（3）电声门图信号的基频统计值。

基频标准差（Standard deviation of EGG-F_0）是对 EGG-F_0 标准偏差值的测量；

最大基频（Max. EGG-F_0）是对 EGG-F_0 最大值的测量；

最小基频（Min. EGG-F_0）是对 EGG-F_0 最小值的测量；

习惯基频（Mode EGG-F_0）是对 EGG-F_0 最频值的测量。

（4）电声门图信号的基频微扰（EGG-Jitter）。

EGG-Jitter 测量电声门图信号的相邻周期间的基频变化。

（5）电声门图信号的幅度微扰（EGG-Shimer）。

EGG-Shimmer 测量电声门图信号的相邻周期间的幅度变化。

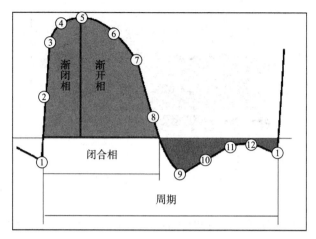

图 4-2-14　声带振动一个周期中的各种状态

（6）声带接触率和声带接触率微扰（声门关闭程度的测量）。

声带接触率（Contact Quotient，CQ）是指声带振动过程中（持续元音 /æ/ 或其他）声门的接触程度，单位是 %，它主要反映双侧声带的闭合程度，体现声带水平面上的开、闭过程。[①] 其计算公式如公式 3 所示，其中，*cp* 代表闭合相，*t* 代表声带振动的一个周期，如图 4-2-15 所示的是通过喉镜观察到的声带振动一个周期的图片及相对应的电声门波形图。

一般来说，声带接触率 CQ 的正常值为 50 ~ 70%。在正常范围内，表示以稳定的嗓音进行发声时声带闭合能力良好；高于正常数值，表示存在声门闭合过度，可能存在硬起音；低于正常数值，表示存在声门闭合不全，结合声门噪声正常数值可判断气息声的严重程度。无论男女，随着频率的增加，声带的拉长，双侧声带接触面积减小，闭合度降低，CQ 下降。CQ 还可以描述声能的有效率，当声带接触时，声能通过嘴唇传给听众。当声带分开时，声能的一部分通过下声门传到肺部，这一部分能量被吸收而没有传给听众。就声带振动的某一周期而言，增加声带接触时间，将提高声能传输的有效率。

声带接触率微扰（Contact Quotient Pertubation，CQP）是指相邻周期间 CQ 的变化，单位是 %，它主要反映声带振动的规律性。一般来说，正常值小于 3%。

$$CQ = \frac{cp}{t} \qquad （公式 3）$$

① KANKARE E, LAUKKANEN A-M, IRMA ILOMÄKI, et al. Electroglottographic contact quotient in different phonation types using different amplitude threshold levels[J]. Logopedics Phoniatrics Vocology, 2012, 37（3）:127–132.

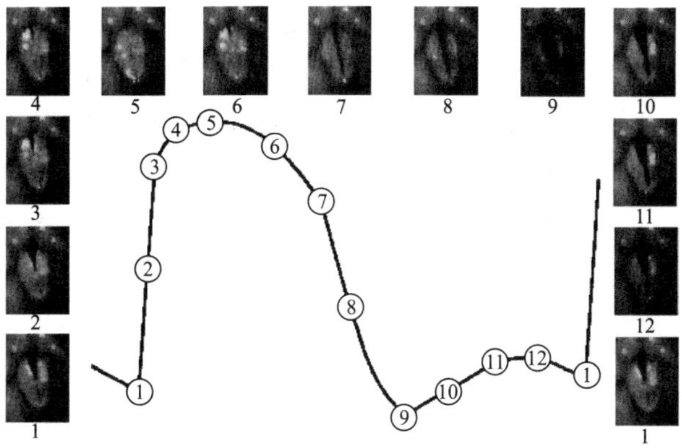

图 4-2-15　喉镜图像和电声门波

（7）声带接触幂和声带接触幂微扰（声门对称程度）的测量。

声带接触幂（Contact Index，CI）是指声带振动过程中（持续元音 /æ/ 或其他）声门渐闭相和渐开相的对称程度，单位是 %，它主要反映声带对称程度，体现声带垂直面上的开、闭相位差，对声带麻痹非常敏感。其计算公式如公式 4 所示，其中 ccp 代表渐闭相，cop 代表渐开相，cp 代表闭合相。当声带接触时，闭合相的时间很短；声带打开时，开放相的时间很慢。当声带闭合时，接触幂表示了闭合率和开放率的比，或称作对称性。

$$CI = \frac{ccp - cop}{cp}$$ （公式 4）

声带接触幂微扰（Contact Index Pertubation，CIP）是指相邻周期间 CI 的变化，单位是 %，它主要反映声带振动的规律性。

（8）基频震颤和幅度震颤。

从电声门图信号中可获得 1～15 Hz 调制的周期性参数，如基频震颤和幅度震颤，它们可能是声带神经源或者神经病学和生物力学相互作用的结果。

（9）声门图信号的噪声能量（EGG-NNE）。

电声门图信号的标准噪声能量（EGG-NNE）的计算公式为

$$EGG\text{-}NNE = 10 * \log \frac{\sum_n w(n)^2}{\sum_n x(n)^2} + BL(\mathrm{dB})$$

w（n）代表"肌肉"的噪声成分，而 x（n）代表电声门图信号，BL 为一常数，用于补偿滤波器中去除的噪声能量。该公式与声学信号的计算方法相似，只是分析对象换成了电声门图信号。

电声门图主要是测试声带接触时的喉部运动情况，从电声门图信号中可以获知声带是否振动。CQ 反映了声带的闭合程度，CP 反映了声带振动的对称性，CQP 和 CIP 反映了声带振动的规律性以及声带接触段的周期性变化。图 4-2-16 所示为采用"电声门图检测仪"进行电声门图测量的结果。该患者是一位 12 岁男孩，图 4-2-16 是该患者的电声门图测量的评估报告。患者经电声门图测量的声带接触率为 34.83%，声带接触率微扰为 5.06%，将上述数据填至表 4-2-8，然后将数据进行 ICF 转换得出，该患者的声带接触率偏低，声带接触率损伤程度为 2 级，中度损伤，声门中度闭合不全，嗓音音质存在中度损伤或中度软起音；声带接触率微扰偏高，声带接触率损伤程度为 3 级，重度损伤，声门闭合重度不规律，声带存在重度的振动失调。

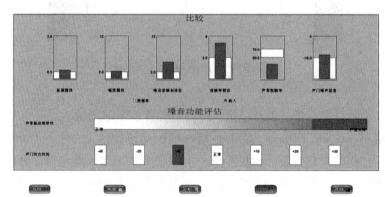

注：利用电声门图检测仪进行测量。

图 4-2-16　电声门图测量

表 4-2-8　电声门图测量的填表示例

日期	尽可能响地发 /æ/ 音，类似英文发音			听感评估
2018 年 5 月 8 日	声带接触率	声带接触幂	声门闭合程度	是否挤压喉咙
	34.83%	0.13%	−10	否
	声带接触率微扰	声带接触幂微扰	声带振动规律性	是否声带振动失调
	5.06%	36.74%	0	否

3. 喉内窥镜测量

喉内窥镜测量是指利用喉内窥镜的计算机图像处理系统，在电脑上观察患者以尽可能舒适的音调和响度发持续的元音 /i/ 或 /æ/ 时，声带的振动情况，并于患者发声时，在光源（或频闪光源）下录取喉部图像，同时获取声学和电声门图的信号。重复进行，直至录到令人满意的结果为止。要求图像稳定，至少要有四个连续的声带振动周期，并有相应的电声门波以用于临床定量分析。

喉内窥镜测量后马上就能获得大量具有临床价值的客观信息，方便喉科医生存储、分析、处理和打印喉部图像，帮助他们及时诊断和治疗各种声带疾患。临床上采用"喉内窥镜诊察仪"进行喉内窥镜测量，如图 4-2-17 所示。图 4-2-17 为采用"喉内窥镜诊察仪"观察声带的振动情况。图 4-2-17 显示的是声带振动一个周期时，由开到闭的过程。

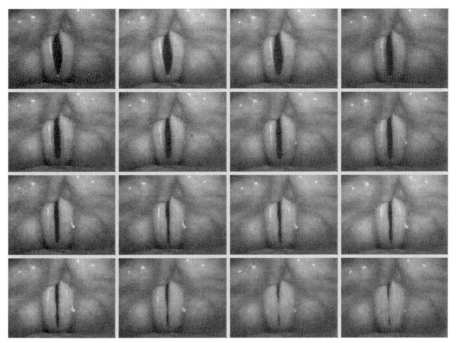

注：利用喉内窥镜诊察仪进行测量。

图 4-2-17　声带振动序列示意图

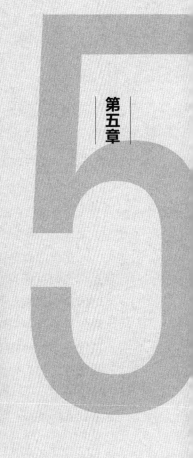

第五章

发声障碍的矫治

发声障碍是指音调、响度、音质等方面的异常。音调异常主要包括音调过高、音调过低、音调单一和音调变化过大等，主要受声带的长度、质量、张力等因素的影响。[①] 响度异常主要包括响度过强和响度过弱等，是声门下压、呼吸气流量、声带阻力、声带振动形态等因素共同作用的结果。音质异常主要表现为发声时存在嘶哑声、粗糙声和气息声等现象，音质的改变，一般由声带的功能性、器质性或神经性病变引起。本章将着重讨论响度、音调和音质异常的矫治方法。

---

①　黄昭鸣，杜晓新 . 言语障碍的评估与矫治 [M]. 上海：华东师范大学出版社，2006.47.

发声障碍矫治概述

发声障碍的矫治方法包括言语发声促进治疗法和现代化康复技术，本节将对其中几种经典的方法做简单讲述，更多的训练方法可参见《言语矫治手册：发声障碍的促进治疗》。

发声障碍的矫治包括音调异常的矫治、响度异常的矫治、音质异常的矫治。针对这三类发声异常，既有常规训练，也有现代康复技术，如图 5-1-1 所示。

其中，放松训练包括了发声放松训练、哈欠 – 叹息法和张嘴法，音调异常的矫治包括音调感知、手指按压法、乐调匹配法、音调梯度训练法、音调训练；响度异常的矫治包括响度感知、用力搬椅法、掩蔽法、碰撞法和响度梯度训练法；音质异常的矫治包括了喉部按摩法、咀嚼法、哼鸣法、气泡式发音法、半吞咽法、吸入式发音法、吟唱法、清浊音感知、清浊音训练。[1]

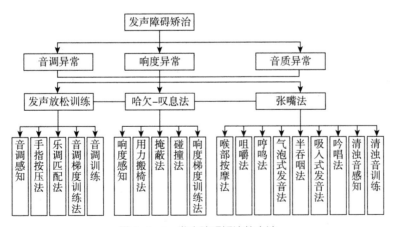

图 5-1-1 发声障碍矫治的方法

① 卢红云，万勤，黄昭鸣，等.嗓音音质障碍的矫治 [J]. 中国听力语言康复科学杂志，2012，（6）：457–459.

发声放松训练

"发声放松训练"[1]是通过颈部运动或者声带打嘟的方法使患者的发声器官及相关肌群得到放松，为获得自然舒适的嗓音奠定基础。主要包括"颈部放松训练"和"声带放松训练"两部分。"颈部放松训练"是通过颈部肌群紧张和松弛的交替运动，使患者的颈部肌群（即喉外肌群）得到放松。"声带放松训练"是通过打嘟的形式，让患者体会发声过程中声带的放松，进而放松整个发声器官甚至颈部肌群。主要适用于发声障碍。[2]其中，颈部放松训练由五小节组成，声带放松训练由十小节组成。其训练步骤如下。

一、颈部放松训练

（一）颈部向前运动

保持上身稳定，头部直立，颈部放松，头部随重力快速向前落下，下颌靠近胸部，感觉颈后肌群被拉直，保持 5 s，然后头部缓慢地上抬，直至恢复正常的直立位，如图 5-2-1 所示。重复此运动 5 次。

（二）颈部向后运动

保持上身稳定，头部直立，颈部放松，头部随重力作用迅速向后倾，下颌上抬，感觉颈前部肌肉被拉直，保持 5 s，然后将头部缓慢抬起，直至恢复正常的直立位，如图 5-2-2 所示。重复此运动 5 次。

---

[1] 孙瑞郡，施雅丹，黄昭鸣，等．发声障碍的促进治疗 [M].上海：华东师范大学出版社，2011.13.

[2] 胡金秀，白银婷，黄昭鸣．听障儿童声带小结个案研究 [J].中国听力语言康复科学杂志，2011（6）：49–51.

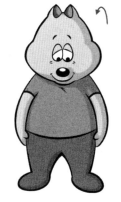
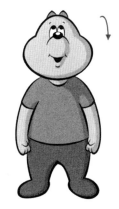

图 5-2-1 颈部向前运动　　　　图 5-2-2 颈部向后运动

（三）颈部向左运动

保持上身稳定，头部直立，颈部放松，头部随重力快速向左倾，感觉右侧颈部肌群被拉直，保持 5 s，然后头部缓慢恢复直立位，如图 5-2-3 所示。重复此运动 5 次。

（四）颈部向右运动

保持上身稳定，头部直立，颈部放松，头部随重力快速向右倾，感觉左侧颈部肌群被拉直，保持 5 s，然后头部缓慢地恢复直立位，如图 5-2-4 所示。重复此运动 5 次。

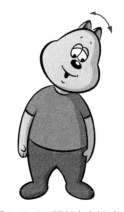
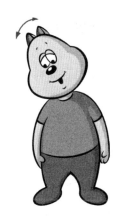

图 5-2-3 颈部向左运动　　　　图 5-2-4 颈部向右运动

（五）颈部旋转运动

向患者介绍颈部旋转运动的动作要领：头颈部必须放松，头部顺时针或逆时针旋转时应缓慢自然。利用图片，与患者一起练习颈部旋转运动：保持上身稳定，头部直立，颈部放松，头部依次向下、向左、向后、向右逆时针旋转一周，回到准备动作，重复 5 次；然后，以同样动作顺时针旋转一周，回到准备动作，如图 5-2-5 所示。重复此运动

5 次。颈部放松训练可参考呼吸放松训练加入音乐律动进行训练，效果甚佳。

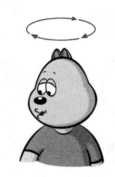

图 5-2-5　颈部旋转运动

二、声带放松训练

视　频
01- 声带放松训练

（一）平调向前打嘟

保持上身稳定，自然闭合双唇，深吸气，气流由肺部发出；呼气时，双唇振动并带动声带振动向正前方发"嘟——"的音，如图 5-2-6 所示。重复此运动 10 次。注意发"嘟——"时是平调，并且要连贯持续。

（二）平调快速旋转打嘟

保持上身稳定，自然闭合双唇，深吸气，气流由肺部发出，双唇振动并带动声带振动，持续快速发"嘟——"音。与此同时，头部向左或右做快速旋转，如图 5-2-7 所示。重复此运动 10 次。注意发"嘟——"时要快速旋转，并且要连贯持续。

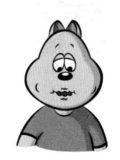

图 5-2-6　平调向前打嘟

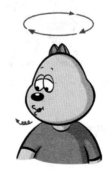

图 5-2-7　平调快速旋转打嘟

（三）平调慢速旋转打嘟

保持上身稳定，自然闭合双唇，深吸气，气流由肺部发出，双唇振动并带动声带振动，持续慢速发"嘟——"音。与此同时，头部向左或右做慢速旋转，如图 5-2-8 所示。重复此运动 10 次。注意发"嘟——"时要慢速旋转，并且要连贯持续。

（四）平调快慢结合旋转打嘟

保持上身稳定，自然闭合双唇，深吸气，气流由肺部发出，双唇振动并带动声带振动，持续发"嘟——"音。发"嘟——"音时快慢结合，与此同时，头部向左或右随之做相应的快速或慢速旋转，如图 5-2-9 所示。重复此运动 10 次。注意发"嘟——"时是先快速后慢速或先慢速后快速旋转，并且要连贯持续。

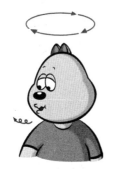

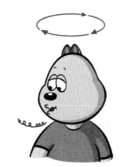

图 5-2-8 平调慢速旋转打嘟　　　　　图 5-2-9 平调快慢结合旋转打嘟

（五）升调快速打嘟

保持上身稳定，自然闭合双唇，深吸气，气流由肺部发出，双唇振动并带动声带振动，音调快速向上升高，持续发"嘟——"音。与此同时，头部向左上方或右上方做弧状快速上升动作，如图 5-2-10 所示。各重复 5 次。

（六）升调慢速打嘟

保持上身稳定，自然闭合双唇，深吸气，气流由肺部发出，双唇振动并带动声带振动，音调缓慢向上升高，持续发"嘟——"音。同时，头部向左上方或右上方做弧状缓慢上升动作，如图 5-2-11 所示。各重复 5 次。

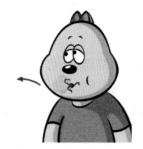

图 5-2-10　升调快速打嘟

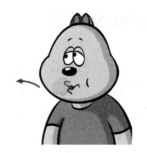

图 5-2-11　升调慢速打嘟

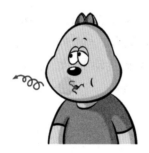

图 5-2-12　升调旋转打嘟

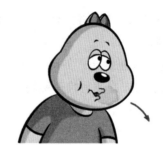

图 5-2-13　降调快速打嘟

（七）升调旋转打嘟

保持上身稳定，自然闭合双唇，深吸气；呼气时，双唇振动并带动声带振动，音调向上旋转发"嘟——"的音，同时头部向左上或右上方做螺旋状上升运动，如图 5-2-12 所示。重复此运动 5 次。

（八）降调快速打嘟

保持上身稳定，自然闭合双唇，深吸气，气流由肺部发出，双唇振动并带动声带振动，音调快速向下降低，持续发"嘟——"音。同时，头部向左下方或右下方做弧状快速下降动作，如图 5-2-13 所示。各重复 5 次。

（九）降调慢速打嘟

视 频
04- 声带放松训练

保持上身稳定，自然闭合双唇，深吸气，气流由肺部发出，双唇振动并带动声带振动，音调缓慢向下降低，持续发"嘟——"音。与此同时，头部向左下方或右下方做弧状缓慢下降动作，如图 5-2-14 所示。各重复 5 次。

（十）降调旋转打嘟

保持上身稳定，自然闭合双唇，深吸气；呼气时，双唇振动并带动声带振动，音调向下旋转发"嘟——"的音，同时头部向左下方做螺旋状下降运动，如图 5-2-15 所示。重复此运动 5 次。

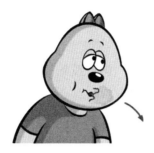 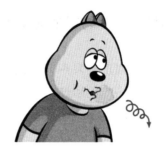

图 5-2-14 降调慢速打嘟   图 5-2-15 降调旋转打嘟

三、哈欠 - 叹息法

哈欠 - 叹息法[1] 指通过夸张的哈欠和叹息动作，使声道充分打开，咽部肌肉放松，然后在叹息时发音并体会放松的感觉，为形成自然舒适的嗓音奠定基础。[2] 主要适用于发声障碍，也适用于硬起音。其训练步骤如下。

（一）哈欠 - 叹息法动作要领的学习

利用图片，向患者介绍哈欠 - 叹息法的动作要领，即在打哈欠快结束时叹气。

（二）哈欠 - 叹息时发无意义音

利用图片，要求患者叹息时发 /h/ 音，然后加入一连串的低元音如 /ɑ/、/u/、/e/，并过渡到 /hɑ/、/hu/、/he/ 音，重复数次发声应该舒适、松弛、柔和。[3]

————————
① 孙韡郡，施雅丹，黄昭鸣，等 . 发声障碍的促进治疗 [M]. 上海：华东师范大学出版社，2011.13.
② BOONE D R, MCFARLANE S C. A critical view of the yawn-sigh as a voice therapy technique [J]. Journal of Voice, 1993, 7（1）:75.
③ ZRAICK RI, GENTRY MA, SMITH-OLINDE L, et al. The effect of speaking context on elicitation of habitual pitch [J]. Journal of Voice, 2006, 20（4）:545–554.

（三）哈欠－叹息时发单音节词或多音节词

利用图片，以 /h/ 为引导，练习正常的发音。发音时，仔细聆听那些分别以 /h/ 音开头和以韵母开头词语的发音差异，确保发这些音时没有硬起音的现象。如果产生硬起音现象，那么只练习发 /h/ 音开头的词语，直到获得舒适的起音方式为止。

（四）哈欠－叹息时发短语或句子

在患者初步掌握正确发声方式的基础上，从字、词过渡到简单的句子，其中字、词、句子中 /h/ 音所占比例超过 50%，能比较好地诱导发音。

四、张嘴法

张嘴法 [①] 是指通过视觉提示等方式，帮助患者培养张嘴发音的习惯，增加发音时嘴的张开度，从而协调发声器官和构音器官之间的运动，为获得更好的音质奠定基础。主要适用于发声障碍。其训练步骤如下。

（一）张嘴法动作要领的学习

治疗师检查患者的习惯姿势，如头位过低，头偏斜等，帮助患者矫正姿势，并保持放松的状态。利用布娃娃向患者介绍张嘴的动作。告诉患者如何能发出较好音质的声音。

（二）张嘴时发无意义音

治疗师示范张嘴动作并发音，让患者模仿发单元音，然后治疗师不示范，要求患者自主地张嘴并发音。发音时注意张嘴的幅度要大。

（三）张嘴时发单音节词

治疗师示范张嘴发单音节词，要求患者模仿。然后治疗师不示范，要求患者自主地张嘴并发音。

---

① 孙韡郡，施雅丹，黄昭鸣，等．发声障碍的促进治疗 [M]．上海：华东师范大学出版社，2011.13.

（四）张嘴时发双音节词

治疗师示范张嘴发双音节词，要求患者模仿。然后治疗师不示范，要求患者自主地张嘴并发音。

（五）张嘴时发多音节词

治疗师示范张嘴发多音节词，要求患者模仿。然后治疗师不示范，要求患者自主地张嘴并发音。

（六）张嘴时发句子

治疗师示范张嘴发句子，要求患者模仿。然后治疗师不示范，要求患者自主地张嘴并发音。

音调异常的矫治

在发声放松训练的基础上，音调异常的矫治主要由手指按压法、乐调匹配法、音调梯度训练法三种方法，以及现代化康复技术组成。

一、手指按压法

手指按压法^①指治疗师以手指按压于患者喉部某处，改变喉软骨的位置，以提高或降低患者音调，主要适用于音调障碍的患者，不同的音调异常类型，有不同的按压手法。

（一）对于音调过高的手指按压步骤

1. 下压甲状软骨时发元音

患者面对治疗师坐于凳子上，要求患者发一个拉长的元音 /ɑ/ 或 /i/，同时治疗师以右手食指放于患者甲状软骨切迹上，拇指和中指分别固定于两侧的甲状软骨板，食指用力，将甲状软骨向后向下推，同时让患者发 /ɑ/ 或 /i/，此时患者的音调会立刻降低。

2. 保持低音调后过渡到发其他音

治疗师移开手指，让患者自己把拇指和食指轻轻地按压在甲状软骨上进行发声，体会并记住低音调发声时喉的位置。然后移开手指，仍然维持这种喉的位置和音调进行发声，逐步过渡到发其他音并在平常说话时使用此音调。

---

① 孙韡郡，施雅丹，黄昭鸣，等．发声障碍的促进治疗 [M]．上海：华东师范大学出版社，2011.13.

（二）音调过低的手指按压步骤

1. 上推甲状软骨时发元音

患者面对治疗师坐于凳子上，要求患者发一个拉长的元音 /ɑ/ 或 /i/，治疗师以右手食指放于患者甲状软骨切迹上，拇指和中指分别固定于两侧的甲状软骨板，拇指和中指用力，将甲状软骨向上推，同时让患者发 /ɑ/ 或 /i/，此时患者的音调会立刻升高。

2. 保持高音调后过渡到发其他音

治疗师移开手指，让患者自己把拇指和食指轻轻地按压在甲状软骨上进行发声，体会并记住高音调发声时喉的位置。然后移开手指，仍然维持这种喉的位置和音调进行发声。逐步过渡到发其他音并在平常说话中以此音调说话。

（三）音调变化过大的手指按压步骤

1. 体会喉的纵向运动

让患者将食指和中指的指腹放在甲状软骨上，发一个中等音调的音，依次降低一个音级，直到最低，通过指腹感觉并体会喉的下降运动；然后再依次上升一个音级，直到最高（防止出现假声），通过指腹感觉并体会喉的上升运动。

2. 指导患者发声

要求患者用食指和中指将甲状软骨固定在适当的位置上（这时的发声音调是患者的自然音调），并限制喉的移动幅度，通过大量朗读或交流来强化这种发声方式，直至不需要手指的辅助力量也可以保持发声时喉的纵向移动幅度很小。这时声带的振动耗能较少，嗓音是放松、自然的。

二、乐调匹配法

乐调匹配法 [①] 指根据患者现有的音调水平，选择乐器的不同音阶，对其进行音调的模仿匹配训练，以逐步建立正常的音调，提高其音调控制能力。主要适用于音调异常。其训练步骤如下。

---

① 孙韡郡，施雅丹，黄昭鸣，等 . 发声障碍的促进治疗 [M]. 上海：华东师范大学出版社，2011.13.

（一）哼唱乐调

治疗师弹奏乐器并唱某音调。应根据患者对应的基频参考标准确定目标音调，并根据当前患者的言语基频确定本次训练使用的音阶，音阶数目的多少根据患者的能力决定。乐调的上升或下降应根据患者障碍的类型确定，若患者音调过低，则应采用升调进行训练。可根据患者情况选择不同的乐器。

（二）哼唱后发单元音

治疗师弹琴的同时哼唱，并稳定在最末一个音符对应的音调上，然后过渡到发单元音 /ɑ/、/o/、/e/、/i/、/u/、/ü/。如果患者音调过低，应先升调再发音，并遵循从易到难的原则，根据患者当前的言语基频选择阶段目标音调，根据其能力决定音阶的多少，以及元音的数目。

（三）哼唱后数数

同样应根据患者的言语基频选择阶段目标音调，根据其能力决定音阶的多少，数字的多少，以及升调还是降调。

（四）哼唱后说词语

当患者能很好地完成上面的发音时，让他先唱音，然后练习说词语。同样应根据患者的言语基频选择阶段目标音调，根据其能力决定音阶的多少，词语的难度，以及升调还是降调。词语难度可视患者情况逐渐增加，从双音节词到多音节词、短句等。

（五）歌唱式发单元音

像唱歌一样将单元音配上某种乐调唱出。如果患者音调过低，应先升调再发音，并遵循从易到难的原则，根据患者的言语基频选择阶段目标音调，根据其能力决定音阶的多少，以及元音的数目。

（六）歌唱式说词语

像唱歌一样将词语配上某种音调唱出。同样应根据患者的言语基频选择阶段目标音调，根据其能力决定音阶的多少，词语的难度，以及升调还是降调。

三、音调梯度训练法

音调梯度训练法是指通过阶梯式音调上升或下降的训练，使患者建立正常音调，并增加言语时音调控制的能力。主要适用于音调异常。其训练步骤如下。

（一）提高音调

（1）向患者介绍音调升高，即从低音慢慢上升至高音的意义。治疗师用梯度上升法帮助患者练习升调（见图5-3-1）。

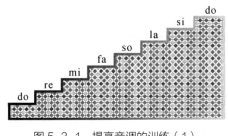

音　频
提高音调
的训练（1）

图5-3-1　提高音调的训练（1）

（2）利用图片（见图5-3-2），用升调来哼音调，但在某个音调处停顿。在停顿的音调处，使用对应音调从1数到5，要求数数时音调尽可能地稳定在同一音调上。

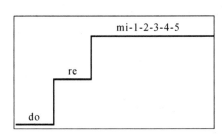

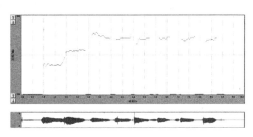

图5-3-2　提高音调的训练（2）

音　频
提高音调
的训练（2）

（3）利用图片（见图5-3-3），用唱歌形式将韵母 /ɑ/、/o/、/e/、/i/、/u/、/ü/ 配上某种音调以升调的形式唱出。然后，在停顿的音调处，使用对应音符的音调分别唱出六个韵母，并维持最后的那个音调说出韵母。

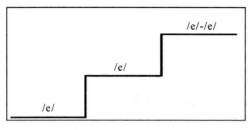
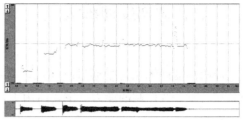

图 5-3-3　提高音调的训练（3）

（4）利用图片（见图 5-3-4），分别用韵母 /ɑ/、/e/、/u/ 发音，在每个韵母前加 /h/ 音，从低音调开始，逐渐上升到高音调。发声应该舒适、松弛、柔和。以较快的速度重复上述训练，听起来像在大笑一样，分别用不同的韵母加上 /h/ 进行练习。

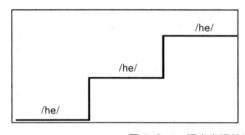
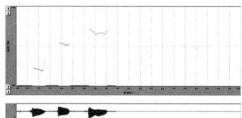

图 5-3-4　提高音调的训练（4）

（5）利用图片（见图 5-3-5），用单、双、三音节词进行升调练习。分别在 do、re、mi 或低、中、高不同的音调上发单、双、三音节词。当患者能够自如地在三个不同音调上发单、双、三音节词时，增加难度，将梯度变为五级，从而更为细化地进行音调上升的梯度练习。

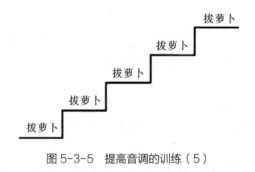

图 5-3-5　提高音调的训练（5）

（6）利用图片（见图 5-3-6），通过每说一个字增加一个音调的方式，将说话的音调由低逐渐抬高。注意两个字之间言语基频的上升幅度不宜过大，逐渐提高音调说完整个句子。

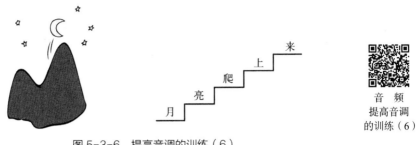

图 5-3-6 提高音调的训练（6）

（二）降低音调

（1）利用图片（见图 5-3-7），向患者介绍音调降低的意义，即从高音慢慢下降至低音。与患者用梯度下降法练习降调。

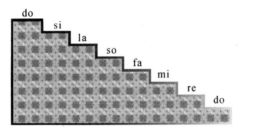

图 5-3-7 降低音调的训练（1）

（2）利用图片（见图 5-3-8），用降调哼音调，但在某个音调处停顿。在停顿的音调处，使用对应音调从 1 数到 5，要求数数时音调尽可能地稳定在同一音调上。

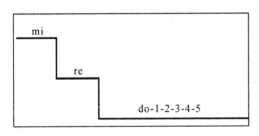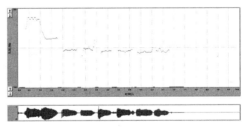

图 5-3-8 降低音调的训练（2）

（3）利用图片（见图 5-3-9），用唱歌形式将韵母 /ɑ/、/o/、/e/、/i/、/u/、/ü/ 配上某种音调以降调的形式唱出。然后，在停顿的音调处，用对应音符的音调分别唱出六个韵母，并用最后的那个音调说出韵母。

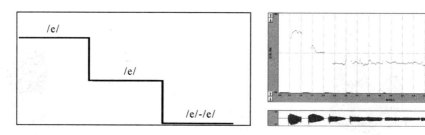

图 5-3-9   降低音调的训练（3）

（4）利用图片（见图5-3-10），分别用韵母 /ɑ/、/e/、/u/ 发音，在每个韵母前加 /h/ 音，从高音调开始，逐渐下降到低音调。发声应该舒适、松弛、柔和。以较快的速度重复上述训练，听起来像在大笑一样，分别用不同的韵母加上 /h/ 进行练习。

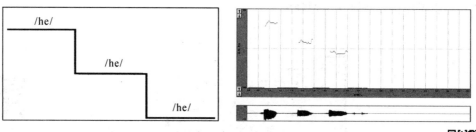

图 5-3-10   降低音调的训练（4）

（5）利用图片（见图5-3-11），用单、双、三音节词进行降调练习。分别在 do、re、mi 或低、中、高不同的音调上发单、双、三音节词。在患者能够自如地在三个不同音调上发单、双、三音节词时，增加难度，将梯度变为五级，从而更加细化地进行音调下降梯度练习。

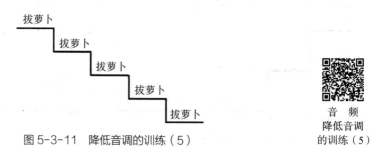

图 5-3-11   降低音调的训练（5）

（6）利用图片（见图5-3-12），通过每说一个字降低一个音调的方式，将说话的音调由高逐渐降低。注意两个字之间言语基频的下降幅度不宜过大，逐渐地降低音调说完整个句子。

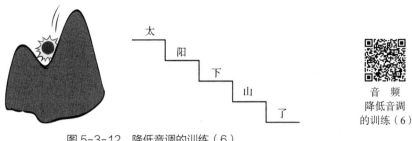

图 5-3-12 降低音调的训练（6）

音 频
降低音调
的训练（6）

（三）建立目标音调

（1）对于音调过高的患者，使音调降低到最低音调之后，将音调抬高 2 ~ 3 个音级，便是合适患者的目标音调。对于音调过低的患者，使音调升高到最高音调之后，将音调降低 2 ~ 3 个音级，便是合适患者的目标音调。

（2）用目标音调进行无意义音节的发音。要求能够比较自然地运用目标音调，从连续发较短的音直到发较长的音。如：/ya/–/ya/–/ya/–/ya/–/ya/–/ya/……。

（3）用目标音调进行有意义的词语发音。要求能够比较自然地运用目标音调，发较多较长的音。如："鸭妈妈和鸭妹妹"等。

（四）增加音调变化

（1）利用图片（见图 5-3-13），以目标音调为基准，进行升降调或降升调训练。理解升降调或降升调的意义。

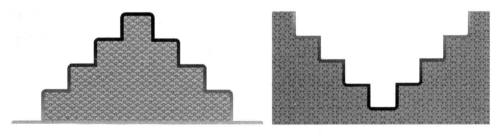

图 5-3-13 增加音调变化的训练（1）

音 频
增加音调变化
的训练（1）

（2）利用图片（见图 5-3-14），以目标音调为基准，用 /mi/、/bi/ 进行逐步升调、逐步降调、逐步升降调或降升调训练。在训练的过程中，逐渐增加音节个数。

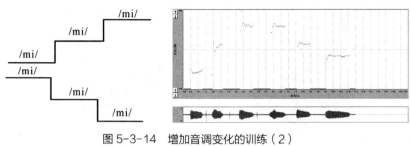

图 5-3-14　增加音调变化的训练（2）

（3）利用图片（见图 5-3-15 和图 5-3-16），以目标音调为基准，根据患者能力，用 /mo/、/bo/、/la/、/mola/、/bola/ 进行音节个数较多较长的升降调或降升调训练。（图片以 /mo/ 为例，可用 /bo/、/la/、/mola/、/bola/ 进行替换练习）。

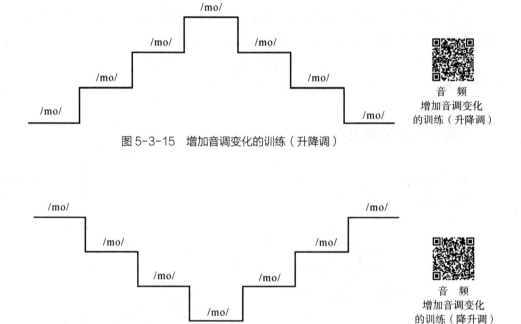

图 5-3-15　增加音调变化的训练（升降调）

图 5-3-16　增加音调变化的训练（降升调）

（五）提高音调连续变化能力

音调的连续变化是语言的重要组成部分，它使得一种语言不同于其他语言。汉语是一种声调语言，音调之间变化很大。同样的词语加上不同的声调后，就能表达不同的含义。缺少音调的变换或者音调变换错误，都会造成信息传达错误。以下是加强音调变化能力的训练。

（1）利用图片（见图 5-3-17），进行音调抬高变化的感知和体会。并用韵母辅以上扬的手势进行。

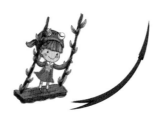
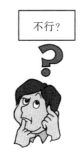

音　频
提高音调连续
变化能力（1）

图 5-3-17　提高音调连续变化能力（1）

（2）利用图片（见图 5-3-18），进行音调降低变化的感知和体会。并用韵母辅以下降的手势进行。

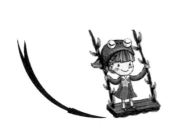
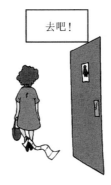

音　频
提高音调连续
变化能力（2）

图 5-3-18　提高音调连续变化能力（2）

（3）利用图片（见图 5-3-19），进行双重转换音调的训练，一个上升的音调紧跟着一个降调。并且用韵母辅以先上后下的手势进行。

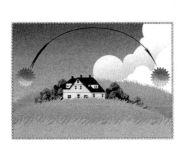
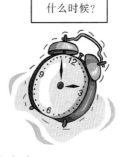

音　频
提高音调连续
变化能力（3）

图 5-3-19　提高音调连续变化能力（3）

四、实时视听反馈技术：音调训练

（一）音调感知

言语治疗师在为患者进行音调异常的矫治前，应先让患者建立音调概念。在建立音调概念的游戏中，利用患者的听觉和视觉，通过让患者听到、看到自己的音调变化对卡通人物动作的影响，并通过音调变化诱导来认识音调。可用不同的游戏反复让患者体会音调，逐渐建立起音调与卡通人物之间的对应关系，熟悉音调的概念，进而让患者能在游戏中尝试着改变自己的音调，音调感知可以采用言语矫治仪完成。

图中箭头的变化代表音调的变化。以"飞车"游戏为例（见图5-3-20），飞车飞行的高度和音调成正比。患者的音调越低，飞车飞得就越低（见图A）；音调越高，飞车飞得也就越高（见图B）。也可采用"袋鼠"游戏（见图5-3-21），袋鼠的升降代表音调的升降。

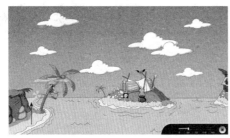

A. 音调低时，飞车飞得低   B. 音调升高，飞车飞得高
注：利用言语矫治仪进行训练。

图5-3-20   "飞车"游戏（飞车飞行的高度和音调成正比）

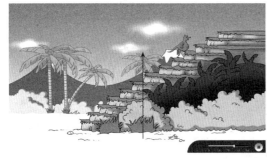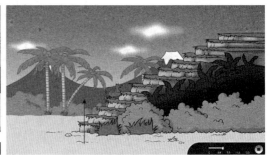

A. 音调高时，袋鼠爬得高   B. 音调降低，袋鼠爬得低
注：利用言语矫治仪进行训练。

图5-3-21   "袋鼠"游戏（袋鼠爬得的高度和音调成正比）

如图5-3-22所示，左图中这条斜线和右图中曲线的作用就是诱导患者按照线条的模式来调整自己音调的高低。左图斜线代表升调训练，右图折线代表升降调训练，从而让患者更清楚地认识音调。这种直观的训练方式尤其适用于听力障碍患者，视觉的反馈

补偿了听觉的不足。

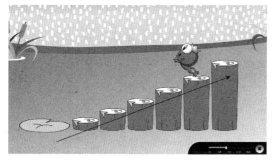 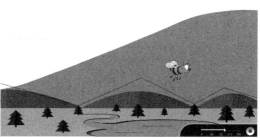

A. 背景中的斜线诱导升调发声　　　　　　　　B. 背景中的曲线诱导升降调发声

注：利用言语矫治仪进行训练。

图 5-3-22　通过画面中鲜明的线条诱导患者调整音调

很多嗓音言语疾病患者，尤其当他存在听力障碍时，由于体验不到周围人群说话时的音调变化，他就没有音调变化的模仿对象；同时，由于听觉言语反馈的缺失，患者无法依靠听觉反馈来调整自己的音调变化。而游戏的设计正好弥补了患者的这种缺陷。

言语治疗师也可以将音调认识与前面讲到的音调训练结合起来。例如，在"划船"游戏（见图 5-3-23）中，患者起初在习惯音调（初始较低音调，即图 A 中箭头）水平数数，通过训练后逐渐小步递进提高到合适的自然音调。两只小熊会随着患者音调的变化在大河里划船。通过这些训练方式，一方面增加了患者训练的兴趣；另一方面，患者通过观察卡通人物的动作来调整自己的音调，从而建立起音调的概念。

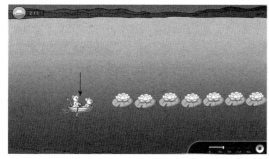

A. 荷花在较低音调对应的音阶　　　　　　B. 荷花在较高音调对应的音阶

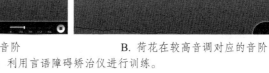

注：利用言语障碍矫治仪进行训练。

图 5-3-23　划船游戏（建立新的音调）

（二）提高音调

音调矫治的目的，就是通过训练使得个体的习惯音调接近于相同性别和年龄段正常人群的自然音调。采用言语矫治仪进行音调训练时，也要遵循小步递进、分阶段、分步骤原则。首先，要根据患者的音调水平确定训练的起点和目标；其次，根据患者调控音调的能力来设置音调升降的斜率；再次，决定目标实现的步骤；最后，设置音调训练模式。以图 5-3-24 升调训练为例，图 A 所示的是一种较容易的训练模式，起点较低，斜率较小，战斗机只要从低到高把障碍物依次消灭就可以获得胜利。相比图 A，图 B 的起点和斜率都提高了，且起点和升幅都增加了 20 Hz，难度较大。

如果患者不太容易成功，言语治疗师就要从起点和斜率两个角度重新设置训练模式：斜率不变，将起点频率增加（见图 C）；或起点不变，将斜率增加（见图 D），并让患者分别尝试这两种模式，哪一种模式更容易完成，就先用哪一种模式。总之，训练模式要适合于患者。设置难度的原则以患者通过多次尝试能够完成游戏，但又不是一次就能轻易通过为宜。

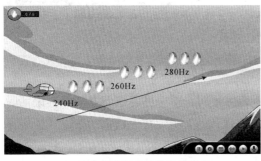
A. 适合患者初期的较容易模式

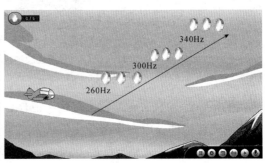
B. 起点和上升斜率都升高的较困难模式

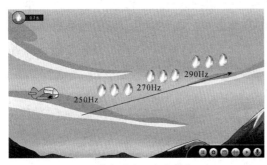
C. 斜率不变，起点增加

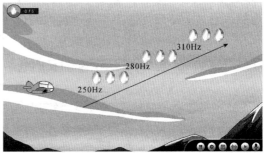
D. 起点不变，斜率增加

注：利用言语矫治仪进行训练。
图 5-3-24 "战斗机"游戏（升调训练）

视 频
"战斗机"
游戏

（三）降低音调

音调过高的患者，可以用升降调模式来进行降调训练，这可采用言语矫治仪来完成。如图 5-3-25 所示，在"小天使"游戏中，小天使要摘下天空中的 9 颗星星。小天使的飞行路线由患者的音调决定：音调上升，小天使要向上飞行；音调下降，小天使就往下飞行，且星星的排列呈逐渐向下的趋势，因此，为了顺利摘下所有的星星，患者必须逐渐降低音调。与升调训练一样，患者声音音调的模式由言语治疗师根据需要进行调整。调整的主要参数有音调的起始位置和音调的下降幅度。以一名 8 岁女孩的降调训练为例，她的言语基频为 370 Hz，经 ICF 转换得知，其相对年龄为 5 岁，音调及音调控制能力存在中度损伤。首先，言语治疗师要为其设置训练模式，可以将音调最高点设置为

390 Hz，下降幅度为 20 Hz（见图 A）。这种设置比较接近于该患者现有的言语基频，这样，她可以比较顺利地通过此项训练。然后，言语治疗师要根据患者的具体情况设置难度较大的模式（见图 B），将音调最高点降为 370 Hz，终点音调为 340 Hz，下降幅度为 30 Hz，再让患者尝试。如果通过，则设置更高一级的模式，否则，再降低难度。

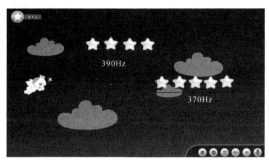 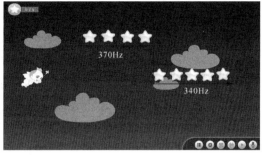

A. 下降幅度为 20 Hz　　　　　　　　　　B. 下降幅度为 30 Hz

注：利用言语矫治仪进行训练。

图 5-3-25　"小天使"游戏（升降调训练）

视　频
"小天使"
游戏

（四）增加音调变化

一个人的音调应该在一个正常的音调范围内围绕着基频（F_0）进行上下波动，这个音调波动范围体现在统计数据上就是言语基频标准差（F_0SD）。言语基频标准差反映了言语基频的变化能力，过大或过小都是不正常的。当 F_0SD 大于 35 Hz 时，说明基频变化过大，这种言语声听起来感觉不自然。当 F_0SD 小于 20 Hz 时，说明基频变化过小，这种言语声听起来感觉单调无趣。这两种情况都会影响到患者真实感情和思想的表达，需要及时地进行治疗。音调控制能力训练的目的，是让患者异常的言语基频变化控制在正常的范围之内。音调控制能力的游戏对于提高音调的控制能力效果较好。在这些游戏中，言语治疗师可根据患者的需要设置言语基频变化范围。如果患者的言语基频变化范围在预先设置的范围之内，游戏就能获得成功；如果不在该范围内，游戏则会失败。因而可以通过控制基频的变化范围来帮助患者提高音调控制能力。

可以采用言语矫治仪进行音调控制训练，以"小恶魔"游戏为例（见图 5-3-26），首先要根据患者的现有音调水平设置音调上限和音调下限，如果患者的音调超过上限，就会碰到炸弹；如果超过下限，也会碰到炸弹。小恶魔只能在上限和下限之间穿过。患者发声，小恶魔就运动；不发声，小恶魔就静止。小恶魔行走的高度取决于患者声音音调的高低，两者之间成正比。如果患者的音调在设置的范围内，那么小恶魔就能顺利躲避炸弹（见图 A），同时和自己的小伙伴相遇（见图 B）。如果音调低于设置下限，则小恶魔就会碰到下限的炸弹（见图 C）；如果音调高于设置上限，则小恶魔就会碰到上限的炸弹（见图 D）。

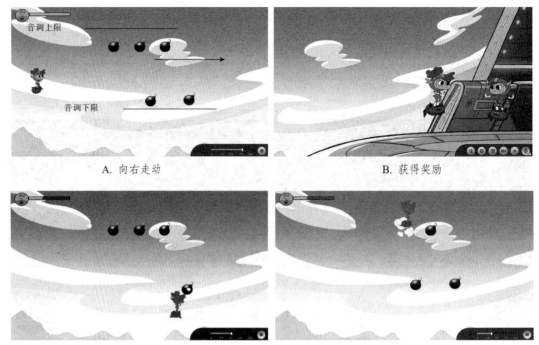

A. 向右走动　　　　　　　　　　　B. 获得奖励

C. 音调太低　　　　　　　　　　　D. 音调太高

注：利用言语矫治仪进行训练。

图 5-3-26　"小恶魔"游戏（音调控制能力训练）

视　频
"小恶魔"
游戏

　　由此可见，选择适合患者音调水平的上限和下限尤其重要。训练初期，可以将范围设置得相对较宽，随着患者音调控制水平的提高，可逐渐缩小范围。以一名基频变化幅度较大的患者（$F_0SD = 45\ Hz$）的音调控制能力训练为例，言语治疗师选择了"空战"游戏（见图 5-3-27）。

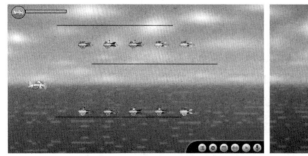

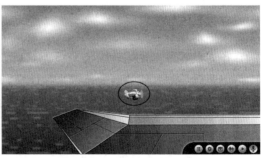

A. 音调在正常范围之内　　　　　　　B. 获得奖励

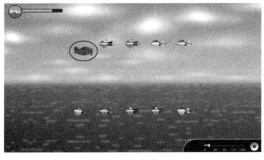

C. 音调太高

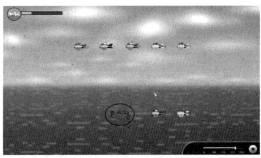

D. 音调太低

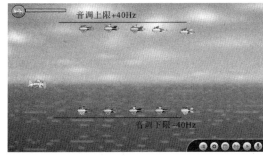
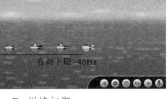

E. 训练初期

F. 训练一段时间后，调整上下限

注：利用言语矫治仪进行训练。

图 5-3-27　"空战"游戏（音调控制能力训练）

视　频
"空战"游戏

　　大黄战斗机代表患者的音调，排列在两排的小战斗机代表音调的上限和下限。如果患者的音调处于上、下限范围之内，大黄战斗机就可以从两条线之间顺利飞过（见图 A），并成功降落在轮船上（见图 B）。如果患者的音调高于所设定的上限，大黄战斗机就会撞到其他的小战斗机（见图 C）；如果低于所设定的下限，大黄战斗机也会与其他小战斗机相撞（见图 D）。在治疗初期，言语治疗师给患者设定了范围较广的上、下限，在正常基频变化范围的基础上，将上限升高 40 Hz、下限降低 40 Hz。在游戏中，这就表现为各种小型战斗机组成的两条线之间的距离变宽了（见图 E）。在此范围内，患者通过该区域的成功率就大大增加了。经过一段时间训练后，将音调的上、下限在 40 Hz 的基础上分别向正常值靠近 10 Hz（见图 F）。以此类推，当患者通过一定范围的音调区域时，言语治疗师应该将音调变化的范围朝着正常水平的方向调整。当患者通过正常音调范围的游戏时，说明患者已经能够很好地控制自己声音音调的变化。

　　图 5-3-28 中的两个音调训练模式可以帮助患者进行增加音调变化训练。图 A 所示的游戏，可以提高患者音调的变化能力。朝右飞行的宇宙飞船代表患者的音调，两排的陨石代表患者要避开的音调，患者音调的高低决定着宇宙飞船飞行的高度，而宇宙飞船的高度又受其他陨石的影响，宇宙飞船和陨石之间不发生相撞则游戏成功。所以在整个训练过程中，患者需要不断地调整音调的高低来避开这些陨石。图 B 所示的游戏是为了提高患者音调连续变化的能力。直升机代表患者的音调，小火箭代表患者应该发出的目标音调。音调的高低决定直升机飞行的高度。直升机飞行的路线由小火箭组成，被直升机触碰到的小火箭就会变会爆炸，即说明患者可以达到这个音调水平。尽管这两个游戏

的方法不一样，但其目的都是让患者通过实时的视觉反馈来调整自己的音调控制能力。

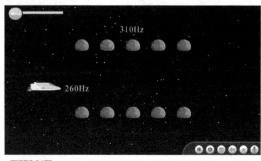

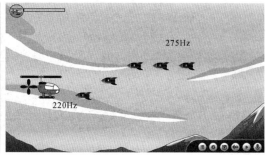

A. 调整音调以避开某个值　　　　　　　　　　　　B. 调整音调以达到某个值

注：利用言语矫治仪进行训练。

图 5-3-28　音调的不同训练模式

视　频
调整音调以
避开某个值

视　频
调整音调以
达到某个值

【案例】

［患者信息］

　　天天，男，5岁4个月，中度自闭症，存在音调过高的问题，呼吸方式正确，目前能说3~4个字的句长。

［周方案］

训练时间	训练目标	主要内容
周一	平均言语基频达 360 Hz	声带放松训练——平调向前，平调旋转；哈欠－叹息法
周二		声带放松训练——降调；哈欠－叹息法
周三		乐调匹配法，寻找习惯音调；降低一个音阶训练
周四		复习咀嚼法，用乐调匹配法，降低两个音阶并维持该音调发音
周五		词语的降调训练

［康复目标］

　　以周四为例。日康复目标为：

　　（1）平均基频达正常值 350 Hz。

　　（2）降低 2 个音阶。

［康复准备］

　　言语障碍测量仪，言语矫治仪，言语重读干预仪；

　　扩大化替代性沟通辅具，咀嚼器，手机键盘，图片，阶梯教具。

［康复前评估］

评估项目	训练前
基频	398.65 Hz
降调级别个数	1
能否维持	不能
降调频率差值	30.25 Hz

［康复过程］

1. 放松训练——声带放松训练、咀嚼法

内容选择：

（1）平调向前打嘟。

（2）降调快速打嘟。

（3）咀嚼法：咀嚼后发 /a/、/wawa/ 等音。

目的：通过打嘟法和咀嚼法放松声带和咽缩肌。

2. 音调感知

（1）通过阶梯模型，使学生感知音调可高可低。

（2）通过言语矫治仪的"飞车"游戏，利用患者的听觉和视觉，帮助患者建立起音调的概念。

（3）通过手指按压法，使患者的音降下来。

3. 降低音调训练

（1）学生跟着琴键向下降低两个音阶训练，并用言语重读治疗仪软件（S6）让学生模仿并监控。

（2）哼唱乐调。

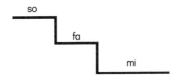

（3）哼唱后发单元音。

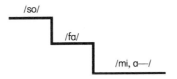

（4）哼唱后发单音节 /ya/，结合言语矫治仪（S2）游戏。

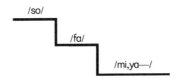

4. 维持低音调的发音

（1）哼唱后数数，利用 S6 进行监控。

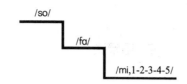

（2）音节练习：

① 哼唱音节；

② 唱出单元音 /a/、/i/、/u/，利用 S6 进行监控；

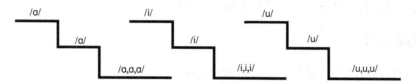

③ 利用图片，结合言语矫治仪（S₂）游戏，发单音节词，利用 S6 进行监控。

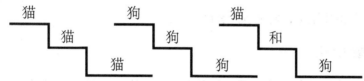

[康复后评估]

评估项目	训练前	训练后
基频	398.65 Hz	351.24 Hz
降调级别个数	1	2
能否维持	不能	能
降调频率差值	30.25 Hz	40.32 Hz

康复后评估结果显示，患者音调有了明显的下降，初步建立了正常的目标音调，训练过程比较有效，达到康复目标。

响度异常的矫治

在发声放松训练的基础上，响度异常的矫治由用力搬椅法、掩蔽法、碰撞法、响度梯度训练法四种矫治方法，及现代化康复技术组成。响度异常分为响度过强、响度过弱、响度单一和响度变化过大四种类型。[①] 因此，响度异常的矫治也可从这四方面着手，在诊断明确的基础上，开展有针对性的治疗。

在进行具体治疗之前，患者必须意识到自身存在的响度问题。部分患者因为习惯了以特定的响度水平说话，自己意识不到这是问题，在这种情形下，想要改变响度是非常困难的。针对这样的患者，听觉反馈和自我监控的持续性训练非常重要，它能够有效地改善响度异常的问题。

一、用力搬椅法

用力搬椅法[②]是指让患者坐在椅子上，在用力上拉椅子的同时发音，来增加其言语的响度。主要适用于响度异常，也适用于软起音。其训练步骤如下。

（一）用力搬椅动作练习

治疗师演示用力搬椅的动作：坐在一把椅子上，双手抓住椅子，向上用力搬椅子，然后突然加大力气，想象把自己"搬"起来，如图 5-4-1 所示。

---

① 黄昭鸣，杜晓新. 言语障碍的评估与矫治 [M]. 上海：华东师范大学出版社，2006：47.
② 孙韡郡，施雅丹，黄昭鸣，杜晓新. 发声障碍的促进治疗 [M]. 上海：华东师范大学出版社，2011.3.

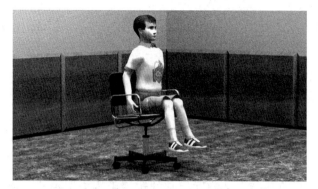

图 5-4-1   用力搬椅动作练习

（二）用力搬椅时发单元音

边做动作边发单元音，注意在搬椅的过程中突然加大力气，同时提高声音响度。

（三）用力搬椅时发双元音

边做动作边发双元音，注意在搬椅的过程中突然加大力气，同时提高声音响度。

（四）用力搬椅时从元音过渡到词语

当患者能很好地完成上面的动作和发音时，让他在向上搬椅的过程中说元音，然后在突然用力的同时提高响度说含有该元音的词语。

（五）用力搬椅时说词语

去掉过渡元音，直接说词语。注意在突然用力的同时大声说词语，但要避免出现硬起音。可逐渐增加词语难度。

（六）逐渐加大力气的同时发音

对于响度过低，但不存在软起音的患者，则让其在搬椅时逐渐加大力气，同时提高响度发音，以逐渐提高患者的言语响度。

（七）自然发音

让患者不再依靠用力搬椅的动作辅助，自然响亮地发音。

二、掩蔽法

掩蔽法 ① 是指让患者在背景声条件下进行发音，并通过调节背景声的大小，使患者不自觉地提高声门下压及声带闭合能力，从而增加响度。主要适用于响度异常。其训练步骤如下。

（一）选择适当的背景声进行掩蔽

利用图片，向患者解释在有外界噪声干扰的情况下说话，响度会增加。利用不同图片代表不同类型的声音，给患者听不同类型的声音，包括音乐声、自然声、噪声。

（二）持续掩蔽时发音

戴上耳机，治疗师随机选择一种声音或根据患者喜好选择一种声音，调节背景声响度，使其在患者原有的响度水平上增加 6 dB 或其倍数。持续给背景声，并让患者发音。

（三）间断掩蔽时发音

治疗师采用间断给声的方式，使背景声时有时无，同时让患者发音，要求患者不管是否有背景声，其发音响度都保持不变。给声时逐渐增加无背景声的时间，有背景声的时间长短和时间间隔随机，背景声的响度和种类也随机。发音材料选择无意义音。

（四）无掩蔽时发音

撤去掩蔽声，让患者在无背景声的环境下发音。可去静音室或选择降噪效果较好的耳机创造较稳定的静音环境。给声时逐渐增加无背景声的时间，有背景声的时间长短和时间间隔随机，背景声的响度和种类也随机。发音材料选择单音节词。

三、碰撞法

碰撞法 ② 是指通过滚球撞物，在球撞物的瞬间突然增加响度发音，来提高患者的声

---

① 孙韡郡，施雅丹，黄昭鸣，杜晓新.发声障碍的促进治疗 [M].上海：华东师范大学出版社，2011.3.
② 孙韡郡，施雅丹，黄昭鸣，杜晓新.言语矫治手册发声障碍的促进治疗 [M].上海：华东师范大学出版社，2011.3.

音响度及其控制能力。主要适用于响度过低。其训练步骤如下。

（一）碰撞动作要领的学习

讲解并示范滚球撞瓶的动作：将小球滚向一个瓶子，并撞倒它，让患者学会该动作，如图 5-4-2 所示。

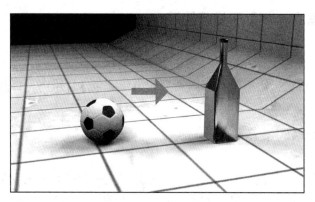

图 5-4-2   碰撞动作要领的学习

（二）碰撞时发音

让患者滚球撞瓶并发音，球滚动的过程中持续发 /m——/ 音，球撞到瓶时突然增加响度发目标音。球滚动时注意引导患者做好发音的准备。

（三）想象碰撞并发音

让患者边想象滚球撞瓶的过程边发音，在想象滚球的过程中持续发 /m——/ 音，球撞瓶的瞬间突然增加响度发目标音。

（四）迁移训练

利用其他类似的碰撞动作或场景进行训练。

四、响度梯度训练法

响度梯度训练法是指通过阶梯式响度训练提高或降低患者响度，增强患者控制响度的能力。主要适用于响度异常。[①] 其训练步骤如下。

（一）增加响度

（1）用通俗的语言讲解或者示范五级不同响度的声音。使患者能够识别五级响度水平，并且明确这五级响度由弱到强的变化关系。

（2）利用图片（见图 5-4-3），向患者示范响度的增加过程，即从较小的响度变化到较大的响度。根据患者的能力，逐渐增加响度。

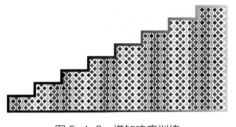

音频
示范响度
的增加

图 5-4-3　增加响度训练

（3）利用图片（见图 5-4-4），选用数字由小到大的递增概念进行增加响度的练习。根据患者能力，确定选取数字的量。

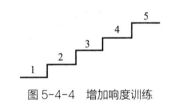

音频
选用数字进行
增加响度训练

图 5-4-4　增加响度训练

（4）利用图片（见图 5-4-5），选用不包括塞音的词语或短句进行发音，避免硬起音现象的出现。每发一个多音节词时，逐渐增加响度。可以利用动物数量的增多来练习，响度随着数量的增多而增加。

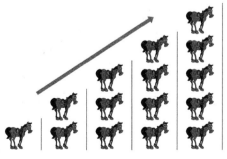

音频
选用词语进行
增加响度训练

图 5-4-5　增加响度训练

---

① 黄昭鸣，白银婷，罗朝龙 . 响度梯度训练法矫治听障儿童响度低下障碍的个案研究 [J]. 中国听力语言康复科学杂志，2010（4）：63-65.

（二）降低响度

（1）用通俗的语言讲解或者示范五级不同响度的声音。使患者能够识别五级响度水平，并且分清这五级响度由强到弱的变化关系。

（2）利用图片（见图5-4-6），向患者示范响度的降低，即从较大的响度变化到较小的响度。根据患者的能力，逐渐降低响度。

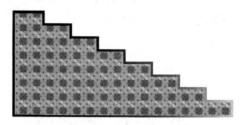

图5-4-6 降低响度训练

音 频
示范响度减小

（3）利用图片（见图5-4-7），选用数字由大到小的递减概念进行降低响度的练习。根据患者能力，确定选取数字的量。

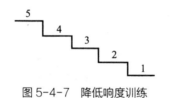

图5-4-7 降低响度训练

音 频
运用数字进行
降低响度训练

（4）利用图片（见图5-4-8），选用不包括塞音的词语或短句进行发音，避免硬起音现象的出现。每发一个多音节词时，逐渐降低响度。可以利用动物数量的减少来练习，响度随着数量的减少而降低。

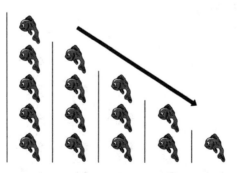

图5-4-8 降低响度训练

音 频
选用词语进行
降低响度训练

（三）控制响度的变化

（1）利用图片（见图5-4-9），向患者解释响度变化的意义，即能够自如地改变响度。根据情境的需要，增加或降低响度。

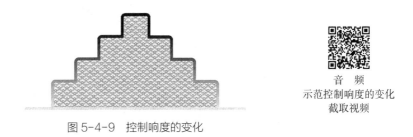

图 5-4-9 控制响度的变化

（2）利用图片（见图 5-4-10），一口气依次发以下音，伴随"开心地大笑"，并逐行增加或降低响度，使呼吸动力稳固持久；同时，有效地利用呼出的气流，从而使发音轻松自然。

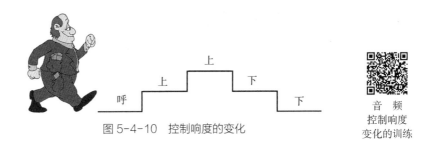

图 5-4-10 控制响度的变化

五、实时视听反馈技术：响度训练

（一）响度感知

响度是一个抽象概念，不容易被人理解，当要求患者大声或小声说话时，患者常常感到难以理解从而不能完成任务，言语治疗师可能也对此束手无策。低年龄或有听力损失的患者对响度的概念更是难以理解。因此在发声诱导仪中，用某种物体的大小来代替声音的大小。如果声音的响度越大，物体体积就越大；响度越小，物体体积也就变得越小。

可以采用言语矫治仪完成响度感知，例如，用"大楼"游戏来帮助患者建立响度的概念，如图 5-4-11 所示，大楼代表响度，大楼亮灯的层数与声音响度成正比。未发音时，整栋大楼的灯是熄灭的（见图 A）。当患者发音时，声音响度越大，亮灯的楼层越多（见图 B）；声音的响度越小，亮灯的层数也就越小（见图 C）。言语治疗师也可以反复播放同一个声音，让患者边听声音边看动画，感受楼层亮灯与声音响度之间的关系。只要患者意识到两者的关系，理解响度概念就会相对容易一些。

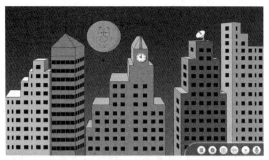

A. 未发音之前，整栋楼的灯是熄灭的

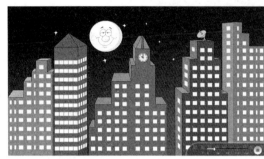 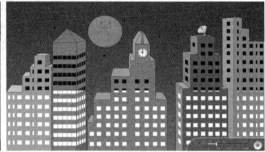

B. 声音响度大，亮灯的楼层越多　　　　　C. 声音响度小，亮灯的楼层越小

注：利用言语矫治仪进行训练。

图 5-4-11　"大楼"游戏（大楼亮灯的层数与声音响度成正比）

视　频
"大楼"游戏

　　为了让患者更好地理解响度的概念，言语治疗师也可以让患者在多个游戏中反复观察和尝试。例如，可以用"狮子"游戏。在此游戏中，狮子嘴巴和鬃毛张开的幅度代表了声音响度的变化（见图 5-4-12），声音响度越大，狮子嘴巴和鬃毛张开的幅度就越大［见图 5-4-12（A）］；反之，亦然［见图 5-4-12（B）］。还可以用"小兔子"游戏，在此游戏中，用小兔子跳跃的高度代表声音响度的大小（见图 5-4-13），声音响度大，小兔子跳得就高［见图 5-4-13（A）］；声音响度小时，小兔子跳得就低［见图 5-4-13（B）］。还可选择"温度计"游戏（见图 5-4-14），温度计的度数与声音响度成正比。声音响度大，温度计的度数就高［见图 5-4-14（A）］；声音响度越小，温度计的度数就低［见图 5-4-14（B）］。

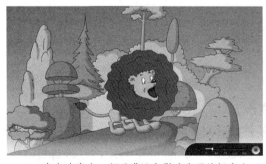 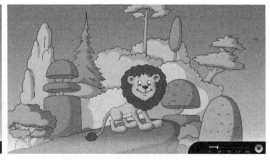

A. 声音响度大，狮子嘴巴和鬃毛张开的幅度大　　　B. 声音响度小，狮子嘴巴和鬃毛张开的幅度小

注：利用言语矫治仪进行训练。

图 5-4-12　"狮子"游戏（狮子的动作幅度代表声音响度的大小）

视　频
"狮子"游戏

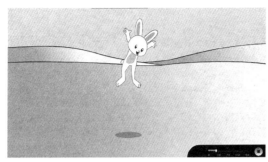
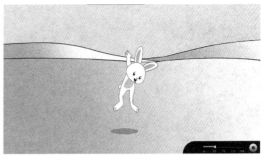

A. 声音响度大，小兔子跳得高　　　　　　B. 声音响度小，小兔子跳得低

注：利用言语矫治仪进行训练。

图 5-4-13 "小兔子"游戏（小兔子跳跃的高度与声音响度成正比）

视 频
"小兔子"游戏

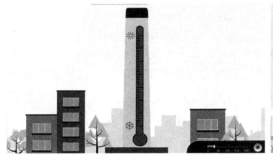
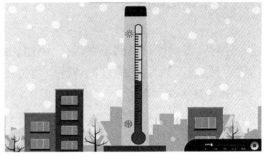

A. 声音响度大，温度计的度数高　　　　　　B. 声音响度小，温度计的度数低

注：利用言语矫治仪进行训练。

图 5-4-14 "温度计"游戏（温度计的度数与声音响度成正比）

视 频
"温度计"游戏

　　为了强化患者对响度的感知，言语治疗师可以录下患者本人和响度正常的声音，通过反复播放录音，让患者通过观看物体大小的变化来认识自身存在的响度异常问题，为下一步的言语矫治打好基础。例如，听障儿童由于听力存在不同程度的损失，无法正确感知声音的响度，从而导致说话时的响度太强或太弱，但他们的发声系统多数是正常的，即不存在器质性或神经性病变。在对此类患者进行响度异常的矫治之前，需要先进行响度感知训练。

　　以一名感音神经性聋患儿的言语响度过大问题为例，言语治疗师可以录下同龄的、响度正常儿童的声音，与该患儿的声音进行对比。指导患儿利用视觉通道意识到自己响度方面存在的问题。在如图 5-4-15 所示的"河豚"游戏中，言语治疗师依次播放患儿和响度正常儿童的声音。播放响度正常儿童的声音时，河豚肚子鼓起来的幅度比播放患者声音时的幅度小。通过视觉补偿，患儿就可以理解自己声音的响度问题。在建立了这样的认识之后，患者就会通过自身的视觉感受来调整其声音响度的大小，从而让患者建立起对响度的概念。在接下来的治疗中，患者就可以进行有目的的发音，使自己在发音时，河豚的肚子鼓起来的程度与正常儿童发音时的响度相当。当患儿成功地发出较为接近正常响度的声音时，言语治疗师应该及时给予奖励，鼓励患儿更多地发出此响度水平的声音，并最终养成使用此响度水平发音的习惯。

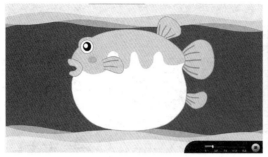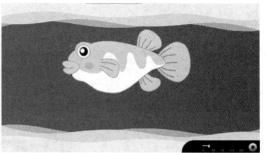

　　A. 声音响度大，河豚肚子变鼓的幅度大　　　　B. 声音响度小，河豚肚子变鼓的幅度小

注：利用言语矫治仪进行训练。

图 5-4-15　　"河豚"游戏（河豚肚子鼓起来的幅度与声音响度成正比）

视　频
"河豚"游戏

（二）增加响度

　　针对言语响度过弱的患者，在其对响度概念有了一定的认识后，就可以采用言语矫治仪对其进行增加言语响度的训练。通过各种有趣的实时视听反馈游戏，以患者现有的响度水平为基点，遵循小步递进的原则（以每次增加 3 dB 为宜），经过多阶段和多步骤的训练来逐步提高患者的响度，最终使患者的响度达到正常的水平。在训练过程中，要根据矫治效果调整训练进程和目标。在增加响度的游戏中，把增加响度训练与视觉向上诱导相结合。

　　以一名 7 岁、言语响度过弱的患者为例，他平时说话的平均响度为 56 dB，而言语交谈时的正常响度水平应该在 65～80 dB 之间，所以至少应让患者的响度提高到 65 dB。如果训练目标直接设为 65 dB，那么该患者几乎不可能成功地完成任务，而且还会对训练产生反感情绪。为此，言语治疗师应遵循小步递进原则，将训练目标分为三个阶段。第一阶段目标设置为 58 dB，第二阶段为 62 dB，第三阶段为 65 dB。

　　在训练过程中，为了调动患者训练的积极性，在训练的每一阶段都可选用不同的游戏，同一阶段也可选用不同的游戏。但难度梯度应遵循由易到难的顺序例如，第一阶段选用了"生日"游戏（见图 5-4-16），本游戏是让小猴吹灭蜡烛，吃蛋糕。吹蜡烛的风力取决于儿童发音的响度水平，只有当儿童的声音响度逐步达到预设值 58 dB 时，小猴才能吹灭蜡烛，吃到蛋糕。未发声时，所有的蜡烛全部亮着（见图 A），开始发声了，蜡烛开始晃动，响度小，风力小，就不能吹灭蜡烛（见图 B）；响度大，风力大，就能瞬间把蜡烛吹灭（见图 C）；响度达到设定值 58 dB 时，蜡烛被吹灭，小猴吃到蛋糕，并获得到动画奖励（见图 D）。

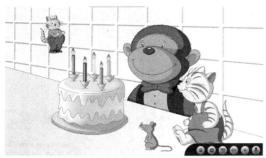

A. 等待发音状态

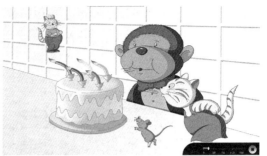

B. 响度小，蜡烛开始晃动但是吹不灭

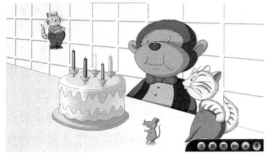

C. 响度大，蜡烛瞬间被吹灭

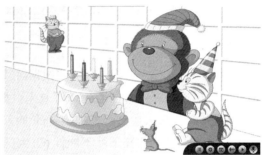

D. 响度达到预定值后，获得动画奖励

注：利用言语矫治仪进行训练。

图 5-4-16　"生日"游戏（增加响度的训练）

视　频
"生日"游戏

　　在达到第一阶段的训练目标后，可进行第二阶段的训练。这时可选用另一个游戏，例如，"大力士"游戏（见图 5-4-17）。大力士用力的大小与儿童发声的响度成正比（见图 A）。当声音响度达到预定目标值时，大力士就能踩扁红木墩（见图 B）。而在如图 5-4-18 所示的"热气球"游戏中，声音的响度与热气球飞行的高度和变大的幅度成正比（见图 A）。当声音的响度达到预设值时，热气球就能飞到空中去（见图 B）。

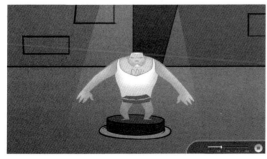

A. 响度小，大力士踩不动红木墩

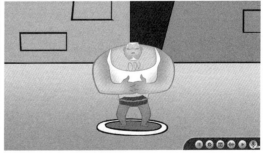

B. 响度达到预定值，大力士把红木墩踩扁了

注：利用言语矫治仪进行训练。

图 5-4-17　"大力士"游戏（响度达到预定值后，大力士就能踩扁红木墩）

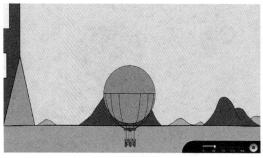 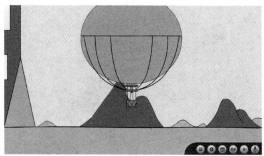

A. 响度小，热气球飞不走　　　　　　　　　B. 响度达到预定值，热气球飞到空中

注：利用言语矫治仪进行训练。

图 5-4-18   "热气球"游戏（响度达到预定值后，热气球飞到天空中）

视　频
"热气球"游戏

　　到第三阶段时，患者已经能够根据游戏结果来调整自己的声音响度了。此时，言语治疗师就可以让患者自己监控训练效果。如图 5-4-19 所示，言语治疗师可以让患者用"长颈鹿"游戏来监控自己增加响度的训练效果。在发 /ɑ-ɑ-A-A-A/ 过程中，如果患者响度较弱，长颈鹿的脖子就不能伸长，吃不到果子（见图 A）；如果响度增大并达到预设值水平，长颈鹿就把脖子伸得长长的，一口吃到果子（见图 B）。患者通过动画就可以看到自己声音响度提高的过程（见图 A 和图 B 中的蓝色箭头），同时也可以增加患者的成就感，提高其训练的积极性，并达到目标矫治效果。

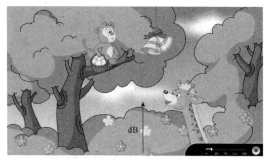 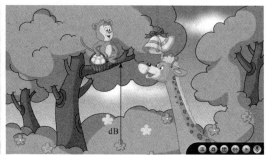

A. 响度小，长颈鹿吃不到果子　　　　　　　B. 响度变大，达到预定值，长颈鹿吃到果子

注：利用言语矫治仪进行训练。

图 5-4-19   "长颈鹿"游戏（响度由弱到强的训练与吃果子游戏相结合）

视　频
"长颈鹿"游戏

　　注意：① 在训练发声之前，作为准备工作，言语治疗师应让患者做声带放松训练。同时结合呼吸训练，让患者在发声之前吸入尽可能多的空气，以维持足够的声门下压；② 在训练的开始阶段，言语治疗师应将游戏的目标响度设置在患者现有的水平，以提高患者的成功率，从而提高患者训练的积极性。正式开始训练时，言语治疗师也可以先将游戏的目标响度值设置为 56 dB 或 57 dB。当患者能够较为轻松地通过这个难度的训练时，言语治疗师可以将目标响度值设置为 58 dB。训练进度的快慢视患者的训练效果而定。

（三）降低响度

降低响度的训练也可以采用言语矫治仪进行，以动画游戏的形式来进行训练。如图 5-4-20 所示，在"降落伞"游戏中，降落的运动具有视觉向下诱导的功能，在图 5-4-21 所示"南瓜"游戏中，南瓜的形状具有视觉聚焦诱导的功能（见图 A 和图 B 中的红色箭头）。

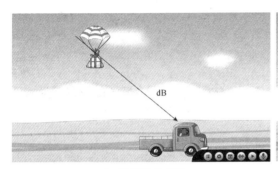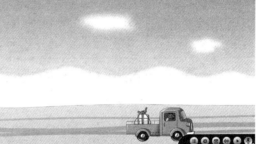

A. 逐渐降低响度　　　　　　　　　　　B. 降落伞成功降落到卡车上

注：利用言语矫治仪进行训练。

图 5-4-20　"降落伞"游戏（降低响度训练和视觉向下诱导相结合）

视　频
"降落伞"游戏

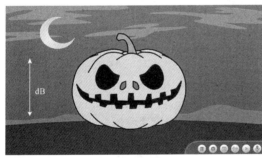

A. 响度大，南瓜就会变大　　　　　　　B. 响度小，南瓜就会变小

注：利用言语矫治仪进行训练。

图 5-4-21　"南瓜"游戏（降低响度训练和视觉聚焦诱导相结合）

视　频
"南瓜"游戏

降低响度训练同样遵循小步递进、分阶段、分步骤的原则（以每次降低 3 dB 或 6 dB 为宜）。言语治疗师要根据患者的现有水平决定训练目标。如果响度每次降低 3 dB 超过了患者的能力所及，则可以 1 dB 或 2 dB 的间隔来降低响度。如果患者平时说话时的最低响度是 90 dB SPL，而言语交谈时的正常声压级水平应该在 65 ~ 80 dB 之间，则响度需降低 10 dB SPL 才达到正常值。

训练时，可使用"缆车"游戏，如图 5-4-22 所示，缆绳从高到低的变化趋势代表着响度由强到弱的变化过程（见图中红色箭头）。随着患者声音响度的降低，缆车逐渐向下滑行（见图 A）。响度降得越低，缆车的位置就越低，越接近游客（见图 B），当其声音响度下降到预设的目标值，缆车就能接到游客，这是一种游戏奖励（见图 C）。

为了增加训练的趣味性，言语治疗师还可以选择"电梯"游戏（见图 5-4-23）。随着患者响度的降低，电梯会向下运动（见图 A）。如果患者能成功地将其响度降低到预设目标水平，电梯就能成功地下到一楼（见图 B）。如果患者三次均能成功地通过此项游戏，说明降低响度的训练有效。

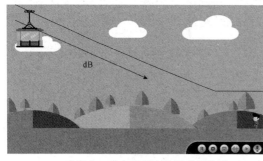

A. 响度大，缆车停留在缆绳高的位置   B. 响度下降，缆车顺着缆绳滑下来

视　频
"缆车"游戏

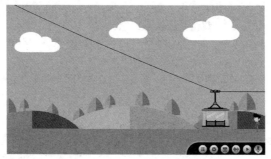

C. 响度降低至预定值时，缆车接到游客
注：利用言语矫治仪进行训练。

图 5-4-22 　"缆车"游戏（降低响度训练和视觉向下诱导相结合）

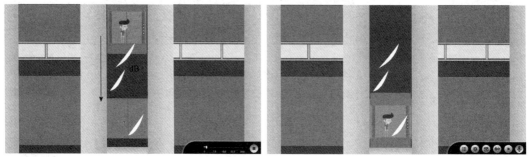

注：利用言语矫治仪进行训练。
图 5-4-23 　"电梯"游戏（降低响度训练和视觉向下诱导相结合）

视　频
"电梯"游戏

如果患者经过多次尝试都不能成功地通过目标响度值为 80 dB 的游戏，则说明此时的训练目标超出了患者的"最近发展区"。为了增加患者训练的信心和积极性，言语治疗师应及时调整目标响度值，例如，将目标响度值设置为 82 dB。这样，患者偶尔也能取得游戏的成功。此外，为了巩固患者在这个水平上的声音响度，言语治疗师还可以选择"采珍珠"游戏（见图 5-4-24），从而始终保持训练的趣味性，并为进行更接近正常响度水平的训练作准备。

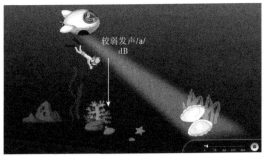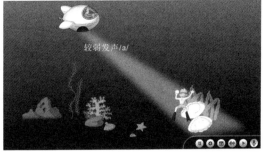

注：利用言语障碍矫治仪进行训练。

图 5-4-24 "采珍珠"游戏（降低响度训练和视觉向下诱导相结合）

视 频
"采珍珠"
游戏

【案例】

［患者信息］

糖糖，女，6 周岁，听力损失为双耳 75 dB，现在双耳佩戴助听器，助听补偿效果尚可，现处于听觉识别阶段。呼吸方式正常，音调正常，响度偏低，平均强度约为 50 dB。

［周方案］

训练时间	训练目标	主要内容
周一	1. 响度达到 60 dB 2. 响度能够稳定控制在正常范围内 3. 在各种环境中能够自然增减响度进行对话	通过颈部放松及声带放松训练，放松喉外肌群及喉内肌群
周二		感知声音的响度变化，采用用力搬椅法结合 S2 响度训练提高响度，使得响度达到 55 dB
周三		通过碰撞法，巩固提高响度的能力，利用掩蔽法逐步调节背景声音的大小，自然提高响度，并控制响度在正常响度范围内
周四		采用响度梯度训练法增加响度的变化能力
周五		通过 S2 中的各种游戏，结合用力搬椅法、碰撞法、掩蔽法、响度梯度训练法巩固响度在正常范围，并实现自然增减

［康复目标］

以周二为例。日康复目标为：

（1）能够感知声音的响度变化。

（2）能够增加响度至 55 dB。

［康复准备］

言语障碍测量仪；

言语矫治仪；

椅子，图片。

［康复前评估］

平均言语强度：50 dB。

[康复过程]

1. 听觉训练

（1）听觉察知训练。

检测助听设备是否正常工作，了解患者现阶段听觉的情况。

（2）听辨声音的大小。

听能感知声音的响度大小。

2. 准备练习

（1）腹式呼吸训练。

缓慢平稳呼气法、快速用力呼气法。

（由于患者响度低下原因为呼吸支持不足，故开展呼吸支持训练。）

（2）声带放松训练。

通过声带放松训练放松整个发声器官甚至颈部肌群。

平调打"嘟"、升调打"嘟"。

3. 结合 S2 进行认知响度的变化

通过简单有趣的动画，以直观视觉反馈感知响度的变化。

结合 S2 中认识响度训练——"小象"游戏，认知响度变化的训练。

操作提示：用小象耳朵的大小代表发声响度的大小。输入的声音大，小象的耳朵变大；声音小，小象的耳朵变小。患者根据小象耳朵的大小认识响度特征。

4. 增加响度训练

（1）利用"用力搬椅法"结合 S2 进行增加响度训练。

通过让患者坐在椅子上，在用力上拉椅子的同时发音，来增加其言语的响度。

（2）结合 S2 中增加响度训练——"消防员游戏"，开展训练。

当患者的声音响度逐步升高时，消防员才能救到宝宝，所以患者必须逐步提高响度，进行增加响度的训练。

[康复后评估]

平均言语强度：55 dB。

康复后评估结果显示，患者言语声强度增加到 55 dB，训练过程有效，达到康复目标。

音质异常的矫治

根据成因的不同，可以有针对性地选择喉部按摩法、咀嚼法、哼鸣法、气泡式发音法、半吞咽法、吸入式发音法、吟唱法等进行音质障碍的治疗，并可以配合采用实时视听反馈技术进行清浊音的训练。[①]

一、喉部按摩法

喉部按摩法是通过按摩患者喉部肌肉或穴位，达到放松喉部肌群目的的一种治疗方法。主要适用于发声时喉部紧张的患者。其训练步骤如下。

（一）按摩甲状软骨后缘

治疗师以拇指和食指置于患者甲状软骨的两侧后缘，以拿法和揉法进行纵向按摩。

（二）按摩舌骨大角处

治疗师以拇指和食指环绕患者的舌骨。两指分别向两侧后方滑动，直到触及舌骨大角。在舌骨大角处进行揉按。

（三）点揉人迎穴

治疗师以双手拇指点揉患者颈前部两侧的"人迎穴"。

（四）点揉水突穴

治疗师以双手拇指点揉患者颈前部两侧的"水突穴"。

---

① 孙韡郡，施雅丹，黄昭鸣，等．发声障碍的促进治疗 [M].上海：华东师范大学出版社，2011.5.

（五）点揉廉泉穴

治疗师以食指或中指点揉患者颏下的"廉泉穴"。

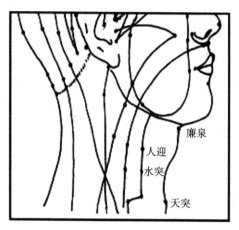

图 5-5-1　穴位示意图

（六）点揉天突穴

治疗师以拇指点揉患者颈前部的"天突穴"。

（七）推拿颈前三侧线

治疗师以双手拇指指腹分别在患者颈前部第一侧线（喉结旁开一分处直下）、第二侧线（第一、三侧线中间直下）和第三侧线（喉结旁开一寸半直下）进行纵向推拿。

（八）拿胸锁乳突肌

治疗师以双手拇指和食指捏拿患者两侧颈前部的胸锁乳突肌。

二、咀嚼法

咀嚼法是指通过做夸张的咀嚼运动，并在做动作的同时柔和发音，以放松发声和构音器官，从而改善嗓音音质的方法。主要适用于发声和构音器官过于紧张的患者，是治疗功能性嗓音疾病（长期用嗓不当所造成的发声功能亢进）"最为轻松自然"的一种方法。其训练步骤如下。

（一）咀嚼动作要领的学习

利用图片（见图 5-5-2），向患者解释咀嚼动作的要领，即在咀嚼的同时，下颌、唇、舌和喉腔都应处于相对放松的状态（可用咀嚼器、饼干或果汁软糖诱导患者进行咀嚼）。

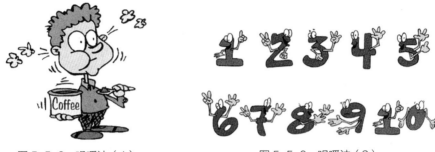

图 5-5-2　咀嚼法（1）　　　　　　　　　　图 5-5-3　咀嚼法（2）

（二）咀嚼的同时发单元音

要求患者咀嚼的同时发单元音 /ɑ/、/i/、/u/，让患者用手指指腹轻触在甲状软骨上，体会到有轻微振动。

（三）咀嚼的同时数数

利用图片（见图 5-5-3），要求患者边咀嚼边数数，数字数量可以逐渐增多。发声时保持轻松的状态，注意音调的变化。

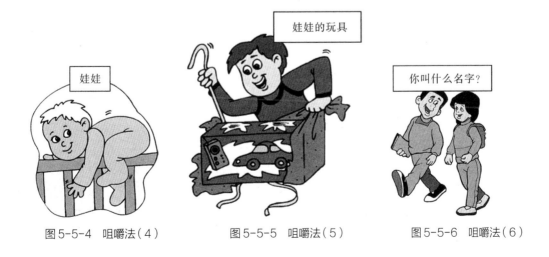

图 5-5-4　咀嚼法（4）　　　图 5-5-5　咀嚼法（5）　　　图 5-5-6　咀嚼法（6）

（四）咀嚼的同时朗读词语

利用图片（见图 5-5-4），要求患者边咀嚼边朗读以 /w/ 开头的词语。在放松状态下发声。

（五）咀嚼的同时朗读短语：

利用图片（见图 5-5-5），要求患者边咀嚼边朗读以 /w/ 开头的短语。在放松状态下发声。

（六）咀嚼的同时交谈

利用主题图片（见图 5-5-6），治疗师设计提问，要求患者边咀嚼边回答，进行简单交谈。

（七）去除咀嚼并自然言语

进行几周大幅度的咀嚼发音训练后，逐渐减小咀嚼的幅度，恢复下颌部的正常运动。可利用主题图片等辅助工具，治疗师设计提问，要求患者用自然的言语方式回答。

三、哼鸣法

哼鸣法是指通过闭嘴哼鸣的方式发音，使声道内的气流在哼鸣时反作用于声带，促进患者声带的闭合，改善其音质。主要适用于音质障碍，尤其适用于由于声带闭合不全导致的音质障碍。其训练步骤如下。

（一）哼鸣动作要领的学习

向患者介绍哼鸣的动作要领，即哼鸣时嘴唇自然闭合，气流从鼻腔出来。利用图片，与患者一起哼鸣。注意哼鸣时声带是振动的，气流从鼻腔出来。可将手放于患者的鼻腔前，看气流是否从鼻腔出来，或让患者将手放于自己的甲状软骨处感觉声带的振动。

（二）哼调

向患者介绍哼调的动作要领，即哼鸣时嘴唇自然闭合，气流从鼻腔出来。利用图片，与患者一起哼调。自然闭合双唇，气流从鼻腔发出，从易到难哼不同的调。注意哼鸣时声带是振动的。

（三）哼歌

向患者介绍哼歌的动作要领，即哼鸣时嘴唇自然闭合，气流从鼻腔出来。利用图片，与患者一起哼歌。自然闭合双唇，气流从鼻腔发出，哼熟悉歌曲的调子。注意哼鸣时声带是振动的。

（四）哼歌后发音

向患者介绍哼歌后发单元音的动作要领，即哼歌时嘴唇自然闭合，气流从鼻腔出来，发音时再将嘴巴张开。利用图片，与患者一起哼歌后发单元音。自然闭合双唇，气流从鼻腔发出，然后嘴巴张开，过渡到发 /ɑ/、/i/、/u/ 或以浊音开头的单音节词。注意哼歌时声带是振动的。

四、气泡式发音法

气泡式发音法是指通过柔和的气泡式发音，使患者的声带得到放松，声带振动更为均匀而且富有规律性，同时使声带内收能力增强，从而改善患者嗓音的音质。主要适用于音质障碍，尤其适用于声带闭合不全导致的音质障碍。其训练步骤如下。

（一）气泡式发音动作要领的学习

向患者介绍发气泡音的动作要领：嘴巴适度张开，发出的气泡音应是低沉缓慢而连贯的，可以用"呃"音进行诱导。

（二）呼气时发气泡音

向患者介绍呼气时发气泡音的动作要领，即嘴巴适度张开，呼气时发气泡音，发出的气泡音低沉缓慢而连贯。[①]利用图片，与患者一起练习呼气时发气泡音。张开嘴（适度），打开喉腔，在呼气时，从喉咙中发出一系列低沉的、共鸣的、缓慢的噼啪声，如气泡冒出一样。

（三）吸气时发气泡音

向患者介绍吸气时发气泡音的动作要领，即嘴巴适度张开，用嘴巴吸气时发气泡音，发出的气泡音低沉缓慢而连贯。利用图片，与患者一起练习吸气时发气泡音。张开嘴（适度），打开喉腔，在吸气时，从喉咙中发出一系列低沉的、共鸣的缓慢的噼啪声，如气泡冒出一样。

（四）呼气和吸气时交替发气泡音

向患者介绍呼气和吸气时交替发气泡音的动作要领，即嘴巴适度张开，呼气和吸气时交替发气泡音。利用图片，与患者一起练习呼气和吸气时交替发气泡音。张开嘴（适度），打开喉腔，呼气时，从喉咙中发出一系列低沉的、共鸣的、缓慢的噼啪声，如气泡冒出一样。然后再用嘴吸气时从喉咙中发出一系列低沉的、共鸣的、缓慢的噼啪声。呼气和吸气时交替发气泡音。

（五）呼气发气泡音过渡到气泡音发 /i/

向患者介绍呼气发气泡音过渡到以气泡音发 /i/ 的动作要领，即在呼气发气泡音进行一半时以气泡音发 /i/，发的音应缓慢而连贯。利用图片，与患者一起练习呼气发气泡音过渡到以气泡音发 /i/。张开嘴（适度），打开喉腔，在呼气发气泡音进行到一半时，以气泡音缓慢发 /i/，并尽量延长。

（六）吸气发气泡音过渡到气泡音发 /i/

向患者介绍吸气发气泡音过渡到气泡音发 /i/ 的动作要领，即在吸气发气泡音进行一半时以气泡音发 /i/，发的音应缓慢而延长。利用图片，与患者一起练习吸气发气泡音过渡到气泡音发 /i/。张开嘴（适度），打开喉腔，在吸气发气泡音进行到一半时，以气泡音缓慢发 /i/，并尽量延长。

---

① 王飞，郑钦，黄昭鸣 . 声门闭合不全的功能性嗓音障碍矫治的个案研究 [J]. 临床耳鼻咽喉头颈外科杂志，2009，23（12）：546-548.

（七）气泡音后自然发音

向患者介绍气泡音后自然发音的动作要领，发气泡音结束后以自然声音发音。利用图片，与患者一起练习气泡音后自然发音。张开嘴（适度），打开喉腔，在吸气或呼气时发气泡音，然后自然发音，如 /i/ 等，并尽量延长。

五、半吞咽法

半吞咽法是指在吞咽进行到一半时用较低的音调大声地发"bo——m"音，产生的气流在声道内反作用于声带，以提高声带闭合的能力。主要适用于嗓音音质异常，尤其是声带闭合不全导致的嗓音音质异常。其训练步骤如下。

（一）半吞咽动作要领的学习

与患者练习半吞咽时发声。向患者介绍半吞咽的动作要领，即在吞咽进行到一半，喉的位置处于最高时进行发音。指导患者用手指指腹触及喉部，体会喉的上下运动。也可将头转向两侧或将下颌放低，用"bo——m"发音。

（二）半吞咽时发无意义音节

让患者在半吞咽时发"bo——m+/i/"。注意发音方式正确：在喉部上抬时发"bo——m"，之后紧跟着用正常发音方式发 /i/。然后，让患者在半吞咽时发"bo——m+/i/+bo——m"。要求发声连贯。注意发音方式正确：在喉部上抬时发"bo——m"，之后紧跟着用正常发音方式发 /i/，再开始第二次半吞咽发"bo——m"。

（三）半吞咽时发有意义音节

利用图片，让患者在半吞咽时发"bo——m+ 以 /y/ 开头的词语"。注意发音方式正确：在喉部上抬时发"bo——m"，之后紧跟着用正常发音方式发以 /y/ 开头的词语。然后，让患者在半吞咽时发"bo——m+ 以 /y/ 开头的词语 +bo——m"。要求发声连贯。注意发音方式正确：在喉部上抬时发"bo——m"，之后紧跟着用正常发音方式发以 /y/ 开头的词语，再开始第二次半吞咽发"bo——m"。

（四）半吞咽时发短语

利用图片，教患者在半吞咽时发"bo——m+ 短语"。注意发音方式正确：在喉部上抬时发"bo——m"，之后紧跟着用正常发音方式发短语。然后，让患者在半吞咽时发"bo——m+ 短语 +bo——m"。要求发声连贯。注意发音方式正确：在喉部上抬时发"bo——m"，之后紧跟着用正常发音方式发短语，再开始第二次半吞咽发"bo——m"。

（五）半吞咽时去掉"bo——m"发音

逐渐增加字词的长度，要求患者半吞咽时去掉"bo——m"作诱导，直接半吞咽发字词。

（六）去掉半吞咽动作并自然发音

逐渐将吞咽动作也去掉，把头和下颌移到自然位置，练习自然发音。

六、吸入式发音法

吸入式发音法是指通过在吸气的同时进行发音的方式，来帮助患者重新使用真声带进行发音。主要适用于嗓音音质异常，尤其适用于功能性失音症和室带发声。其训练步骤如下。

（一）吸气时发音

治疗师示范，利用双肩辅助发音，举起双臂的同时倒吸一口气，并同时发用高音调发高元音；放下双臂的同时呼出气体，如图 5-5-7 所示。

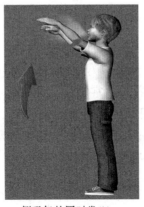 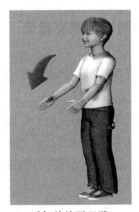

倒吸气的同时发/i/　　　　　呼气并放下双臂

图 5-5-7　吸气时发音

（二）吸气时发音过渡到呼气时发音

利用双臂辅助发音，耸肩的同时倒吸一口气，同时以高音调发高元音，然后，在呼气的同时放松双肩，并仍然以高音调发该音，将吸气时发音转换到呼气时发音，如图5-5-8 所示。

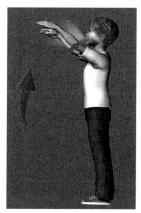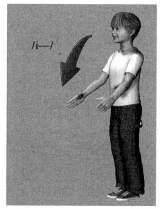

倒吸气的同时发/i/　　　　呼气放下双臂并发/i—/

图 5-5-8　吸气时发音过渡到呼气时发音

（三）正常发音

去除吸气时发音的诱导，直接用舒适的方式发音，巩固真声带发音。发音材料选择短语（如以动物园为主题），治疗师也可根据课程具体安排符合患者的材料。

七、吟唱法

吟唱法是指用类似唱歌的形式，流畅连贯地说话，使音调响度变化较小，声带振动舒适规律，从而改善音质。主要适用于嗓音音质异常。其训练步骤如下。

（一）吟唱法动作要领的学习

向患者解释吟唱法的动作要领。要求患者体会如何用某一舒适的音调进行流畅连贯且音调、响度变化不大的发音。可利用简单的 /ɑ/ 音做示范。

（二）吟唱时发无意义音节

让患者吟唱发无意义音节 /ha/，用单一的音调连贯发音。可以增加无意义音节的个数，连续发音，如：/ha/-/ha/-/ha/，一口气发尽可能多的音，如：/ha/-/ha/-/ha/-/ha/-/ha/-/ha/……。

（三）吟唱时发单音节词

让患者吟唱发一个单音节词如"花"，用单一的音调连贯发音，并适当延长韵母部分的发音时间。然后，患者连续发该单音节词，一口气重复发音，如："花—花—花"一口气发尽可能多的音，如："花—花—花—花—花—花……"。

（四）吟唱时发双音节词

利用图片，教患者用吟唱法发一个双音节词如"蛤蟆"，用单一的音调连贯发音，并延长后一个字的韵母部分。一口气重复发音，如"蛤蟆—蛤蟆—蛤蟆"，一口气发尽可能多的音，如："蛤蟆—蛤蟆—蛤蟆—蛤蟆—蛤蟆……"。

（五）吟唱时发句子

让患者用吟唱法读句子。保持音调舒适单一，读句子时一口气不停顿，如："红色的小花好漂亮"。

（六）自然音与吟唱音的交替训练

在患者掌握了吟唱式发音方法以后，要求患者采用自然音和吟唱音交替的说话方式，体会自然音与吟唱音之间的差别，建立舒适的起音方式（从单音节词，双音节词，到句子），如："海豚——"—"海豚"。

八、实时视听反馈技术：清浊音训练

清音和浊音的区别就在于声带振动与否。如浊音 /z/，声带是振动的，而清音 /s/，声带是不振动的。采用清浊音训练，能够帮助患者直接从计算机屏幕上了解什么清音，什么是浊音。清浊音训练可以采用言语矫治仪完成，在图 5-5-9 中，从蝴蝶的颜色判断是清音还是浊音。红色的蝴蝶说明是浊音，黄色的蝴蝶说明是清音。又如图 5-5-10 中，从旋转木马的旋转来判断是清音还是浊音。红色的旋转木马旋转就说明是浊音，绿色的旋转木马旋转就说明是清音。清浊音训练提供了发声方式的信息。通过清浊音的训练，言语矫治师可以帮助患者提高对清浊音的辨别能力。

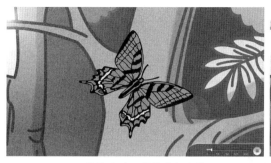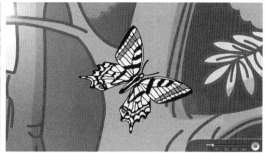

A. 发浊音时，蝴蝶是红色的　　　　　　　B. 发清音时，蝴蝶是黄色的

注：利用言语矫治仪进行训练。

图 5-5-9　　"蝴蝶"游戏（采用视听反馈游戏进行清浊音训练）

视　频
"蝴蝶"游戏

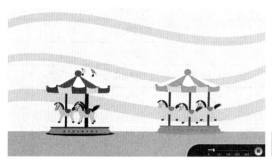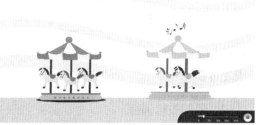

A. 发浊音时，红色的木马旋转　　　　　　B. 发清音时，绿色的木马旋转

注：利用言语矫治仪进行训练。

图 5-5-10　　"旋转木马"游戏（采用视听反馈游戏进行清浊音训练）

视　频
"旋转木马"游戏

【案例】

［患者信息］

涛涛，男，7 周岁，现在双耳佩戴助听器，助听补偿效果为较适，智力正常，呼吸与发声不协调，发声时声带紧张，伴随高音调，硬起音的现象。

［周方案］

训练时间	训练目标	主要内容
周一	声带接触率由 70.32% 降至 68% 以下	呼吸与发声系统的放松（呼吸放松训练；声带放松训练——平调向前，平调旋转；降调）
周二		放松咽部肌群（哈欠 – 叹息法）；放松发声和构音器官（咀嚼法）
周三	声带接触率由 70.32% 降至 68% 以下	放松声带和咽缩肌（气息式发音）；促进呼吸与发声的协调（唱音法）
周四		促进声带振动舒适规律，改善音质（吟唱法）；降低音调训练（音调梯度训练法）
周五		综合练习（颈部放松训练；声带放松训练；咀嚼法；气息式发音；哈欠 – 叹息法；吟唱法；重读治疗法）

［康复目标］

以周五为例。日康复目标为：

（1）声带接触率由 70.32% 降到 68% 以下。

（2）主观听感：音调降低；硬起音的现象得到改善。

［康复准备］

言语障碍测量仪；

嗓音功能检测仪；

坚果、郊游图片、娃娃图片、贴纸、小蜜蜂。

［康复前评估］

主观评估：音调偏高且存在明显的硬起音现象。

客观测量：

评估项目	训练前
声带接触率（CQ）	70.32%
幅度微扰（Shimmer）	0.87%
基频微扰（Jitter）	0.2%
噪声能量	−17.83 dB

［康复过程］

1. 颈部放松训练

通过颈部放松运动，使喉外肌群得到放松，从而促进发声系统功能的提高。

2. 发声放松训练（声带放松训练）

放松声带，降低音调。

内容选择：平调向前打嘟和平调旋转打嘟。

3. 咀嚼法

目的：放松咽部肌群，训练呼吸与发声的协调。

内容选择：吃饼干，发"娃娃"。

4. 哈欠 – 叹息法结合气息式发音

通过采用气息式的发音帮助放松声带和咽缩肌，从而建立正常的起音方式。

内容选择：哈欠 – 叹息—/h—喝 /—喝。

哈欠 – 叹息—/h—哈 /—哈。

5. 哈欠 – 叹息法结合重读治疗

通过采用气息式的发音帮助放松声带和咽缩肌，从而建立正常的起音方式。

内容选择：哈欠 – 叹息 –/he—HE—he/—喝。

哈欠－叹息－/ha—HA—ha/—哈

6. 哈欠－叹息法结合吟唱法

促进声带振动舒适规律，改善音质。

双音节词"喝水"。

短语"喝娃哈哈"。

[康复后评估]

主观评估：音调稍有偏低，硬起音现象有所改善。

客观测量：

评估项目	训练前	训练后
声带接触率（CQ）	70.32%	67.58%
幅度微扰（Shimmer）	0.87%	1.23%
基频微扰（Jitter）	0.2%	0.25%
噪声能量	−17.83 dB	−16.45 dB

康复后评估结果显示，患者通过本节课的训练，以上四项指标均向正常值方向变化，原本的硬起音现象得到了明显的改善。

6

共鸣障碍的评估

嗓音源于喉部，形成于声道。声道（Vocal Cavity）主要是指由咽腔、口腔、鼻腔，以及它们的附属器官所组成的共鸣腔（Resonance Cavity）。当源于声带的声能脉冲信号通过声道时，会产生不同的共鸣效果。本章将就共鸣系统的相关解剖生理、共鸣障碍的定义、临床表现、共鸣功能的评估流程与方法等内容展开阐述。

共鸣系统相关解剖生理

声道是一个管状结构，成年男性的声道大约有 17 cm 长，女性和孩子的声道相对较短。声道位于喉以上，从下往上包括咽腔，口腔和鼻腔（见图 6-1-1）。声道的形状具有一些特点，这些特点对于构音非常重要。首先，声道类似一条弯曲的管道，口腔和鼻腔处于相对水平的位置，而咽腔处于相对垂直的位置。其次，声道的形状不规则且复杂。再次，声道的形状是可以改变的。每一次的舌，唇或下颌的运动都可以改变声道的形状。本节主要从口腔、唇、牙齿、硬腭、软腭、舌、下颌、咽腔、鼻腔、共鸣过程等十个方面详细介绍共鸣系统的相关解剖生理。

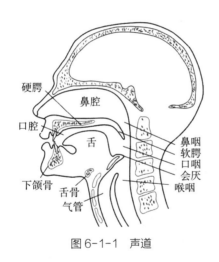

图 6-1-1　声道

声道是一个由运动的和固定的结构组成的相关系统，其内形成许多瓣膜结构。例如，唇是可进行开闭运动的瓣膜，舌与齿龈、软腭等不同的构音器官接触可形成许多瓣膜，软腭可与咽喉壁接触形成一个瓣膜，这些瓣膜以一定的方式引导或压缩气流，从而形成不同的声音。

一、口腔

口腔是一个多结构相交界的空间（见图6-1-2），口腔前端为可运动的唇，两侧为脸颊，顶部为上腭，底部为可运动的舌。口腔后部与咽腔相连。口腔会影响言语产生的许多方面。首先，口腔前端的开口是大部分言语声的出口。其次，口腔里包含重要的构音结构，包括唇、牙齿、齿龈、硬腭、软腭，还有舌。再次，言语过程中口腔形状的改变会产生不同的共鸣效果。

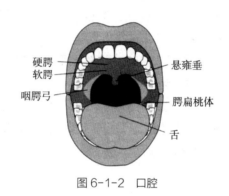

图6-1-2　口腔

二、唇

双唇由肌肉、腺组织、脂肪构成，表面被覆上皮组织。唇的下方分布了大量的血管，使得唇部呈现红色。上唇通过上唇系带与齿龈的中线相联结，下唇通过下唇系带与齿龈的中线相联结。口轮匝肌是构成唇的主要肌肉，属括约肌，呈环形包围了上、下唇。它不是一块独立的肌肉，其他许多面部肌肉都有肌纤维分布在其上方，这些面部肌肉可以方便其所在区域的皮肤产生运动。提肌肌群，分布在上唇，可上提上唇，而降肌分布在下唇，可降低下唇。提肌肌群包括提上唇肌、提口角肌、颧大肌、颧小肌和笑肌。降肌肌群包括降口角肌、降下唇肌和颏肌，如图6-1-3所示。

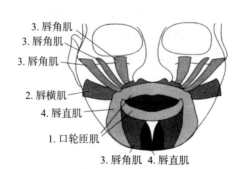

图6-1-3　唇肌
（1. 口轮匝肌，2. 唇横肌，3. 唇角肌，4. 唇直肌）

唇肌的运动图解，如图 6-1-4 所示。唇部最重要的一块肌肉是口轮匝肌，它是一块环形肌，环绕在口腔入口的周围。它收缩时，能使分开的嘴唇关闭，并使唇部皱缩。拮抗这种闭合运动的有三组唇外肌：唇横肌群将唇角向两侧外拉，使唇部抵在牙背上；唇角肌群将上唇向上提，将下唇向外下方牵拉；唇直肌群使嘴角收缩；唇平行肌群将嘴角向两侧拉开。这些肌肉的功能是使唇部产生运动，将唇部的形状和大小改变至理想水平。

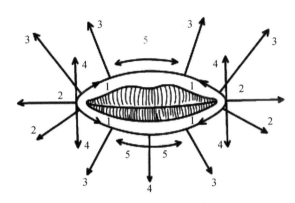

图 6-1-4 唇肌的运动
（1. 口轮匝肌，2. 唇横肌群，3. 唇角肌群，4. 唇直肌群，5. 唇平行肌群）

唇肌运动灵活，不仅能进行快速的开、闭运动，而且还能进行其他多样的运动，如不同程度的撅唇和展唇运动。双唇运动的灵活性和速度对于 /p/、/b/、/m/ 和 /w/ 等音的构音非常重要。双唇在咀嚼过程中也发挥了重要的作用，能防止食物和液体从口腔中流出。肌张力低下或唇麻痹患者很难阻止唾液流出，而且在发唇音方面存在困难。

从言语声学的角度来说，我们至少需要关注两种唇形：圆唇和非圆唇。当唇为圆形时，声道共鸣腔的频率下降。第二共振峰和第三共振峰的同时下降对于区分圆唇与非圆唇元音是一项重要的线索。当唇为非圆形时，第二共振峰与第三共振峰的频率很高。

许多语言中都存在圆唇与非圆唇的差别，然而，人们的惰性使圆唇运动的概率大为下降，即很多人唇部灵活度欠佳，因此，要听见圆唇音通常是较为困难的。但聋人需要看见圆唇发音（唇读），因此训练唇部的灵活性成了构音治疗中很重要的一部分。而且，唇部的灵活性可能使面部表情更加丰富、生动。重读治疗法中，在圆唇与非圆唇元音之间进行转换的所有练习运动都旨在训练唇部的灵活性。

三、牙齿

牙齿位于双唇之后，上下排列，儿童有 20 颗牙齿，10 颗位于上颌骨，10 颗位于下颌骨。成人有 32 颗牙齿，上、下颌分别有 16 颗牙齿。人类有四种类型的牙齿：切牙、尖牙、前臼齿和臼齿。

　　上、下颌中牙齿嵌入的区域被称为牙槽。牙齿可以咬、切和咀嚼食物，而且对言语的产生有重要的作用。它们是固定的构音结构，可与舌形成不同的接触，而且也可帮助引导气流和声波。在发出 /s/ 音时，牙齿的作用更为重要，它可通过阻碍气流以增加发此音所需的湍流。儿童在 6～7 岁时掉牙，导致其不能准确发 /s/ 音，充分证明牙齿的重要性。

　　上、下牙列必须要有正常的相对位置，否则会影响进食和言语。上、下牙弓的相对位置和牙齿的位置会影响咬合，如果出现异常将导致咬合不正。表 6-1-1 介绍了三种咬合方式。

表 6-1-1　咬合与咬合不正

分类	咬合	臼齿的关系
I	正中咬合	上列第一颗臼齿比下列第一颗臼齿靠后 1/2 颗牙齿的距离
II	远中咬合	下列第一颗臼齿的位置在正常位置的后方，下颌回缩
III	近中咬合	下列第一颗臼齿的位置在正常位置的前方，下颌前突

　　I 型咬合（见图 6-1-5）即正中咬合，是正常的咬合，上列第一颗臼齿比下列第一颗臼齿靠后 1/2 颗牙齿的距离。在前方，上牙弓覆盖了下牙弓。上切牙遮挡了下切牙，所以只能看到一部分下牙列。在这种咬合关系下，个别牙齿可能会没对齐或者旋转，但这都是正常的咬合。

　　II 型咬合即远中咬合，下列第一颗臼齿的位置在正常位置的后方，致使下颌回缩，这也被称为覆颌。这种咬合方式会导致小颌畸形，属于结构性异常。

　　III 型咬合即近中咬合，下列第一颗臼齿的位置在正常位置的前方，下颌骨向前突起，被称为突颌。类似于咬合分类 II，此类异常咬合常见于颅面异常患者。

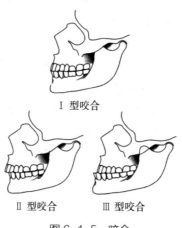

I 型咬合

II 型咬合　　　III 型咬合

图 6-1-5　咬合

四、硬腭

硬腭是一个复杂的骨性结构，内部衬有上皮细胞，构成了口腔的顶部和鼻腔的底部，将两个腔体分隔开来，并可以防止食物、空气、声波从口腔中溢出。

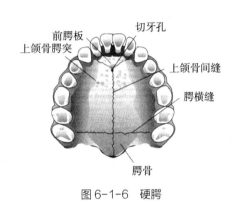

图 6-1-6　硬腭

如图 6-1-6 所示，硬腭的前 3/4 是上颌骨的腭突。上颌骨较大，结构复杂，其突起与颅骨形成关节。两侧腭突在中线处汇合并形成关节。硬腭后 1/4 处是颅骨的腭骨，呈 L 形。两侧颚骨在中线汇合形成硬腭的后部。颚骨与颚突相会合处被称为腭横缝。上颚从前向后、从左向右拱起，形成腭弓，每个人的腭都是不同的。

硬腭前部隆起的嵴被称为齿龈，位于上牙列的后方，由上颌骨的牙槽突构成，其间容纳牙根和牙神经。在许多汉语语音的发音过程中，/t/、/d/、/s/、/z/、/l/ 和 /n/ 音需要舌与齿龈相接触或接近。齿龈后方的硬腭与舌相接触后可发 /sh/、/zh/ 和 /r/ 音。由于硬腭是发许多音的重要结构，所以腭裂等上颚结构性问题会导致严重的言语异常。

五、软腭

软腭位于硬腭的后部，主要由肌肉和软组织等构成，不含骨性结构。由于软腭主要由肌肉构成，因而可以进行运动，这种运动对于吞咽和言语产生都非常重要。在言语产生过程中，相对简单的软腭运动可以对鼻腔和咽腔之间的声学耦合进行调节。

静息状态下，软腭下垂到咽腔，从而在上方的鼻腔与下方的口腔之间形成一条通道。该通道的前方是软腭，后方是咽后壁，被称为腭咽通道（见图 6-1-7）。当腭咽通道开放时，口腔与鼻腔相通，空气可以自由地经由鼻腔进出呼吸系统，声波也可以自由地进入鼻腔，当出现腭裂或软腭麻痹时，食物也会进入鼻腔。相反，软腭也可以通过向后上方运动并接触咽后壁来改变自身的位置，从而将口腔与鼻腔分隔开来，以防止空气、声波和食物进入鼻腔，言语时，气流则从口腔呼出。

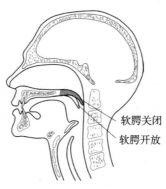

图 6-1-7   腭咽通道

中文中的大多数音是口腔音，以口腔呼出气流的形式产生。中文中只有三个音是鼻音：/m/、/n/ 和 /ng/ 音。当腭咽功能出现问题时，一种情况是气流会从鼻腔中释放，致使口腔音扭曲或出现鼻音功能亢进；另一种情况是气流不能进入鼻腔产生鼻腔音，从而导致鼻音功能低下或鼻腔共鸣不足。在发 /g/、/k/ 和 /ng/ 音时，也需要软腭与舌后部相接触。

（一）软腭的肌肉

软腭包括五组肌肉，作用分别为上抬和下降软腭。表 6-1-2 介绍了软腭肌肉的名称及功能，图 6-1-8 显示了这些肌肉的分布情况。

表 6-1-2   软腭的肌肉

肌肉	起止点	功能	说明
腭帆提肌	起于颞骨和咽鼓管软骨内侧壁，止于腭腱膜	上抬软腭	左右两侧肌纤维汇合，形成软腭的悬带
悬雍垂肌	起于腭骨后部和腭腱膜，止于软腭黏膜	缩短和上抬软腭	肌纤维在鼻腔表面贯穿软腭全长
腭帆张肌	起于颅骨的蝶骨和咽鼓管侧壁，止于腭腱膜	打开咽鼓管	被认为是维持软腭张力的肌肉
腭舌肌	起于腭腱膜的前方和两侧，止于舌后侧缘	下垂软腭，上抬舌	构成舌腭弓
腭咽肌	起于硬腭前段和软腭中部，止于甲状软骨后部	收缩咽腔	构成咽腭弓

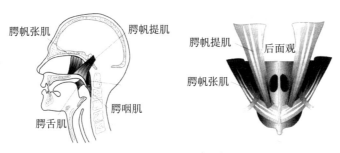

腭帆张肌　　　　腭帆提肌　　　　　　　腭帆提肌　　后面观

腭帆张肌

腭咽肌

腭舌肌

图 6-1-8　软腭的肌肉

腭帆提肌是软腭的主要组成部分，其肌纤维呈悬带状分布，肌肉收缩后可上抬软腭，从而关闭腭咽部（见图 6-1-9）。在非鼻韵母产生的过程中，软腭必须上抬，关闭鼻腔的入口，这样韵母听起来就不带鼻音。

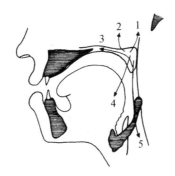

图 6-1-9　与软腭相连的肌肉的功能
（1. 腭帆提肌，2. 腭帆张肌，3. 悬雍垂肌，4. 腭舌肌，5. 腭咽肌）

悬雍垂肌纵向贯穿于软腭全长，其可上抬并缩短软腭，有利于发鼻元音。

腭帆张肌被认为是维持软腭张力的肌肉，但是近期的研究发现，该肌肉的另一项重要的功能是控制咽鼓管。腭帆张肌起自于颅骨的底部，其肌纤维向下走行，止于腱膜。随后，该腱膜由向下转为向中间延伸，左右两侧的腱膜汇合并扩展成为腭腱膜。腭帆张肌收缩时，咽鼓管开放，以平衡中耳内外气压。

腭舌肌和腭咽肌用来降低软腭的位置。腭舌肌构成了两侧的舌腭弓，在张大嘴巴的时候就可以观察到。舌腭弓与其后方的咽腭弓共同作为口腔后部的边界。腭咽肌构成了两侧的咽腭弓，帮助缩小咽腔，因此在吞咽时，该肌肉帮助将食物引流至咽腔下段。

言语中，当舌部和咽壁进行构音运动时，软腭的开放度将作为构音的附带效应发生改变。在软腭提升时，如果腭咽肌同时收缩，咽腔的黏膜甚至还有甲状软骨将被提起，所有这些都将影响发音。

（二）腭咽闭合

为了闭合腭咽部，软腭需要向上、向后抬起，并接触咽后壁。然而，软腭的这种运动并不是像"活动的天窗"那样，它不只是会进行上下运动，咽侧壁也会参与闭合腭咽部的过程。如果没有咽侧壁的参与，即便软腭与咽后壁充分接触，气体还是会从软腭的两侧漏出进入鼻腔。因此，腭咽瓣主要由软腭、咽后壁和咽侧壁构成。根据软腭和咽壁参与情况的不同，可以将腭咽闭合分成四种类型，如表 6-1-3 所示。

表 6-1-3　腭咽闭合类型

类型	闭合方式
冠状闭合	以软腭运动为主，咽侧壁运动为辅
矢状闭合	以咽侧壁运动为主，软腭运动为辅
环形闭合	软腭和咽侧壁共同向中心运动
伴有帕萨万特嵴的环形闭合	软腭和咽侧壁共同向中心运动，伴咽后壁的帕萨万特垫向前运动

六、舌

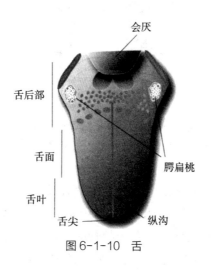

图 6-1-10　舌

舌位于口腔内，是一大块肌肉。它由大量的肌纤维构成，且肌纤维间相互影响，使得舌的运动相当灵活且快速。舌的主要生理功能是参与咀嚼、吞咽和说话。舌是最重要、最灵活的构音器官。舌的运动可以改变口腔的形状，进而改变口腔的共鸣特性。舌也可与其他构音器官接触或接近，从而调节流经口腔的气流。

舌体前中部分覆盖了一层薄薄的黏膜，它与舌部的肌肉组织紧密相连，而舌面的后方即咽面则覆盖了一层厚厚的且可以自由移动的黏膜。

舌可以看成是一个肌肉性水压调节器，这主要是指不含有骨骼的、通过肌肉收缩为自身提供骨骼般支持的肌肉组织。通过选择性地收缩部分肌肉，肌肉性水压调节器可以为舌其他部分的运动提供稳固的支持。因此，舌可以看作半独立运动区域的集合。舌最前端是舌尖，舌尖稍后方是舌叶。静息状态下，舌叶位于牙槽嵴的正下方。位于硬腭正下方的是舌面，而舌后部位于软腭的下方（见图 6-1-10）。舌的整个上表面被称为舌背，舌的主体部分被称为舌体。舌根与舌骨相连，并沿咽腔延伸。舌位于咽腔内的部分被称为舌底部，而位于口腔内的舌表面部分被称为口内舌。口内舌占整个舌表面的 2/3。其余 1/3 的舌表面位于咽腔内，属于咽腔表面。这种舌表面的分类方式主要用于讨论吞咽时舌的作用，而将舌分成舌尖、舌叶、舌面等部分的划分方式主要用于讨论言语时舌的作用。

中间的纤维隔将舌分成左右两部分，它也是部分肌肉的起点。舌系带将舌下方与下颌骨相连，从而限制了舌尖运动的灵活性。

随着年龄的增长，舌的结构在不断的发育。新生儿的舌几乎填满了整个口腔，且在口腔内处于水平状态。3 岁左右开始舌后 1/3 逐渐下降进入咽腔，直到 16 岁时达到成人水平。

（一）舌的肌肉

舌被来自口腔顶部和颅骨底部的肌肉悬吊着，并附着于下颌骨内表面、舌骨和咽腔。根据肌肉起止点的不同，可以将舌肌分为舌内肌（起止点均在舌内）和舌外肌（起点位于舌内，止点位于舌外，或者相反）。舌内肌（见图 6-1-11）精细地调整舌的位置和形状，舌外肌（见图 6-1-12）的主要作用是改变舌在口腔内的位置，进而改变舌与声道或颅骨的相对位置。舌内肌以一种复杂的方式相互作用，从而帮助言语和非言语活动产生快速、精确的发音。舌内肌是以其在舌内的走行方向命名的，而舌外肌则是根据其起止点来命名的。

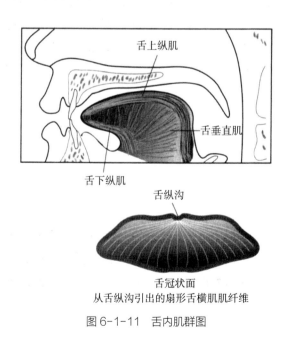

图 6-1-11　舌内肌群图

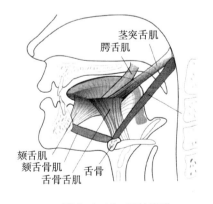

图 6-1-12　舌外肌群

表 6-1-4　舌内肌和舌外肌

	肌肉	起止点	功能
舌内肌	舌上纵肌	起于舌骨和舌中隔，止于舌侧缘和舌尖	上抬舌尖
	舌下纵肌	起于舌根和舌骨，止于舌尖	下降舌尖，回缩舌
	舌横肌	起于舌中隔，止于舌侧缘	使舌两侧向中线收缩以使舌变细
	舌直肌	起于舌背黏膜，止于舌的侧表面和下表面	下降舌
舌外肌	颏舌肌	起于下颌骨的内表面，止于舌尖、舌背和舌骨	前束肌纤维收缩，使得舌体回缩束肌纤维收缩，向前拉伸舌
	舌骨舌肌	起于舌骨，止于舌侧缘	向下拉伸舌边缘
	腭舌肌	起于腭腱膜前部和侧部，止于舌后部侧缘	上抬舌后部
	茎突舌肌	起于颞骨茎突，止于舌侧缘	上抬并回缩舌

（二）言语过程中舌的运动

舌是最重要的构音器官。由于舌是肌肉性结构，所以舌运动的方式非常多，且运动速度很快，这也使得在言语过程中，舌的位置和外形可以进行很大程度的变化。比如，舌体可以在水平位上进行前后运动，在垂直位上进行上下运动。舌尖和舌叶也可以发生类似的运动。舌体能沿着舌的全长将自身变成凸凹状，进而在舌的中间形成一个凹槽。舌背还可以平展或者变成锥形。

在言语产生的过程中需要将这些不同类型的运动进行组合。元音所需的运动是最简单的，主要是舌体进行水平向或垂直向的运动。齿槽塞音 /t/ 和 /d/ 就需要舌体和舌尖进行较为复杂的运动，而擦音 /s/ 所需的运动则更为复杂，这也是有许多儿童不能清楚地发出 /s/ 音的原因。同样，发 /r/ 音时需要灵活的肌肉运动，所以年龄偏小的儿童也常常不能发清该音。事实上，大部分儿童需要到七八岁时，才能发清楚这些音。

七、下颌

如图 6-1-13 所示，下颌（或称下颌骨）是一块质密、坚硬的 U 型骨，它主要由下颌骨体和两个下颌支所组成，并在颞骨两侧通过颞颌关节与颅骨相联结，并参与构音运动。下颌骨体用于容纳下列牙齿，并且作为舌部肌群的附着点，而两下颌支则是两组下颌肌群的附着点。

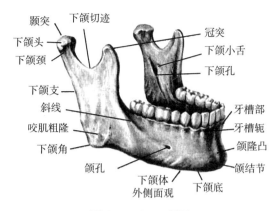

图 6-1-13　下颌骨

　　根据肌肉收缩后下颌运动方向的不同，可将下颌肌群分成下颌提肌和下颌牵肌两种。如图 6-1-14 所示，下颌提肌有四块，分别为：颞肌，它是一块非常宽的扇形肌，起点位于颞骨，止点位于下颌前支；翼外肌，自下颌支向颅骨前基底部的起始处做水平向前运动（这块肌肉也可以使下颌向前突出或使下颌向两侧运动）；翼内肌，该肌肉较厚，起点在牙齿上列内侧颅骨前下部位，并产生向下、向后的收缩运动，止于下颌支之间的凹面；咬肌，是一块扁平肌，就像一块厚厚的肌板，覆盖在下颌支的侧表面。

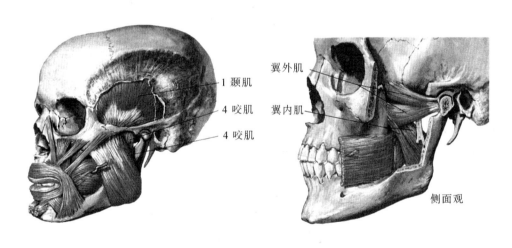

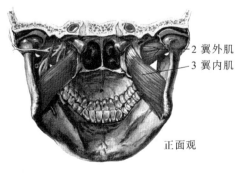

图 6-1-14　下颌提肌
（1. 颞肌，2. 翼外肌，3. 翼内肌，4. 咬肌）

　　如图 6-1-15 所示，下颌牵肌有三块，自下颌骨向后，向下止于舌骨。这些肌群之间协调运动，总的功能是将喉腔向上提起，但是当舌骨位置固定，或被胸骨舌骨肌向下拉动时，所有的三组肌群则作为下颌牵肌进行收缩运动。这三块肌肉为：下颌舌骨肌，构成了口腔的底部，起于下颌骨两侧，止于中缝和舌骨体；颏舌骨肌，位于下颌舌骨肌的上方，自下颌骨的中线内表面向后延伸，止于舌骨的上表面；二腹肌的前腹起于下颌骨的中线内表面，通过舌骨小角处的腱环，延续为二腹肌后腹（它附着于颞骨的乳突）。

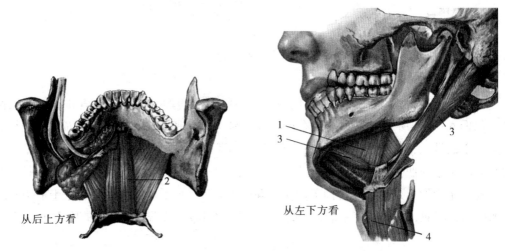

图 6-1-15　下颌牵肌
（1. 下颌舌骨肌，2. 颏舌骨肌，3. 二腹肌，4. 胸骨舌骨肌）

　　图 6-1-16 所示为下颌骨、舌骨、颅骨底部，以及用于提升和降低下颌骨的重要肌群的作用方向。下颌和舌部的运动可以对口腔入口处和声道前部的大小进行调整，在言语产生的过程中扮演重要的角色。下颌骨的位置固定不动，只有舌部和唇部的运动是可能的，但这并不意味着言语过程中下颌运动是没有作用的。

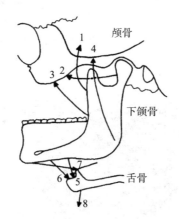

图 6-1-16　下颌骨、下颌提肌和下牵肌的运动图解
（1. 颞肌，2. 翼外肌，3. 翼内肌，4. 咬肌，5. 下颌舌骨肌，6. 颏舌骨肌，7. 二腹肌，8. 胸骨舌骨肌）

八、咽腔

在吞咽、呼吸和言语的过程中，咽腔都发挥了重要的作用。在言语过程中，咽腔是一个非常重要的共鸣结构，是声道的一部分，喉部发出的声音会通过咽腔，此共鸣腔的大小和形状将改变声音的共振峰。发 /ɑ/ 音时咽腔的复杂程度超出了大部分人的想象。

咽腔是一肌腱性管道，由肌肉、结缔组织和黏膜构成，长约 12 cm，位于颅底部，以及口腔、鼻腔和喉腔的后方，并向下延伸。咽腔被分为喉咽、口咽和鼻咽三部分。喉咽自舌骨向下延伸，位于喉腔的后方。鼻咽部则从悬雍垂平面向上延伸，位于鼻腔的后方。剩余的中间部分位于口腔后方，被称为口咽。如图 6-1-17 所示，喉咽向下延伸至食道，位于气管后方。这三者之间的相对位置对于喉切除术后嗓音恢复过程中进行食道发声是非常重要的。

咽缩肌是组成咽腔的主要肌肉（见图 6-1-17），这些扇形的肌肉呈叠瓦状排列。咽缩肌中最强大的是咽下缩肌，起自于甲状软骨侧面，环绕于咽腔下部，止于咽腔中部。环咽肌位于咽下缩肌下方，起于环状软骨，形成一个环，包裹了食道上方的开口。在进行食道发音时，环咽肌振动产生低频的食道音。

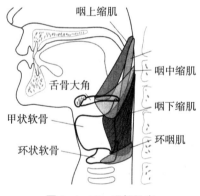

图 6-1-17　咽部肌肉

咽中缩肌起自于舌骨，并构成咽腔的中段。咽上缩肌位于咽中缩肌上方，起自于软腭及其周边，并构成咽腔的上段。咽腔的肌肉与舌、面部肌群和喉部肌群紧密相关。在吞咽时，咽缩肌可以收缩咽腔。其他肌肉（茎突咽肌和咽鼓管咽肌）可以帮助上抬和开放咽腔。在鼻咽部侧壁有一个非常重要的结构——咽鼓管，其将咽腔与中耳相联系。

咽腔的横截面积因咽缩肌的收缩而减小。如果咽下缩肌收缩，喉咽部分的宽度将减小，这种情况多见于发开元音时。发食管音时，咽下缩肌底部也发生收缩运动。由于咽中缩肌的起点位于舌骨上，它在言语过程中进行上下运动，这块咽缩肌的放松较为关键，这样舌骨的运动就不会改变咽腔的大小和体积。咽上缩肌在言语过程中也较为活跃，它在鼻通道关闭时与软腭协同工作。发音内容不同，鼻咽和口咽之间的通道大小和形状也不相同：有完全开放状态（发鼻音）、半开放状态（发开韵母），也有关闭状态（发闭韵母和辅音）。

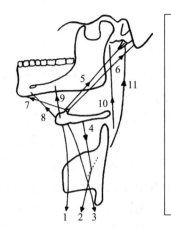

降低舌骨和甲状软骨的肌群：
1. 胸骨舌骨肌
2. 胸骨甲状肌
3. 肩胛舌骨肌
4. 甲状舌骨肌

提升舌骨与甲状软骨的肌群：
5. 茎突舌骨肌
6. 二腹肌后腹
7. 二腹肌前腹
8. 颏舌骨肌
9. 下颌舌骨肌
10. 腭咽肌
11. 茎突咽肌

图 6-1-18　用于改变咽腔形状和大小的肌群图解

咽腔的长度和大小可以有多种形式的变化。通过茎突舌骨肌、二腹肌后腹、二腹肌前腹、颏舌骨肌，下颌舌骨肌的收缩，使舌骨向上牵拉，咽腔变长。当舌骨受到胸骨舌骨肌、肩胛舌骨肌和甲状舌骨肌的牵拉向下运动，或当喉受到腭咽肌和茎突咽肌的牵拉向上提起时，咽腔将变短。这些肌肉的运动如图 6-1-18 所示。

九、鼻腔

鼻腔的结构非常的复杂（见图 6-1-19），由很多颅骨的骨骼融合而成，鼻中隔将其分为左右两个腔。鼻腔以骨性鼻腔和软骨为基础，表面衬以黏膜和皮肤。鼻腔由鼻中隔分为左、右两腔，每侧鼻腔又可分为前部的鼻前庭和后部的固有鼻腔两个部分，前方经鼻孔通外界，后方经鼻后孔通咽腔。鼻前庭是指由鼻翼所围成的扩大的空间，内里衬以皮肤，生有鼻毛，有滞留吸入尘埃的作用。固有鼻腔是指鼻前庭后的部分，形态与骨性鼻腔基本一致，由骨和软骨覆以黏膜而形成。每侧鼻腔均有上、下、内、外四个壁。上壁与颅前窝相邻，由鼻骨、额骨、筛骨筛板和蝶骨构成，筛板的筛孔有嗅神经穿过。下壁即口腔顶，由硬腭构成。内侧壁为鼻中隔，由骨性鼻中隔和鼻中隔软骨共同构成，多见鼻中隔偏向左侧者。外侧壁上有三个突出的鼻甲，由上而下依次为上鼻甲、中鼻甲和下鼻甲，各鼻甲下方的间隙分别叫上鼻道、中鼻道和下鼻道。上鼻甲后上方的凹窝为蝶筛隐窝。各鼻甲与鼻中隔之间的间隙叫总鼻道。中、上鼻道和蝶筛隐窝均有鼻旁窦开口，下鼻道还有鼻泪管开口。

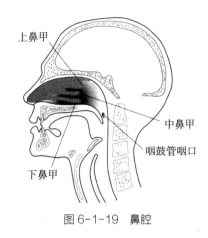

图 6-1-19　鼻腔

鼻腔内衬有含纤毛的黏膜，可以对鼻腔内的空气进行加温、加湿和过滤。鼻腔的重要功能之一就是发鼻音（/m/、/n/ 和 /ng/）。

十、共鸣过程

视　频
共鸣过程

咽腔、口腔和鼻腔构成了声道，它们是重要的共鸣腔。喉部发出的声音通过咽腔，然后进入口腔或鼻腔，根据上述三个腔体的形状和大小控制声音的共振峰，形成声音的不同声学特性，并输出声波，从而形成不同音质的嗓音。

（一）咽腔与共鸣

成年男性声道长度（从声门至口唇部）大约 17 cm，成年女性声道长度略短。咽腔作为一个肌腱性管道，长约 12 cm，位于颅底部，并向下延伸至第六颈椎或环状软骨下缘平面，与食道相连。咽腔管道上端宽 4 cm，喉上部宽约 2.5 cm。环绕咽腔的三块咽缩肌对声道的调整起决定性的作用，也可以通过下颌、唇、舌、软腭的运动对咽腔的形状与大小进行调节。

咽腔从下至上被分为喉咽、口咽和鼻咽三部分。喉咽自舌骨向下延伸，鼻咽部从悬雍垂平面向上延伸，剩余的中间部分位于口腔后方，称为口咽部。元音的音色取决于咽腔的共鸣情况。

低频共振峰对声带上方附近横截面积的变化非常敏感，如果该区域较小，则低频共振峰较高，反之则较低。因此，声门上方附近该区域的形状和大小，决定了低频共振峰的频率值，也决定了发出的元音是开元音还是闭元音。一般情况下，个体在成年时咽腔大小不再改变，咽腔共鸣基本不变。

（二）口腔与共鸣

口腔是消化道上端的一个扩大空腔，也是重要的共鸣腔，由上下颌骨、肌肉、血管、神经、黏膜、皮肤及唾液腺等结构组成。口腔前部是嘴唇，唇的正中有能控制嘴唇的活动的唇系带。口腔的两侧壁是颊，在颊黏膜的中央有腮腺导管的开口，由此分泌大部分的唾液。口腔上壁是腭，前部是硬腭，其后部是软腭，在软腭的最后中央是悬雍垂，硬腭和软腭将口腔与鼻腔分隔开。口腔后部与咽部相接，上通鼻腔，下通咽喉，是呼吸及吞咽的必经之路。如图 6-1-20 中 a 为硬腭；b 为软腭；c 为咽腔后壁。口腔内有舌和牙齿等。舌的前 2/3 称为舌体，后 1/3 称为舌根。

口腔内的共鸣主要依靠口腔腔体形状的改变。构成口腔的重要器官之一的下颌骨上附着有大量肌群，控制口腔开合度，调整了口腔入口处和声道前部大小，对于口腔共鸣起了非常重要的作用。唇部周围有许多肌肉，如口轮匝肌、唇横肌、唇角肌、唇直肌和平行肌等，这些肌肉带动唇部运动改变唇部形状和唇腔大小，使得声道共鸣腔的第二和第三共振峰频率有所改变。[1] 软腭附近的肌肉通过控制悬雍垂，使其上抬、下降或紧张等来控制鼻音和非鼻音的共鸣。声波从声门处产生，向上经过咽腔后，进入口腔或鼻腔，分别形成口音和鼻音。大部分非鼻音主要是通过口腔共鸣产生，如图 6-1-20（A）所示，发非鼻音时，软腭上抬，使腭咽闭合，将口腔与鼻腔分隔开来，喉音（或称喉源音）向上传递至口腔，由口腔发出声音。因此，大部分非鼻音共鸣主要位于咽腔和口腔，即 bc 连线的下方。而口腔中的舌由大量肌束构成，可以向口腔的任意方向移动，并通过改变自身的形状大小和运动方向，改变口腔共鸣及共鸣音质。

（三）鼻腔与共鸣

鼻腔以骨性鼻腔和软骨为基础，表面衬以黏膜和皮肤而构成。鼻腔由鼻中隔分为左、右两腔，每侧鼻腔又可分为前部的鼻前庭和后部的固有鼻腔两个部分，前方经鼻孔通外界，后方经鼻后孔通咽腔。鼻前庭是指由鼻翼所围成的扩大的空间，内里衬以皮肤，生有鼻毛，有滞留吸入尘埃的作用。而固有鼻腔是指鼻前庭以后的部分，后方借鼻后孔与咽部相通，形态与骨性鼻腔基本一致，由骨和软骨并覆以黏膜而形成。每侧鼻腔均有上、下、内、外四个壁。上壁与颅前窝相邻，由鼻骨、额骨、筛骨筛板和蝶骨构成，筛板的筛孔有嗅神经穿过。下壁即口腔顶，由硬腭构成。内侧壁为鼻中隔，由骨性鼻中隔和鼻中隔软骨共同构成，多见鼻中隔偏向左侧者。外侧壁上有三个突出的鼻甲，由上而下依次为上鼻甲、中鼻甲和下鼻甲，各鼻甲下方的间隙分别叫上鼻道、中鼻道和下鼻道。上鼻甲的后上方的凹窝为蝶筛隐窝。各鼻甲与鼻中隔之间的间隙叫总鼻道。在中、上鼻道和蝶筛隐窝均有鼻旁窦开口，下鼻道还有鼻泪管开口。

鼻腔的能动性和口腔相比，有着明显不足，口鼻之间的通道的大小受软腭的直接影响。汉语中只存在两个鼻声母 /m/ 和 /n/，如图 6-1-20（B）所示，此时腭咽部正常开

---

① 万勤 . 言语科学基础 [M]. 上海：华东师范大学出版社，2016：179-182.

放，软腭放松垂下，使得气流通过鼻腔，共鸣主要位于咽腔和鼻腔，即 bc 连线的上方。另外鼻腔周围开口于鼻腔的骨性含气腔，即四对鼻旁窦（上颌窦、额窦、蝶窦和筛窦）同样对发音有共鸣作用。

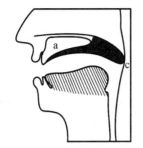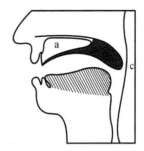

A. 鼻咽通道闭合，嗓音从口腔发出　　　B. 鼻咽通道开放，嗓音从鼻腔和口腔发出

图 6-1-20　鼻咽机制示意图

（四）声道内肌肉的运动

咽腔的横截面积因咽缩肌的收缩而减小，如图 6-1-21 所示，如果咽下缩肌收缩，喉咽部分的宽度减小，这种情况通常出现在发开元音时。发食管音时，咽下缩肌底部也发生收缩运动。

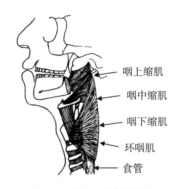

图 6-1-21　咽缩肌图解

咽上缩肌在言语过程中的运动也较为活跃，根据发音内容的不同，它与软腭一起协同工作，改变腭咽部的形状：发鼻音时腭咽部完全开放，发开元音时腭咽部半开放，发闭元音和辅音时，该通道完全关闭。

如图 6-1-18 所示，上述肌群的收缩，会降低或提升舌骨和甲状软骨，从而使声道的长度和形状发生变化。例如，当胸骨舌骨肌（1）收缩时，声道变长，喉腔的位置下降。通过二腹肌后腹（6）、茎突舌骨肌（5）和下颌舌骨肌（9）的收缩使舌骨向上被拉伸，声道变长。当舌骨受到胸骨舌骨肌（1）、甲状舌骨肌（4）和肩胛舌骨肌（3）的牵拉向下运动，或当喉腔由于受到腭咽肌（10）和茎突咽肌（11）的牵拉向上提起时，声道变短。

共鸣功能的评估

　　共鸣系统为嗓音的产生提供了良好的共鸣效果，正常的共鸣功能有助于形成良好的嗓音。本节将在介绍共鸣障碍的临床表现和评估流程的基础上，重点介绍如何进行共鸣功能的主观评估和客观测量。

一、共鸣障碍的临床表现

　　嗓音的音质在很大程度上取决于咽腔的开放程度、口腔的大小和舌的位置。正常的嗓音要求声道共鸣达到最佳状态，就像拍摄清晰的照片需要良好的聚焦一样。因此，一般采用共鸣聚焦来描述声道共鸣的状态。正确的言语聚焦位于水平线 Z 与垂直线 Y 的交点 X 处（舌面中央），它表明言语产生于口腔的中央，即舌面的上方，如图 6-2-1 所示。

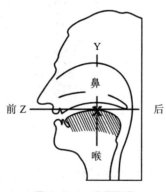

图 6-2-1　言语聚焦

　　共鸣障碍是指在嗓音形成的过程中，由于舌、唇、软腭等共鸣器官的运动异常，导致共鸣腔体积异常，使共鸣聚焦点出现偏差，从而影响共鸣效果。如果嗓音产生于 X 点的上方或下方，说明存在垂直聚焦问题，如鼻音功能亢进；如果嗓音产生于 X 点的前方或后方，则说明存在水平聚焦问题，如前位聚焦、后位聚焦。

二、共鸣功能的评估流程

在对共鸣障碍进行矫治之前，应先进行科学的评估，共鸣功能的评估包括口腔共鸣功能的评估和鼻腔共鸣功能的评估，流程如图 6-2-2 所示。

口腔共鸣功能的评估由主观评估（即听觉感知评估）和客观测量组成。主观评估包括韵母音位、声母音位和会话时的听觉感知评估；客观测量指对汉语核心单韵母 /ɑ/、/i/、/u/ 的共振峰测量，即对这三个核心韵母的第一共振峰 F_1 和第二共振峰 F_2 的频率和幅值的测量（简称 F_1–F_2 测量）。咽腔共振形成第一共振峰，口腔共振形成第二共振峰。[1] 第一共振峰反映咽腔的形状和大小，与下颌的位置和舌的垂直位置有关，通过测量第一共振峰可以判断患者是否存在喉位聚焦。第二共振峰反映口腔的形状和大小，与舌的水平位置有关，通过测量第二共振峰可以判断患者是否存在前位或后位聚焦。

鼻腔共鸣功能的评估也包括主观评估和客观测量两部分。主观评估也是通过听觉感知对患者的鼻音功能进行评价。客观测量包括（鼻流量检测、口鼻共振峰测量、口鼻能量集中率测量、鼻共鸣增强区测量）。结合主观评估和客观测量的结果，可以明确患者否存在鼻音功能异常以及鼻音功能异常的类型，从而为制订相应的治疗方案提供依据。

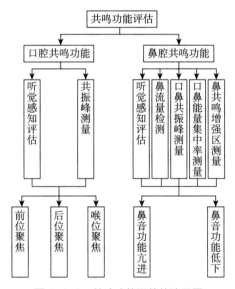

图 6-2-2　共鸣功能评估的流程图

① BENNETT S. Vowel formant frequency characteristics of preadolescent males and females.[J]. Journal of the Acoustical Society of America, 1981, 69（1）:231.

三、口腔共鸣功能的评估

口腔共鸣功能的评估包括主观听觉感知评估与客观测量两部分。听觉感知评估遵循核心韵母→句首声母→句中声母→声韵组合→会话的形式依次递进，对患者可能存在的口腔共鸣障碍获得一个较全面的认识；客观测量以核心韵母的共振峰测量为主。

（一）听觉感知评估

汉语普通话中有六个单韵母：/a/、/i/、/u/、/e/、/ü/、/o/，它们是汉语语音的基本元素，是构成音节的最小单位。从生理的角度，可将这六个单韵母从四个维度进行分类，即口腔的开合程度（开、闭、半闭）、舌的水平位置（前、中、后位）、舌的垂直位置（高、中、低位）和唇形（圆、展、自然），如图6-2-3（A）所示。构音器官的运动和它们的位置，会改变声道的形状和大小，进而改变声道共鸣效果，从而形成不同的元音。在这些运动中，舌的运动对共鸣效果的影响最为复杂，由于其视觉上的隐蔽性，在临床上也被认为是共鸣功能评估和诊断的难点。

/a/、/i/、/u/ 是三个核心单韵母，它们是最具有代表性的韵母，分别处于口腔中的三个极点位置（前上、中下、后上），发这三个元音时，要求构音肌群协调舒缩的程度最大，因此对这三个音进行听觉感知的评估，就可以大致了解患者的口腔共鸣功能，判断其是否存在口腔聚焦异常及其类型。如图6-2-3（B）所示，/i/ 的舌位最高、最靠前，若发这个音的时候，仍能感觉舌位靠后，说明患者可能存在后位聚焦问题；/u/ 的舌位也是最高的，但其最靠后，若发这个音的时候，仍能感觉舌位靠前、声音单薄，说明患者可能存在前位聚焦问题；而 /a/ 的舌位最低，处于水平轴的中央位置，若发音时感觉舌位过于靠下，声音像埋在喉咙里，则说明患者可能存在喉位聚焦问题。

			舌的水平位置　前后					
			前		中		后	
舌的垂直位置高度	高	最高	/i/	/ü/				/u/	闭
		次高							
	中	高中					/e/	/o/	半闭
		正中							口腔
		低中							半开
	低	次低							
		最低			/a/				开
			展	圆	自然		展	圆	
			唇形						

A. 汉语单韵母的分类和位置

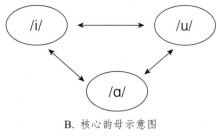

B. 核心韵母示意图

图 6-2-3　韵母示意图

　　听觉感知评估的方法是：让患者用舒适的方式分别发这三个核心韵母（或模仿发音），然后由言语治疗师对其发音进行听觉感知评估，判断聚焦类型和聚焦等级，填写在表 6-2-1 A 中。其中 0 代表正常，即不存在相应的聚焦问题存在；1 代表轻度聚焦异常；2 代表中度聚焦异常；3 代表重度聚焦异常。

表 6-2-1 A　韵母音位的聚焦评估

	前位	后位	鼻位	喉位
/ɑ/				
/i/				
/u/				

　　表 6-2-1 B 是一个听觉感知评估的填表示例，该患者发三个核心韵母时，均不存在后位和喉位聚焦问题，但存在前位聚焦问题，其中以 /ɑ/ 和 /u/ 的听觉感知最明显，特别是发 /u/ 的时候，可以明显感觉有发成 /e/ 的现象，还必须结合客观测量的结果，才能最终诊断患者的聚焦异常及其类型。

表 6-2-1 B　韵母音位的聚焦评估示例

	前位	后位	鼻位	喉位
/ɑ/	2	0	0	0
/i/	0	0	0	0
/u/	3	0	0	0

（二）共振峰测量

　　共振峰的测量是一项重要的评价口腔共鸣功能的客观测量方法。线性预测分析是测量共振峰的常用方法。通过分别测量 /ɑ/、/i/、/u/ 三个核心韵母的共振峰频率 F_1 和 F_2，可以定量分析聚焦问题及其程度，还可以对共鸣障碍的治疗过程进行实时监控。第一共振峰 F_1 反映咽腔的大小和共鸣状态，受下颌运动情况的影响。当下颌向下运动时，口腔体积增大，咽腔体积减小，则 F_1 增加；当下颌向上运动的时候，口腔体积减小，咽腔体积增大，则 F_1 减少。第二共振峰 F_2 反映口腔的大小和共鸣状态，主要揭示舌的前后运动情况。当舌向前运动时，咽腔体积增大，口腔体积减小，F_2 增加，主要通过测量 /i/ 的 F_2 是否减小来判定后位聚焦；[①] 当舌向后运动时，咽腔体积减小，口腔体积增大，F_2 减少，主要通过测量 /u/ 的 F_2 是否增大来判定前位聚焦。[②]

在进行口腔共鸣功能的评估时，让被测试者用舒适的发音方式，分别发 /ɑ/、/i/ 和 /u/ 这三个核心韵母（或模仿发音）；记录下患者的线性预测谱文件，并选取第二共振峰 F_2 进行分析，将结果填入表 6-2-2 和表 6-2-3 所示的口腔共鸣功能精准评估表；将口腔共鸣功能中 /i/ 的第二共振峰频率、/u/ 的第二共振峰频率、共振峰频率扰动的测量结果输入 ICF 转换器，判断被测试者后位聚焦、前位聚焦和共鸣音质的损伤程度。

后位聚焦障碍患者的第二共振峰测量的填表示例。如表 6-2-2 所示，该患者是一位 24 岁的男性，通过让患者说出 /i/（或模仿发音），通过测量 /i/ 的 F_2 是否减小来判定后位聚焦。图 6-2-4 是该患者的线性预测谱。患者经测量的 /i/ 的第二共振峰频率为 2 085.2 Hz，第二共振峰幅度为 16.9 dB。根据 ICF 转换器得出，该患者的 /i/ 的第二共振峰频率偏低，后位聚焦的损伤程度为 1 级，舌向前运动的能力存在轻度损伤，口腔共鸣功能存在轻度后位聚焦。

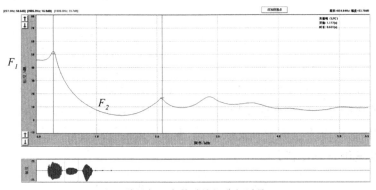

注：利用言语障碍测量仪进行测量。

图 6-2-4   /i/ 的第二共振峰频率测量

表 6-2-2   张 XX 的 /i/ 的第二共振峰频率测量的填表示例

日期	询问发 /i/ 时是否存在后位聚焦，如是进入测试	共振峰频率 F_2/i/	共振峰幅度 A_2/i/	听感评估（后位聚焦损伤程度）
2018 年 8 月 9 日	是	2085.2 Hz	16.9 dB	1

① 万勤，努尔署瓦克，邵国郡，等 . 学龄唐氏综合征患儿与正常儿童口腔共鸣声学特征比较 [J]. 听力学及言语疾病杂志，2013（5）：469-473.

② 张颖文，肖永涛，郑惠萍 . 痉挛型脑瘫儿童与正常儿童口腔共鸣特征比较 [J]. 听力学及言语疾病杂志，2016，24（4）：327-329.

前位聚焦障碍患者的第二共振峰测量的填表示例。如表 6-2-3 所示，该患者是一位 11 岁男孩，通过让患者说出 /u/（或模仿发音），通过测量 /u/ 的 F_2 是否增大来判定前位聚焦。图 6-2-5 是该患者的线性预测谱。患者经测量的 /u/ 的第二共振峰频率为 1 151 Hz，第二共振峰幅度为 41.7 dB。根据 ICF 转换器得出，该患者的 /u/ 的第二共振峰偏高，前位聚焦的损伤程度为 3 级，舌向后运动的能力存在重度损伤，口腔共鸣功能存在重度前位聚焦。

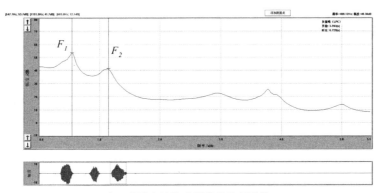

注：利用言语障碍测量仪进行测量。

图 6-2-5 /u/ 的第二共振峰频率测量

表 6-2-3 高 XX 的 /u/ 的第二共振峰频率测量的填表示例

日期	询问发 /u/ 时是否存在后位聚焦，如是进入测试	共振峰频率 F_2/u/	共振峰幅度 A_2/u/	听感评估（前位聚焦损伤程度）
2018 年 2 月 7 日	是	1 151 Hz	41.7 dB	3

从对共鸣障碍的诊断来看，共振峰的临床含义是。

（1）如果 /i/ 的第二共振峰频率没有达到无损伤程度，则表示患者可能存在一定程度的后位聚焦。

（2）如果 /u/ 的第二共振峰频率没有达到无损伤程度，则表示患者可能存在一定程度的前位聚焦。

（3）如果共振峰频率扰动没有达到无损伤程度，则表示患者口腔腔体可能存在一定程度的振动不规律的问题。

（三）共振峰频率扰动（口腔共鸣失调）的测量

从言语中可获得周期性的第二共振峰频率扰动信号，如共振峰频率扰动（F_2 flutter），单位是赫兹（Hz）。同样从言语中可获得周期性的第二共振峰幅度扰动信号，如共振峰幅度扰动（A_2 flutter）。它们主要反映由于口腔障碍导致的口腔共鸣失调程度，是衡量与口腔共鸣相关言语质量的最佳指标之一。言语信号第二共振峰的周期性扰动特征是神经源性运动和空气动力学相互作用的结果。

共振峰频率扰动用于度量一个周期与它相邻的前几个周期，或者后几个周期的共振峰频率差异量，反映口腔的腔体无规律扰动的程度，主要用于神经性言语障碍的测量。痉挛型神经性言语障碍的严重程度越高，共振峰频率扰动 $F_2 f$ 的数值越大；弛缓型神经性言语障碍的严重程度越高，共振峰频率扰动 $F_2 f$ 的数值越小。

（四）舌位的实时观察

通过核心韵母的 F_1-F_2 图，可以实时观察舌位，结合主观听觉感知评估，可诊断患者是否存在聚焦问题，图 6-2-6 所示的是正常人三个核心韵母的 F_1-F_2 图，观察可发现 /i/ 的聚焦点集中在前上的位置，/u/ 的聚焦点集中在后上的位置，而 /ɑ/ 的聚焦点集中在中下的位置。

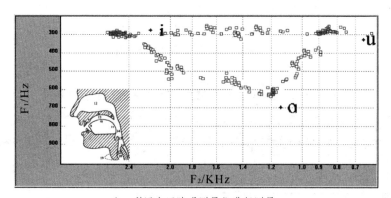

注：利用言语障碍测量仪进行测量。

图 6-2-6　F_1-F_2 图实时观察舌位（正常聚焦）

如图 6-2-7 所示，该患者发音时，/i/ 和 /ɑ/ 的聚焦点相对正常或偏离不多，而 /u/ 的聚焦点则比图 6-2-6 所示位置偏向前方，因此可能存在前位聚焦的问题。

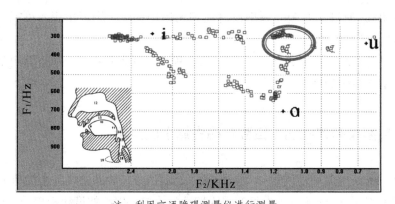

注：利用言语障碍测量仪进行测量。

图 6-2-7　F_1-F_2 图实时观察舌位（后位聚焦）

四、鼻腔共鸣功能的评估

（一）听觉感知评估

有两种类型的材料用于鼻腔共鸣聚焦的听觉感知评估：第一种类型用于判断是否存在鼻音功能亢进；第二种类型用于判断是否存在鼻音功能低下。如果通过一般交谈不能确定患者是哪种鼻腔共鸣障碍，那么必须采用这两类材料进行评估。进行听觉感知评估时，可以使用录音笔或计算机录制患者声音。

1. 鼻音功能亢进的评估

大声朗读下面的短文，并做好录音工作。

[儿童篇]

一大早，六个月大的宝宝起来了，开始左顾右瞧。这时阿姨走过来，抱起他说："乖宝宝！"宝宝朝阿姨笑一笑，嘴里咿咿呀呀的，可爱极了。

[成人篇]

在大学里，我有一个最要好的校友，我和她的志趣差不多，都爱好跳舞和打球。一大早，我和她一起跑步，读外语。下课之后，我和她一起去打排球，一起在教室自习。大学四载，无忧无虑，快乐无比。

再次朗读短文，但这次在朗读到第二个句子时进行捏鼻朗读，并做好录音工作。

评估结果：仔细聆听录音，这两篇短文都没有鼻辅音，因此在播放录音的过程中，应听不出有任何鼻音的成分。

（1）如果捏鼻后，患者的声音听起来无明显变化，则说明不存在鼻音功能亢进。

（2）如果捏鼻后，患者的声音出现明显变化，则说明存在鼻音功能亢进。

2. 鼻音功能低下的评估

大声朗读下面的短文，并做好录音工作。

[儿童篇]

尼尼很喜欢将饭含在口中，妈妈骂尼尼，尼尼生气了。明明向尼尼借橡皮泥玩，尼尼拿起橡皮泥就走。妈妈接尼尼晚了，尼尼生气地往前奔，妈妈跟也跟不上。这样的尼尼受人欢迎吗？

[成人篇]

清晨，太阳从东边冉冉升起，阳光明媚。奶奶和妈妈领着妹妹前往闹市买奶牛。一路上，妹妹问妈妈："妈妈，咱们买了奶牛，能天天喝牛奶吗？"妈妈说："当然能，你每天跟奶奶、妈妈挤牛奶，好吗？"天真的妹妹又问："我每天喝奶牛的奶，奶牛也是妈妈吗？"奶奶和妈妈全乐了。一家人到了市场，精心选了一头健康的奶牛。妹妹很兴奋，和奶奶、妈妈一同牵着新买的奶牛回农场了。

再次朗读短文，但这次在朗读到第二个句子时进行捏鼻朗读，并做好录音工作。

评估结果：仔细聆听录音，这两篇短文均包含了大量的鼻辅音，因此在捏鼻与不捏鼻时，声音音质应存在显著的不同。

（1）如果在不捏鼻朗读时听起来鼻音很多；而在捏鼻朗读时，声音音质发生明显变化，说明鼻腔共鸣正常。

（2）如果捏鼻与不捏鼻两种状态下，声音音质不存在明显的差异，即这两种录音听起来是类似的，说明存在鼻音功能低下。此时，应先明确是器质性阻塞所致还是功能性问题。

3. 鼻音功能低下的筛查

可以采用以下这种简单的方法对鼻音功能低下进行筛查：首先做一次深吸气动作，然后闭上嘴，用手指按住左侧鼻孔，同时让气体缓慢从鼻腔释放；观察气体是否从右侧鼻孔顺利呼出，再松开置于左侧鼻孔的手指，转而压住右侧鼻孔，观察气体是否从左侧鼻孔顺利呼出，试着多做几次，以明确结果。如果鼻腔内存在阻塞物，那么从一侧或双侧鼻孔呼出的气体将减少。这可能是由腺样体增生、过敏性水肿等病变引起的，对于这些问题，应先介入医疗手段；如果鼻咽部结构完好畅通，但发现缺乏鼻音，可以直接使用本章介绍的训练方法，以建立正常的鼻腔共鸣效应。

（二）鼻流量的测量

鼻音测量与训练仪是判断鼻音共鸣异常的有效的诊断工具。一种常用的测量方法是让患者朗读标准测试材料（分别含有不同比例的鼻辅音成分）。用鼻流量检测仪来测量不同年龄、性别的正常人群在朗读上述标准测试材料时的鼻流量，并将测量结果填入表6-2-4所示的鼻腔共鸣功能评估记录表。

表6-2-4 鼻流量测试材料

材料（句子）	备注
"妈妈你忙吗" "我和妈妈喝热牛奶"	测试材料中含有大量的鼻辅音，可用于诊断鼻音功能低下或者鼻音同化。鼻音功能低下（鼻音发音不充分），在朗读（或跟读）时将出现鼻音过少的现象，其声音听起来就像患有重感冒。鼻音同化（与鼻音相连元音的鼻音化现象）的患者，在朗读（或跟读）含有鼻音成分的单词时，会出现大量的鼻音
"我和爸爸吃西瓜"	本句子中不含鼻辅音。如果患者在朗读（或跟读）的过程中出现了大量的鼻音，一般可诊断为鼻音功能亢进。鼻音功能低下（鼻音发音不充分）或鼻音同化（与鼻音相连元音的鼻音化现象）的问题，不能通过朗读（或跟读）这个句子检测出来

材料（音节，鼻音）	材料（音节，非鼻音）	
/in/	/u/	/bu/
/ing/	/du/	/gu/
/mi/	/pu/	/tu/
/ni/	/ku/	/bubu/
/mimi/	/dudu/	/gugu/

鼻流量检测是一种无损伤、简单实用的检测方法。鼻流量是鼻腔声压级（n）和输出声压级［口腔声压级（o）和鼻腔声压级（n）之和］的比值，单位是%。它主要反映言语时的鼻音能量，可以判断是否存在鼻音功能亢进或低下。[①] 如果在功能亢进语料测试下的鼻流量超过同龄同性别者正常范围的上限，表示存在鼻音功能亢进；如果功能低下语料测试下的鼻流量没有达到同龄同性别者正常范围的下限，表示存在鼻音功能低下。可用下列公式表示：

$$鼻流量 = n/(n+o) \times 100\%$$

鼻流量实时测量的方法如图 6-2-8 所示。正式评估前，先为患者正确佩戴专业的头套和隔板（如图 6-2-8 上侧所示），隔板的作用是分隔鼻腔和口腔两个通道，以便分别对两个通道的信号进行测量。让患者朗读一组短句和词（如表 6-2-4 所示），它们分别含有不同比例的鼻辅音。图 6-2-8 下侧是正常人发句子"妈妈你忙吗"的鼻流量测试结果，图的最上方给出了整句话鼻流量的变化曲线；图中间显示的是鼻腔能量幅值大小，下方显示的是口腔能量幅值大小。

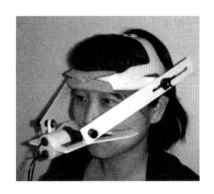

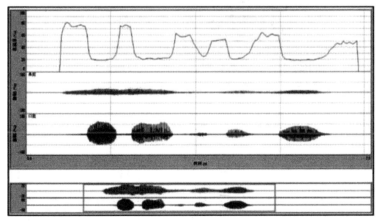

注：利用鼻音测量与训练仪进行测量。

图 6-2-8 通过口腔声压级和鼻腔声压级进行鼻流量的测量
（1. 鼻流量曲线，2. 鼻腔波形图，3. 口腔波形图）

---

① 魏霜，黄昭鸣，杜晓新，等.18～40岁成人鼻流量参考标准的研究 [J].中国听力语言康复科学杂志，2009（2）：38-42.

（三）口鼻共振峰测量

如前所述，嗓音经过声道时，由于声道的形状和大小不同会对某些频率成分进行加强，由这些被加强的频率所组成的包络就称为共振峰。其中，嗓音经过咽腔和鼻腔的共鸣作用形成了鼻腔共振峰；经过咽腔和口腔的共鸣作用形成了口腔共振峰。分别观察口鼻两个通道共振峰的值，可以更加深入地观察鼻腔共鸣功能，更精确地诊断出鼻腔共鸣异常的类型，从而进行有针对性的治疗。据实验结果显示，鼻部第一共振峰和口部第二共振峰可以作为鉴别韵母中是否含有鼻音的参数；鼻部第一共振峰及其带宽可以作为鉴别声母是否为鼻音的参数。

口鼻共振峰的实时测量不同于上面所讲过的 F_1 和 F_2 的测量，它将鼻腔和口腔分为两个通道，分别测量口腔和鼻腔的前三个共振峰，即口腔第一共振峰 OF_1、口腔第二共振峰 OF_2、口腔第三共振峰 OF_3、鼻腔第一共振峰 NF_1、鼻腔第二共振峰 NF_2、鼻腔第三共振峰 NF_3，通过分别观察口腔和鼻腔的共鸣情况，分析声波经过咽腔后的分配情况，从而判断是否存在鼻腔共鸣异常，观察口鼻共振峰的最好手段是语谱图和线性预测谱（LPC 谱）。图 6-2-9 显示的是绿框中的"妈妈"的语谱图。图上方为鼻腔语谱图显示，下方为口腔语谱图显示。可以看出"妈妈"中的鼻音 /m/ 鼻腔能量很大，且大都集中在低频区域，低频与中高频的能量差异较大，而 /m/ 对应的口腔几乎没有任何能量。元音部分 /a/ 则在口腔有较大的能量存在，同时鼻腔也有部分能量存在。

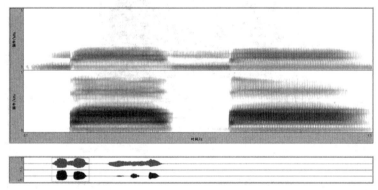

注：利用鼻音测量与训练仪进行测量。

图 6-2-9　"妈妈"的语谱图（上图为鼻腔波形的语谱图，下图为口腔波形的语谱图）

图 6-2-10 对应的是"妈妈"中 /m/ 的 LPC 谱和语谱图，图 A 中的左侧显示 /m/ 的鼻腔能量较大，低频成分较多，而右侧则说明 /m/ 的口腔能量很小，图 B 显示的语谱图显示出与 LPC 谱相同的趋势，这进一步从客观测量上验证了 /m/ 的鼻音占主要成分，说明发鼻音 /m/ 时，软腭几乎完全打开，大部分能量经由鼻腔发射出来。

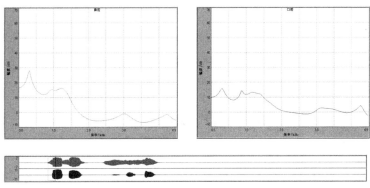

A. 左图为鼻腔波形的 LPC 谱，右图为口腔波形的 LPC 谱

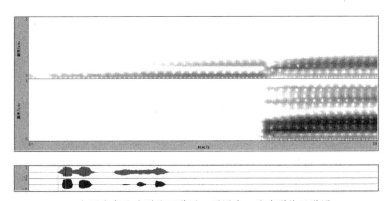

B. 上图为鼻腔波形的语谱图，下图为口腔波形的语谱图
注：利用鼻音测量与训练仪进行测量。

图 6-2-10　"妈妈"中 /m/ 的 LPC 谱和语谱图

　　图 6-2-11 对应的是"妈妈"中 /ɑ/ 的 LPC 谱和语谱图，图 A 中的左侧显示了 /ɑ/ 的鼻腔能量较小，低频集中的现象不再存在，而右侧则说明 /ɑ/ 的口腔能量很大，特别是中低频区域；图 B 显示的语谱图显示出与 LPC 谱相同的趋势，这进一步从客观测量上验证了 /ɑ/ 的元音成分占主要地位，但鼻腔同时也存在部分能量，说明发 /ɑ/ 的时候，软腭并没有完全闭合，有部分能量通过鼻腔发射出来，但大部分能量仍然由口腔发出。

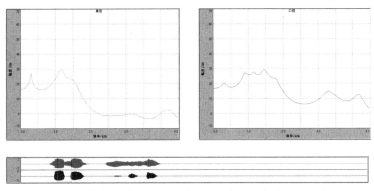

A. 左图为鼻腔波形的 LPC 谱，右图为口腔波形的 LPC 谱

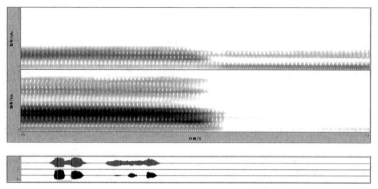

B. 上图为鼻腔波形的语谱图，下图为口腔波形的语谱图

注：利用鼻音测量与训练仪进行测量。

图 6-2-11 "妈妈"中 /a/ 的 LPC 谱和语谱图

（四）口鼻能量集中率和鼻共鸣增强区测量

口鼻能量集中率是计算所选频率范围内的能量集中率，根据临床诊断的需要，通常选择的都是低频区，因此低频能量集中率是指语音信号低频区能量占总能量的百分比。低频能量集中是鼻音的主要声学特征之一，通过测量低频能量集中率，可以分析患者发音时，是否存在低频能量过多或者过少的现象，从而推断其鼻音功能是否正常。图 6-2-12 所示的是正常人发 /a/、/i/、/u/、/ma/ 的时候，计算其口腔和鼻腔的200 ~ 500 Hz 的能量集中率，无论是鼻腔还是口腔，/a/ 的能量集中率均低于 /i/ 和 /u/，表明 /a/ 的低频能量成分较少；而 /ma/ 中 /m/ 的部分在鼻腔的能量集中率较大，/a/ 部分的能量集中率偏小，下方的图则显示出口腔部分的，/m/ 的能量集中率几乎为零，元音 /a/ 部分的能量集中率与鼻腔部分相似。这些现象说明 /m/ 的能量主要集中在低频，且由鼻腔发出，口腔几乎没有能量存在；而元音 /a/ 的能量则由口腔和鼻腔同时发出，能量主要集中在中频，低频部分只有少量的能量存在。这与上述口鼻共振峰观察到的现象和结论一致。

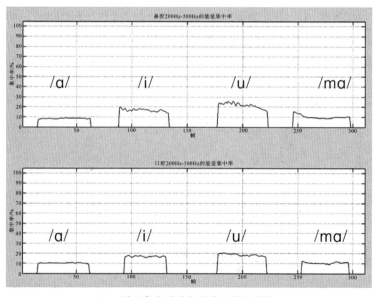

注：利用鼻音测量与训练仪进行测量。

图 6-2-12 能量集中率分析（/a/、/i/、/u/、/ma/，200-500 Hz）

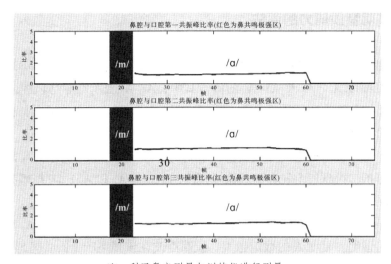

注：利用鼻音测量与训练仪进行测量。

图 6-2-13　鼻共鸣增强区分析（/ma/）

鼻共鸣增强区是指鼻腔共振峰和口腔共振峰能量比值大于某一特定值的区域。如图 6-2-13 所示为正常人发 /ma/ 的鼻共鸣增强区测量结果，图上方为鼻腔的第一共振峰与口腔的第一共振峰的比值，在鼻音 /m/ 的部分，该值非常大，用红色区域表示为鼻共鸣增强区；图中间为鼻腔的第二共振峰与口腔的第二共振峰的比值，同样在鼻音 /m/ 的部分，该值非常大，用红色区域表示为鼻共鸣增强区；图上方为鼻腔的第三共振峰与口腔的第三共振峰的比值，还是在鼻音 /m/ 的部分，该值也非常大，也用红色区域表示为鼻共鸣增强区。这个现象同样说明，鼻音 /m/ 全部都是鼻共鸣增强区，鼻腔共振峰的能量明显大于口腔共振峰的能量，即发这个音时，鼻腔共鸣显著，声音全都经由鼻腔发出。

（五）鼻口共鸣比（鼻腔共鸣效益）的测量

嗓音经过声道时，由于声道的形状和大小不同会对某些频率成分进行加强，由这些被加强的频率所组成的包络就称为共振峰。其中，嗓音经过咽腔和鼻腔的共鸣作用形成了鼻腔共振峰；经过咽腔和口腔的共鸣作用形成了口腔共振峰。分别观察口、鼻两个通道共振峰的值，可以更加深入地观察鼻腔共鸣功能，更精确地诊断出鼻腔共鸣异常的类型，从而进行有针对性的治疗。

鼻口共鸣比（NOR）是指言语时鼻腔第一共振峰频率与口腔第一共振峰频率的比值，单位是 %。它主要反映鼻腔共鸣效益，通过分析声波经过咽腔后的分配情况，从而判断鼻音功能亢进或低下的程度，即鼻腔共鸣效益的情况。如果在功能亢进语料测试下的鼻口共鸣比超过同龄同性别者正常范围的上限，表示存在一定程度的鼻音功能亢进；如果功能低下语料测试下的鼻口共鸣比没有达到同龄同性别者正常范围的下限，表示存在一定程度的鼻音功能低下。

（六）共鸣音质能力的评估

共振峰测量能够提供共振峰频率和共振峰幅度。需要分别测量 /a/、/i/、/u/ 三个核心韵母的共振峰幅度 A_1、A_2 及 $A1-A_2$ 的值，其中，A_1-A_2 表示咽腔与口腔之间共鸣强度的差值，是监控共鸣音质的敏感参数，可以定量分析口腔共鸣音质情况，也可以对共鸣音质障碍的治疗过程进行实时监控。

测试时，让患者用舒适的方式发音，采集的声波文件导入"言语障碍测量仪"进行线性预测谱分析，得到三个元音的共振峰幅度的数值（A_1 和 A_2）。共振峰频率的测量如图 6-2-4 和图 6-2-5 所示。

第一共振峰幅度 A_1 反映声波在咽腔某处的共鸣强度，第二共振峰 A_2 反映声波在口腔某处的共鸣强度。幅度 A 的数值越大，说明声波在该频率产生的共鸣越强。A_1-A_2 作为监控共鸣音质的敏感参数。根据前文提到的，咽腔的大小通常不改变，反映咽腔共鸣的 A_1 值也不会有明显的变化；主要改变的是口腔的形状大小，即 A_2 值。若患者共鸣音质良好，则听感上表现出"字正腔圆"的感觉，A_2 值较大，A_1-A_2 在 6 dB 以内；若患者共鸣音质不良，则听感上表现"说话含糊"的感觉，A_2 值较小，A_1-A_2 大于 6 dB，如图 6-2-14 所示。

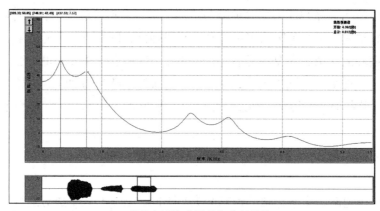

注：利用言语障碍测量仪进行测量。

图 6-2-14　通过线性预测谱对单韵母 /u/ 共振峰幅度的测量（$A_1 = 50.05\,dB$，$A_2 = 42.49\,dB$）

第七章

共鸣障碍的矫治

良好的嗓音音质源自正确的共鸣聚焦。如果患者存在共鸣聚焦障碍，如舌位太前、太后（水平）或太高、太低（垂直），说明整个共鸣系统处于比较紧张的状态。这样，一方面会导致说话疲劳，另一方面会形成较差的音质，进而可能影响言语的清晰度和可懂度。长期的喉部聚焦还容易使声带出现器质性病变。因此，存在共鸣障碍的患者需要及时接受治疗，以形成正确的共鸣聚焦，缓解说话时疲劳不适的症状，达到改善音质的效果。

共鸣障碍矫治概述

　　共鸣障碍分为口腔共鸣异常、鼻腔共鸣异常和共鸣音质异常三种类型。

　　口腔共鸣异常主要有三大类：前位聚焦、后位聚焦和喉位聚焦。导致口腔共鸣异常的原因分为器质性和功能性两类。前者为任何导致舌、下颌等共鸣构音器官运动受限的结构异常或疾病，例如，舌系带过短、颌部畸形等；后者为舌、下颌等共鸣构音器官的功能性运动障碍等，其中以听力障碍导致的舌部功能性运动障碍较为常见。

　　鼻腔共鸣异常主要有两大类：鼻音功能亢进和鼻音功能低下。导致鼻腔共鸣障碍的原因也可分为器质性和功能性两类。鼻音功能亢进主要是由于鼻咽部异常开放所致。可能存在一些器质性病因，如软腭短小、腭裂或者腭肌张力低下等。软腭肌群（腭帆提肌等）收缩与舒张运动紊乱会导致软腭及悬雍垂上抬、下降运动无法有效切换，而主要表现为鼻腔音增加。如果存在上述器质性问题，应该先接受耳鼻喉或口腔科医师的手术治疗。鼻音功能低下的患者无法将 /m/、/n/、/ng/ 的嗓音传入鼻腔进行共鸣，而且一些元音甚至辅音的发音也会出现不同程度的扭曲。

　　鼻音功能低下多由器质性原因引起。如图 7-1-1 显示在咽壁的后上方及两侧存在一些组织增生，如腺样体增生或扁桃体肥大。即使软腭 b 可以松弛下垂，但在 b 与 c 之间存在的增生组织阻碍了气流传递至鼻腔，从而导致鼻音功能低下。因此，对于因组织增生所导致的鼻音功能低下患者，应该先接受耳鼻喉或口腔科医师的治疗。对于功能性鼻音功能低下患者，其软腭肌群可能存在肌张力过高的现象，大多数患者通过言语矫治会得到缓解。

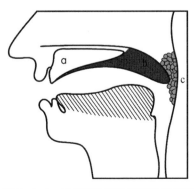

图 7-1-1　组织增生导致鼻音功能低下

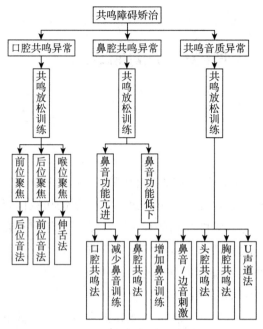

图 7-1-2　共鸣障碍矫治的方法

　　共鸣障碍的矫治包括口腔共鸣异常的矫治、鼻腔共鸣异常的矫治、共鸣音质异常的矫治。针对这三类共鸣异常，既有常规训练，也有现代康复技术。无论是哪种类型的共鸣障碍，都应当先进行共鸣放松训练，提高口腔和鼻腔共鸣构音器官的灵活性，为进一步进行矫治奠定基础。[①] 本节将对几种经典的共鸣异常矫治方法做简单讲述，更多的训练方法可参见《共鸣障碍的促进治疗》。图 7-1-2 以框架图的形式，向我们展示了共鸣障碍矫治的方法。

① 万勤，黄昭鸣，卢红云，等. 口腔共鸣障碍的矫治 [J]. 中国听力语言康复科学杂志，2012（5）: 379–381.

共鸣放松训练

共鸣放松训练通过完成一些夸张的动作或发一些特定的音,使共鸣肌群进行紧张与松弛的交替运动,从而促进共鸣肌群之间的协调与平衡,[①] 为形成良好的共鸣奠定基础,其内容主要包括口腔放松训练和鼻腔放松训练两个部分。

一、口腔放松训练

"口腔放松训练"主要通过颌部、唇部、舌部的运动,放松口面部肌群,为建立有效的口腔共鸣奠定基础。其训练步骤如下。

(一)颌部放松运动

治疗师向患者介绍颌部放松运动的动作要领,即嘴巴应尽可能张大,尽可能大幅度地进行咀嚼,如图 7-2-1 所示。利用图片,与患者一起练习颌部放松运动。咀嚼时,治疗师可以提示患者通过想象口中有一大块口香糖,而尽可能大幅度地做咀嚼运动(也可真的使用口香糖、果汁软糖等物进行)。

(二)唇部放松运动

治疗师向患者介绍唇部放松运动的动作要领,即双唇必须闭住,同时应尽可能大幅度地进行咀嚼,如图 7-2-2 所示。治疗师可以利用图片,与患者一起练习唇部放松运动。闭上双唇,想象口中有一大块口香糖,然后尽可能大幅度地做咀嚼运动(也可真的使用口香糖、果汁软糖等物进行)。

---

① 万勤,黄昭鸣,杜晓新.肌强直患者鼻音功能亢进的个案分析 [J]. 中国听力语言康复科学杂志,2006,4(2):51-53.

（三）舌部放松运动

治疗师向患者介绍舌部放松运动的动作要领，即双唇必须闭住，先顺时针后逆时针方向用舌尖"洗刷"牙齿外表面。治疗师可以利用图片，与患者一起练习舌部放松运动。闭上双唇，用舌尖"洗刷"牙齿外表面，注意舌尖须从上牙列外表面向下牙列外表面做顺时针旋转运动，约持续 30 s。然后沿下牙外表面向上牙外表面做逆时针旋转运动，约持续 30 s，如图 7-2-3 所示。

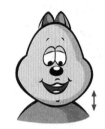 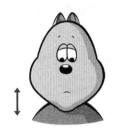 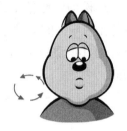

图 7-2-1　颌部放松运动　　　图 7-2-2　口唇放松运动　　　图 7-2-3　舌部放松运动

二、鼻腔放松训练

鼻腔放松训练主要通过交替发鼻音与非鼻音，使软腭进行松弛与紧张的交替运动，为建立有效的鼻腔共鸣奠定基础。其训练步骤如下。

（一）软腭哼鸣训练

动作要领：治疗师可以通过图片提示，与患者一起练习软腭哼鸣 /m——/，如图 7-2-4 所示。

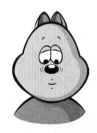

图 7-2-4　软腭哼鸣训练

/m---b/	/m---p/	/mi---b/	/mi---p/
/mu---b/	/mu---p/	/n---d/	/n---t/
/ni---d/	/ni---t/	/nu---d/	/nu---t/
/(ng)---g/	/(ng)---k/	/(ng)u---g/	/(ng)u---k/
/(ng)o---g/	/(ng)o---k/	/(ng)e---g/	/(ng)e---k/

图 7-2-5　软腭运动训练

（二）软腭运动训练

治疗师可以通过图片（见图 7-2-5）提示，与患者一起练习软腭运动训练。注意在鼻音和塞音交替时应该区分气流分别从鼻腔和口腔呼出时的差异。

（三）软腭重读训练

软腭重读训练中（关于重读治疗法的具体内容参见本书第八章），治疗师可以采用塞音加闭元音（使软腭上抬）与鼻音（使软腭降低）交替以重读的形式发出，应尽可能产生最佳的鼻腔共鸣，例如 /bi–M–BI–M/、/di–N–DI–N/、/du–N–DU–N/、/gu–（NG）–GU–（NG）/ 等，重读部分用大写表示。

口腔共鸣异常的矫治

通过评估可以明确患者的聚焦障碍类型（前位聚焦、后位聚焦、喉位聚焦），治疗师根据评估结果制订适宜的治疗方案。如果患者存在前位聚焦，那么所采用的矫治方法是后位音法；如果效果欠佳，则加入降低一个音阶的方法，然后再结合后位音法进行训练；如果患者存在后位聚焦，那么相应的矫治方法是前位音法。如果矫治效果欠佳，则加入升高一个音阶的方法，再结合前位音法，最终获得疗效；如果患者存在喉位聚焦，那么相应的矫治方法主要是伸舌法。

一、后位音法

后位音法通过发一些发音部位靠后的音来体会发音时舌位靠后的感觉，帮助减少发音时舌位靠前的现象，从而达到治疗前位聚焦的目的。主要适用于前位聚焦。其训练步骤如下。

（一）夸张发 /k/、/ g / 本音

治疗师提示患者夸张地发 /k/、/g/ 本音，并利用视觉提示等方式，让患者其体会发音时舌位靠后的感觉。

（二）/k/、/ g / 开头的单音节词练习

治疗师为患者选择含声母 /k/、/g/+ 韵母 /u/、/ou/、/e/ 构成的单音节词朗读，如 "哭" 等，其中，声母 /k/、/g/ 和韵母 /u/、/ou/、/e/ 均为口腔后位音，用夸张的方式发这些音，有助于矫正发声的前位聚焦问题。注意让患者延长其元音部分，体会舌位靠后的感觉，从而使聚焦点向舌后位转移。

（三）/k/、/ g/ 开头的双音节词练习

治疗师为患者选择含以 /k/ 和 /g/ 开头的词语朗读，如"开关"等。同样地，治疗师提示患者延长其中的元音部分，引导其体会后位聚焦的感觉。

（四）含 /k/、/ g/ 开头词语的句子练习

治疗师为患者选择含以 /k/ 和 /g/ 开头词语的句子练习朗读，如"公公的肚子鼓鼓的"，使聚焦点向舌后位转移。

二、前位音法

前位音法指通过让患者发一些发音部位靠前的音来体会发音时舌位靠前的感觉，帮助其减少发音时舌位靠后的现象，从而达到治疗后位聚焦的目的。这个训练方法主要适用于后位聚焦，其训练步骤如下。

（一）以耳语声用力发 /p/、/b/、/t/ 和 /d/ 开头的词语

治疗师引导患者采用耳语声，用力读词语。选词原则：声母 /p/、/b/、/t/、/d/+ 韵母 /i/。治疗师注意提示患者延长元音部分的发音时间，并引导其体会舌位靠前的感觉，使患者的共鸣聚焦点向舌前位转移。

（二）自然地发 /p/、/b/、/t/ 和 /d/ 开头的词语

治疗师引导患者以自然的嗓音练习发以 /p/、/b/、/t/、/d/ 开头的单音节词语。其组合形式为：声母 /p/、/b/、/t/、/d/+ 韵母 /i/。治疗师注意提示患者延长元音部分的发音时间，并引导其体会舌位靠前的感觉，使共鸣聚焦点向舌前位转移。发 /p/ 和 /b/ 时，要求嘴唇噘起，双颊鼓起，然后突然释放出气体。

（三）自然地发以 /m/、/s/ 开头的词语

治疗师引导患者以 /m/ 和 /s/ 和开头的词语，如"米"，其组合形式为：声母 /m/ 或 /s/+ 韵母 /i/。治疗师注意提示患者延长元音部分的发音时间，并引导其体会舌位靠前的感觉，使共鸣聚焦点向舌前位转移。

（四）自然地朗读含前位音的句子

治疗师引导患者练习一些含前位音较多的句子，如"皮皮吹泡泡"。患者可先用较缓慢的语速说句子，最后再用正常的语速说。治疗师注意引导患者让共鸣聚焦点向舌前位转移。

三、伸舌法

伸舌法通过让患者将舌伸出口外用高音调发前位音，扩张口咽腔，引导其体会发音时口咽腔放松的感觉，从而治疗因咽腔和喉部过于紧张而导致的喉位聚焦和后位聚焦。[①]其训练步骤如下。

（一）伸舌发音

视 频
01- 伸舌法

如图 7-3-1 所示，让患者伸出舌头发元音 /i/（见图 A），如患者不能自己完成，治疗师可用食指抵住患者的下颌，帮其微微张开嘴，伸出舌头。若患者难以伸舌发音，可让患者用双手拉住双耳，挺胸，然后伸舌发音，注意颌部和舌部都要放松（见图 B）。注意要保持患者的最佳音质，治疗师可通过让患者用不同的音调发音来找到最佳状态，然后再进行后续的训练。

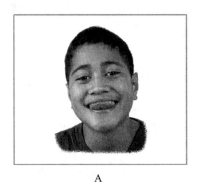
A

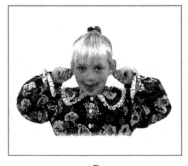
B

图 7-3-1　伸舌法 /i/ 示意图

---

① 黄昭鸣. 言语矫治实用方法（Ⅴ）发声运动——鼻音 / 边音刺激、伸舌法 /i/[J]. 中国听力语言康复科学杂志，2007（6）：69–71.

（二）回缩舌体时发音

治疗师要求患者伸舌后慢慢将舌体回缩，同时发 /i——/ 或 /mi——/，舌缩回至口腔后，再过渡到发以声母 /y/ 或 /m/、/b/、/p/ 开头的单音节词。舌回缩至口腔后，可换气后再发音，注意保持发 /i/ 时的发音状态。

视　频
02- 伸舌法

（三）正常地发前位音

治疗师要求患者先用正常嗓音发 /i——/ 或 /mi——/，逐渐过渡到发以 /y/、/m/、/b/、/p/ 开头的单音节词，注意保持发 /i——/ 或 /mi——/ 时的发音状态。

视　频
03- 伸舌法

（四）与慢板节奏结合训练

结合重读治疗法中的慢板节奏进行步骤三中词的发音训练，如：/yi–YI–yi/。

视　频
04- 伸舌法

鼻腔共鸣异常的矫治

鼻腔共鸣异常的矫治包括对鼻音功能亢进和鼻音功能低下的矫治。[①] 鼻音功能亢进的患者存在大量的鼻腔共鸣音，但没有足够的口腔共鸣，其软腭与悬雍垂的功能可能存在欠缺，导致在说话过程中，软腭与悬雍垂的上抬运动（关闭鼻咽口）受到限制，或上抬与下降两种运动不能进行灵活切换；鼻音功能低下的患者则相反，他们主要不能发 /m/、/n/、/ng/ 这些鼻辅音，这在一定程度上也影响了口腔共鸣音的清晰度。鼻腔共鸣异常实时矫治的流程如图 7-1-2 所示。

如果患者存在鼻音功能亢进的现象，那么可以采用口腔共鸣法和减少鼻音训练的矫治方法。如果患者存在鼻音功能低下的现象，则可以采用鼻腔共鸣法和增加鼻音训练的矫治方法。

一、口腔共鸣法

口腔共鸣法指在咽腔打开、放松，同时舌放松，舌尖抵住下切牙发 /ha/ 音；在咽腔缩紧，舌收缩成束状，下颌张开度减小的状态下，发 /hu/ 音；或者发一些包含不同舌位变化的词语和短句，帮助患者体会口腔共鸣的感觉，从而建立有效的口腔共鸣，提高口腔共鸣能力。这种矫治方法主要适用于鼻音功能亢进患者。[②] 其训练步骤如下。

（一）口腔共鸣法动作要领的学习

治疗师利用图片（见图 7-4-1），向患者介绍口腔共鸣法的动作要领，即咽腔打开、放松，同时舌放松，舌尖抵住下切牙，发 /ha/ 音；咽腔缩紧，

① 万萍，黄昭鸣，魏霜，等 . 鼻音功能异常聋儿的评估与矫治个案研究 [J]. 听力学及言语疾病杂志，2008，16（2）：152-153.

② 李宁，黄昭鸣，周林灿，等 .3—5 岁听障儿童鼻音障碍特征及康复训练研究 [J]. 中国特殊教育，2012（9）：24-29.

舌收缩成束状，下颌张开度减小，发 /hu/ 音。

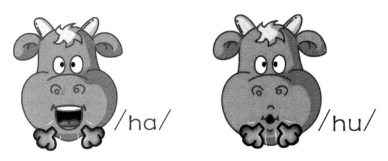

图 7-4-1　口腔共鸣法动作要领

（二）发 /u——/ 音，变化不同的音调体会口腔共鸣

治疗师指导患者发 /u——/ 音模仿风声，以体会韵母共鸣和音调的变化。

（三）高元音的口腔共鸣训练

治疗师指导患者发高元音 /i/、/u/、/ü/，以体会腭咽闭合较好的情况下感受较强的口腔共鸣。

（四）单音节词的口腔共鸣训练

治疗师可以选择以高元音或送气塞音开头的单音节词，如"鱼、扑"，进行口腔共鸣训练。

（五）双音节词的口腔共鸣训练

治疗师可以选择以高元音或送气塞音开头的双音节词，如"衣物、土坯"进行口腔共鸣训练。

共鸣音质异常的矫治

如果患者存在共鸣音质异常的问题，那么采用的矫治方法有：鼻音 / 边音刺激、头腔共鸣法、胸腔共鸣法和 U 声道法。

一、鼻音 / 边音刺激

鼻音 / 边音刺激是通过交替发鼻音和边音，来促进鼻腔和喉腔间共鸣的转换，以帮助患者获得良好的共鸣音质。这种方法主要适用于共鸣音质异常。其训练步骤如下。

（一）鼻腔共鸣感知

将患者的手指放在治疗师的鼻翼两侧，治疗师示范发鼻音 /m/、/n/，让患者感知治疗师的鼻腔共鸣。让患者跟着一起发音，感受鼻腔共鸣，并体会发这些音时喉部较为舒适自然的感觉。

（二）喉腔共鸣感知

将患者的手指放在治疗师的喉部，治疗师示范发边音 /l/，让患者用手感知治疗师的喉腔共鸣。让患者跟着治疗师一起发音，感受喉腔共鸣，并体会发这些音时喉部较为舒适自然的感觉。

（三）鼻腔共鸣训练

让患者发以鼻音 /m/ 或 /n/ 开头的单音节词，并在每个词语之间加入一个 /a/ 音，要求其连续发音，如 / 男子汉啊男子汉，男子汉 /、/ 蚂蚁啊蚂蚁，蚂蚁 / 等。如患者不能感知鼻腔共鸣，可要求他把手放在治疗师鼻部体会。发音时注意保持连贯，在逗号处深吸气后再发音。应根据患者的情况确定连续发音的词语难度及个数。

（四）喉腔共鸣训练

让患者发以边音 /l/ 开头的词语。先发单音节词，并在每个词语之间加入一个 /a/ 音，要求其连续发音，如：/ 龙啊龙啊龙，龙 /。发音注意保持连贯，逗号处深吸气再发音。如患者不能感知喉腔共鸣，可要求他把手放在治疗师喉部体会。在此过程中，治疗师应根据患者的情况确定连续发音的词语难度及个数。

（五）鼻、喉腔共鸣交替训练

将鼻音 /m/、/n/ 与边音 /l/ 结合起来，交替训练：先练习单音节词，后可拓展为双、三音节词，如：/ 龙啊牛啊龙 /、/ 毛虫啊绿叶啊毛虫 /、/ 练习本啊毛线团啊练习本 /。发音注意保持连贯，逗号处深吸气再发音。在此过程中，治疗师应根据患者的情况确定连续发音的词语难度及个数。

二、头腔共鸣法

头腔共鸣法指通过以高音调持续发鼻音，使声波在头腔产生共鸣，帮助患者体会头腔共鸣的感觉，从而建立有效的头腔共鸣。这种方法主要适用于共鸣音质异常，也适用于喉位聚焦。其训练步骤如下。

（一）头腔共鸣的触觉感知

治疗师可以通过要求患者以高音调持续发鼻音 /m/、/n/，来诱导头腔共鸣。发音时，患者可以将手放于头顶，体会发音时头腔的震动，感觉声音像是从头部发出来的一样。

（二）元音的头腔共鸣训练

治疗师可以通过要求患者用高音调持续发长音 /m+ 韵母 / 或 /n+ 韵母 /，如：/m——a/、/n——a/，来体会头腔共鸣。这个训练要求在发音时较好地利用头腔共鸣，感觉声音像是从头部发出来的一样，同时注意控制音调的稳定。

（三）单音节词的头腔共鸣训练

要求患者将头腔共鸣运用到单音节词的发音过程中，如：/m——猫/、/n——鸭/。这个训练要求在发音时较好地利用头腔共鸣，感觉声音像是从头部发出来的一样，同时注意控制音调的稳定。

（四）双音节词的头腔共鸣训练

要求患者将头腔共鸣运用到双音节词的发音过程中，如：/m——妈妈/、/n——音乐/。这个训练要求在发音时较好地利用头腔共鸣，感觉声音像是从头部发出来的一样，同时注意控制音调的稳定。

（五）短语的头腔共鸣训练

要求患者将头腔共鸣运用到短语的发音过程中，如："音乐真美妙"。省略鼻音诱导，直接运用头腔共鸣发音。这个训练要求在发音时较好地利用头腔共鸣，感觉声音像是从头部发出来的一样，同时注意控制音调的稳定。

三、胸腔共鸣法

胸腔共鸣法指通过以低音调持续发音，使声波在胸腔产生共鸣，帮助患者体会胸腔共鸣的感觉，从而建立有效的胸腔共鸣。这种方法主要适用于共鸣音质异常，其训练步骤如下。

（一）胸腔共鸣的触觉感知

要求患者采用五个音阶降序的方式分别持续发 /m/、/i/，如图 7-5-1 所示。高音调到低音调发音，体会随着音调降低，胸腔振动越来越明显。

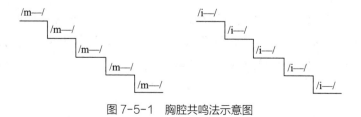

图 7-5-1　胸腔共鸣法示意图

（二）元音的胸腔共鸣训练

要求患者用低音调持续发元音，如：/ɑ——/、/o——/，体会胸腔共鸣。在此过程中，要求患者在发音时较好地利用胸腔共鸣，感觉声音像是从胸部发出来的一样，同时注意控制音调的稳定。

（三）单音节词的胸腔共鸣训练

要求患者将胸腔共鸣运用到单音节词的发音过程中，如："马、猫"。在此过程中，要求患者在发音时较好地利用胸腔共鸣，感觉声音像是从胸部发出来的一样，同时注意控制音调的稳定。

（四）双音节词的胸腔共鸣训练

要求患者将胸腔共鸣运用到双音节词的发音过程中，如："妈妈、美国"。在此过程中，要求患者在发音时较好地利用胸腔共鸣，感觉声音像是从胸部发出来的一样，同时注意控制音调的稳定。

（五）短语的胸腔共鸣训练

要求患者将胸腔共鸣运用到短语的发音过程中，如："妹妹采蘑菇、医生去医院"。分别用以 /m/ 开头的词组成的句子、以 /i/ 开头的词组成的句子进行练习。在此过程中，要求患者在发音时较好地利用胸腔共鸣，感觉声音像是从胸部发出来的一样，同时注意控制音调的稳定。

四、U 声道法

U 声道法指通过发 /u/，使整个声道通畅，同时体会胸音与头音之间的转换过程中不同共鸣腔振动的变化，从而获得良好的共鸣效果。这种方法主要适用于治疗共鸣音质障碍，其训练步骤如下。

（一）胸音发 /u/

治疗师向患者介绍胸音发 /u/ 的动作要领，即发音时感觉到整个声道的打开，并能体会到胸腔的轻微振动。然后，与患者一起练习胸音发 /u/。发 /u/ 音时将手放于胸前，能体会到胸腔在轻微振动。

（二）从胸音转换到头音发 /u/

治疗师向患者介绍动作要领，即发音时感觉到整个声道的打开，从胸音转换到头音时应自然连贯。然后，与患者一起练习发 /u/ 时从胸音转换到头音。用胸音发 /u/，将手放于胸前，仔细体会胸腔轻微振动的感觉。然后将胸音逐渐转换到头音，此时，将手放于头顶，可以感受到头顶从不振动到轻微振动，体会从胸腔振动到头部振动的感觉。

（三）头音发 /u/

治疗师向患者介绍头音发 /u/ 的动作要领，即发音时感觉到整个声道的打开，并能体会到头部的轻微振动。然后，与患者一起练习头音发 /u/。发 /u/ 音时将手放于头顶，能体会到头部的轻微振动。

（四）从头音转换到胸音发 /u/

向患者介绍动作要领，即发音时感觉到整个声道的打开，从头音转换到胸音时应自然连贯。然后，与患者一起练习发 /u/ 时从头音转换到胸音。用头音发 /u/，将手放于头顶，仔细体会头部轻微振动的感觉。然后将头音逐渐转换到胸音，此时，将手放于胸部，可以感受到胸腔从不振动到轻微振动，体会从头部振动到胸腔振动的感觉。

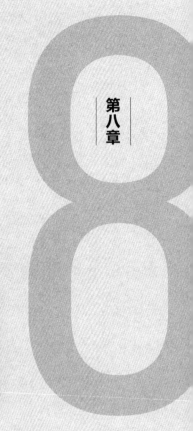

第八章

嗓音保健

未见其面，先闻其声，嗓音在一定程度上反映着我们的身份，不同的嗓音会给人不同的印象。一定程度上，相比于说话的内容，听众更加关心的是说话者的嗓音表现。嗓音如同我们的外表一样重要，有效合理运用并且保护我们的嗓音显得尤为重要。本节主要从生活环境、不良习惯、药物副作用、个体生理状况、个体精神心理状况五个方面介绍如何维护和保养我们的嗓音。

生活环境

不利的生存环境会影响到我们的嗓音，从而导致各种类型的嗓音问题。本节将详细介绍环境中会影响我们嗓音状况的各种因素，在此基础上，提出针对性的嗓音保健建议。

一、影响因素

（一）空气质量问题

当今城市快速发展，空气中充斥着汽车和工厂排放的废气及烟囱等所排放的烟雾。但对我们嗓音危害最严重的空气质量问题不是烟雾，而是灰尘，如粉笔灰尘、地毯灰尘，以及家庭灰尘等。这些灰尘不仅使空气变得混浊，同时也会刺激我们的呼吸道黏膜，当其引起感染时会充血肿胀，继而导致嗓音的变化。

（二）湿度

空气中湿度太高或太低均对嗓音不利。对于嗓音而言，理想的湿度在40%～50%。如果环境的湿度太低，这会使得呼吸道中的水分容易被蒸发，进而可能导致口腔和喉部黏膜异常干燥，造成炎性充血。环境的湿度过大，对于我们的呼吸道也是有危害的，如果湿度超过85%，可能会造成过度清嗓和擤鼻涕。

（三）噪声

在日常生活中，我们经常会处在噪声的环境中，如汽车、飞机、火车、地铁、舞厅、餐馆、发电站周围等，或在嘈杂街道的两侧。当我们在嘈杂的环境中说话，要求我们吸入更多的气体，以产生更响更高的声音，并要求我们构音更加清晰。这会给我们的发声器官增加太多的负担，使我们的发声更加紧张不适。

另一个需要注意的是噪声环境下佩戴耳机听音乐。当在听音乐时，由于音乐的掩蔽作用，我们同样会不自觉大声说话，这也会使我们不能保持自然的嗓音。

（四）交谈的距离

多数人在日常工作和生活中，会根据交谈双方的距离来调节音高。如果距离较近，我们说话的响度就比较低；而当我们在众人面前发表演讲时，由于距离听众较远，我们必须增加说话的响度，以使较远的听众可以听清我们说的内容，但是如果长时间用嗓不当，便会出现喉痛不适的症状。

二、建议

（一）除尘

（1）及时清扫室内的灰尘。
（2）通过绿化或给充满灰尘的区域洒水来减少空气中的灰尘。
（3）发挥空调的除尘作用。

（二）声带湿化

（1）建议一天要喝 8 ~ 10 杯水，大约 2.5 L。养成随时随地、少量多次的饮水习惯，喝水时要让水在口腔内多停留一些时间、变暖、滋润完口咽腔黏膜后再一小口、一小口地慢慢吞咽下去，不宜大口灌水。当环境过于干燥、湿度较小时，可通过使用空气加湿器或生理盐水雾化方法，加强声带湿化。

（2）如有以下情况，需要特别注意补水。

① 每天喝两杯以上含咖啡因的饮料（如可乐、咖啡、浓茶）。

② 工作或生活环境干燥多灰。

③ 经常运动。

④ 大量用嗓。

⑤ 有些药物（如抗组胺类药、类固醇喷剂、气管舒张剂）会引起喉咙干燥，使用时需要注意补水。

（三）尽量避免在噪声环境和戴耳机听音乐的噪声环境下大声说话

（四）多补充水果、蔬菜等富含水分的食物

（五）注重交谈距离

（1）交谈时走近对方交谈。

（2）用肢体语言（如拍手、握拳等）表达热情和兴奋。

（3）用声时减少周围的噪音（如电视、音乐、吸尘器、喇叭声等）。

（4）在大房间或对人群说话时（如开会、上课）使用扩音设备。

（5）尽量柔声说话，但不要用耳语。

（6）说话时保持重心稳定，身体放松。

不良习惯

生活中我们不经意间养成的不良生活、用嗓习惯都会潜移默化地影响到我们的嗓音，我们应该予以重视。

一、影响因素

（一）不良的生活习惯

个人生活习惯诸如生活起居无规律、睡眠不足；饮食无节制或暴饮暴食；滥用烟酒及辛辣食物或喜欢用嗓后即喝冷饮；喝水少，有喝浓茶、咖啡或用口呼吸；喜欢大声说话、长时间打电话等，均可导致嗓音问题。特别是长期睡眠不足，血液中大量乳酸积聚刺激声带，容易引起喉肌疲劳、声带充血、嗓音功能减弱，出现声音嘶哑等症状，引发嗓音疾病。

（二）不良的用嗓习惯

不良的用嗓习惯包括过度用嗓和滥用嗓音等。过度用嗓是指超过个人能力、音量过大、发声时间过长而引起的嗓音不适或疲劳；滥用嗓音顾名思义是指用嗓无节制，不讲究轻重缓急。发声器官中的声带组织很薄，发声时振动频率很高，若过度用声，就会使声带处于超量、大幅度、长时间的紧张运动，从而出现声音和器官上的反应，致使声带出现运动过渡性黏膜充血、水肿甚至黏膜下出血，引起发声功能失调性声门闭合不良，在声音方面出现不同程度的嘶哑，甚至失声。教师若课务负担过重，又不注意合理用嗓或用嗓习惯不好，经常用声过度或滥用嗓音，又长期得不到休息和调整，便极易发生嗓音疾病。

二、建议

（一）改善不良的生活习惯

（1）避免辛辣、甜食、高脂饮食，补充富含胶原蛋白、B 族维生素和含钙食物。

（2）避免喝浓茶、咖啡及碳酸饮料，避免睡前饮食，防止胃食管反流对嗓音的危害。

（3）尽量避免主动、被动吸烟。

（4）尽量保证充足的睡眠。

（二）改善不良的发音习惯

（1）避免嗓音过度使用，过分刺激，大喊大叫，大哭大笑说话时间过长。

（2）减少清嗓和咳嗽，以用力吞咽（如咽唾液或小口抿水）代替。

（3）避免过度、持续用声。

药物副作用

我们的嗓音状况除了会受到生活中不利环境和不良习惯的影响，还会受所服用药物副作用的影响。本节将简单介绍药物对嗓音会产生哪些副作用并给出相应的建议。尤其是职业用嗓者，应在了解这些药物副作用的前提下，尽量避免使用，以便更好地保护嗓音。

一、影响因素

多数处方药不会损及声带。然而，有些药物如利尿剂等，会使声道过分干燥，导致嗓音变化；有些降压药物如果长期使用，也会使口腔干燥；治疗冠心病的β阻滞剂伴有喉部痉挛或突然失声的副作用；激素类药物也会引起言语呼吸、音调及音质方面的嗓音问题，详见表8-3-1。

表 8-3-1　常见影响嗓音的药物

药物名称	药物类别	对嗓音的影响
艾来锭（Allegra）	抗组织胺	干燥
曲安奈德（Azmacort）	抗组织胺	吸入性类固醇可导致声音丧失
可迈定（Coumadin）	防凝固剂	减少血小板形成，可导致出血
雷宁替丁（Zantac）	肠胃药（H2 抑制剂）	抗组胺的存在可令组织干燥
左洛复（Zoloft）	抗抑郁药	可令组织干燥
仙特明（Zyrtec）	抗过敏药、抗组胺药	可令组织干燥

二、建议

（1）我们应警惕这些药物可能对嗓音造成的副作用。

（2）如果需要服用这些药物，应向医师或药剂师咨询如何安全服用；对于职业用嗓者应在了解这些药物副作用的前提下，尽量避免使用，以便更好地保护嗓音。

个体生理状况

个体的嗓音老化、过敏和炎性感染、全身因素（体内激素变化、咽喉反流、神经源性疾病、精神性失音、风湿性关节炎和痛风性关节炎）外伤等生理状况也会对我们的嗓音质量造成不利影响。

一、影响因素

（一）嗓音老化

嗓音的老化反映了喉部的生理变化，以及身体其他部位的变化情况。7岁左右，男女儿童有着基本相同的音调水平，随着青春期的到来，男性嗓音降低一个音阶，而女性下降半个音阶。成年男性的嗓音基频随着年龄的增长呈现出不断下降的趋势，70岁以后又有所提高。成年女性的嗓音基频也会呈现出不断下降的趋势，90岁以后，男女性的嗓音基频又趋于一致。

（二）过敏和炎性感染

喉部过敏或发炎对于频繁用嗓者（如演员、歌手、教师及其他生活中需要频繁用嗓的人）来说简直是一种威胁，因为这些问题将会引起暂时性的失音。如急性过敏性哮喘会使鼻部与喉部的充血肿胀进而使嗓音变得嘶哑，甚至完全失声。这类疾病需要进行及时的治疗，但是在用药时，需慎用抗过敏药物，因为这些药物会抑制喉黏膜腺体的分泌，进而使喉部更加干燥，嗓音进一步恶化。

（三）全身因素

很多全身因素疾病也能导致嗓音问题，常见有以下情况。

1. 体内激素的变化

男孩和女孩在青春期会经历巨大的嗓音变化，这主要是性激素对声带影响导致的，这些均属于正常的生理变化。成年女性在月经期间或者更年期以后，也会经历音调的变化，这也是体内激素分泌影响的直接结果。

内分泌失调也会影响到嗓音。可能是肾上腺分泌功能减弱，从而导致嗓音的音调偏高，达到青春前期的音调水平；也可能是分泌功能亢进，进而导致音调显著降低。垂体病变会延缓喉部的成长发育。甲状腺功能低下会导致音调下降，出现喉部聚焦，正常说话的响度降低；甲状腺功能亢进会导致语速过快，音调偏高。这种与年龄身份不相符的音调水平可能就是内分泌失调的一种表现症状。

2. 咽喉反流

咽喉反流是指胃内容物反流至食管上括约肌以上部位，引起一系列咽喉部症状和体征的总称。反流物中的胃酸、胃蛋白酶或其他消化液成分可能对声带黏膜上皮产生慢性刺激，使其发生角化、不典型增生甚至癌变，且喉部黏膜较食管黏膜更易受到反流消化液的损伤。

3. 神经源性疾病

如帕金森病、各种震颤性疾病、重症肌无力等均会影响发声功能。一些使支配声带的神经麻痹的其他疾病也会使声带运动功能受损害。

4. 精神性失音

功能性发音障碍亦称癔症性失音或精神性失音，是由于受到外界精神刺激或不良暗示所引起的发音障碍，并非喉部器质性病变，而是精神心理障碍或癔症的一种表现。其特点为突然失音，说话无声，但咳嗽及哭笑的声音正常，呼吸亦完全正常。情绪不稳定易患此病，多见女性。

5. 风湿性关节炎和痛风性关节炎

这类疾病也会因影响到环杓关节而导致嗓音障碍。

（四）外伤

常见有环杓关节脱位及喉部骨折等进而影响到嗓音。

二、建议

（1）当喉部存在过敏和炎性感染时，应及时寻求治疗过敏的专家或者耳鼻喉科医师的治疗，同时注意多休息、喝水。若嗓音听起来非常嘶哑，需完全声休几天。

（2）注意青春期生理卫生，不吸烟，不喝酒，少吃辛辣刺激性和生冷食物。女性注意月经期的嗓音保护，加强身体锻炼，预防感冒；当存在内分泌失调症状时，应及时寻求内分泌专家的及时诊断和治疗。

（3）针对咽喉反流的情况时，应在生活中注意以下几点。

① 戒烟少酒。

② 进食后 3 ～ 4 h 不要躺下或做剧烈运动。

③ 不要吃得过饱，少食多餐。

④ 进食后避免弯腰。

⑤ 少穿紧身、收腹的衣服。

⑥ 维持健康的体重。

⑦ 用垫东西或加枕头的办法抬高床头。

（4）针对其他情况，我们应在确定潜在病因并进行针对性治疗的前提下，结合一定的嗓音专业训练，以尽可能恢复自然舒适的嗓音。

个体精神心理状况

嗓音障碍与个体的精神心理状况相互作用，相互影响。日常生活中学会调节自己的情绪，缓解压力，保持良好的心理状态，有助于保持自然舒适的嗓音。

一、影响因素

（一）不良情绪

人们在生活中大多数会有不良情绪如焦虑、抑郁等体验，这往往是对生活中面临的困难、危险等实际存在的压力做出的短时间的正常的应激反应，但长时间的、强烈的焦虑、抑郁情绪，就会诱发其他身体器官疾病；同时人在精神紧张时可引起喉部、颈项部肌肉紧张牵拉，从而导致声带位置发生改变，引发嗓音疾病。因此，嗓音疾病与不良情绪就形成了恶性循环，相互作用、相互影响，病情迁延不愈。

（二）环境压力

异常的嗓音一般表现为进行性恶化，这主要是环境压力造成的。造成嗓音紧张的环境因素有污染、感染、吸烟、饮食习惯等；同时，来自工作、社会或者娱乐活动等造成的心理压力，也会使嗓音产生不必要的紧张。由压力所产生的焦虑反应迫使我们说得更响、更长、更高，从而使嗓音变得不自然。

二、建议

（1）保持良好的心理状态，嗓音好坏与人的心理状态密切相关，因此我们应加强心理保健，努力调节和控制自己的情绪。

（2）消除生活中的所有压力是不可能的，也不现实。所以要学会放松心情，缓解压力，不给自己施加不必要的压力，深呼吸，保持乐观、积极、轻松、愉快、平和的心态。

REFERENCES

主要
参考
文献

一、中文文献

[1] 黄昭鸣，朱群怡，卢红云．言语治疗学 [M].上海：华东师范大学出版社，2017.

[2] 万勤．言语科学基础 [M].上海：华东师范大学出版社，2016.

[3] 黄昭鸣，杜晓新主编．言语障碍的评估与矫治 [M].上海：华东师范大学出版社，2006.

[4] 孙韡郡，施雅丹，黄昭鸣，等．发声障碍的促进治疗 [M].上海：华东师范大学出版社，2011.

[5] 杨式麟主编．嗓音医学基础与临床 [M].沈阳：辽宁科学技术出版社，2001.

[6] 万勤，陈守华，黄昭鸣．呼吸方式对 3 ~ 6 岁健听和听障儿童最长声时与最大数数能力的影响 [J].听力学及言语疾病杂志，2011，19（6）：506-508.

[7] 万勤，努尔署瓦克，邵国郡，等．学龄唐氏综合征患儿与正常儿童口腔共鸣声学特征比较 [J].听力学及言语疾病杂志，2013（5）：469-473.

[8] 万萍，黄昭鸣，周红省．音质障碍测量与治疗的个案研究 [J].中国听力语言康复科学杂志，2007（1）：47-49.

[9] 魏春生，王薇，陈小玲，等．声带振动功能的定量检测 [J].临床耳鼻咽喉科杂志，1999，13（6）：248-251.

[10] 司博宇，高栋，周林灿，等．基于声控游戏的儿童言语障碍康复系统设计 [J].现代教育技术，2013，23（5）：103-107.

[11] 黄昭鸣，孙郡，刘巧云，等．言语呼吸障碍评估的原理及方法 [J].中国听力语言康复科学杂志，2011（1）：65-67.

[12] 黄昭鸣，万萍，王衍龙．言语呼吸疾病的定量评估及矫治对策 [J].中国听力语言康复科学杂志，2004，2（05）：23-25.

[13] 王衍龙，黄昭鸣，万萍.最长声时测量在聋儿言语呼吸中的指导意义 [J].中国听力语言康复科学杂志，2004，2（3）：10-13.

[14] 黄昭鸣，万萍.s/z 比值在聋儿言语呼吸中的临床价值 [J].中国听力语言康复科学杂志，2004（04）：20-22.

[15] 黄昭鸣，万萍，杜晓新，等.论胸式呼吸在聋儿言语康复中的危害性 [J].中国听力语言康复科学杂志，2005（4）：30-32.

[16] 万勤，黄昭鸣.言语呼吸方式异常的矫治 [J].中国听力语言康复科学杂志，2012，（1）：59-61.

[17] 张建莉.提高听障儿童呼吸支持能力的个案研究 [J].现代特殊教育，2017，（17）：77-78.

[18] KIM HA-KYUNG，赵风云，刘晓明，黄昭鸣.正常青年人不同语料测试基频的研究 [J].听力学及言语疾病杂志，2015（6）：575-577.

[19] 黄昭鸣，杜晓新，蔡红霞.平均言语基频常模的制订及其相关研究 [J].中国听力语言康复科学杂志，2005，3（2）：26-30.

[20] 刘巧云，万勤，卢海丹，等.言语音调异常的矫治 [J].中国听力语言康复科学杂志，2012，10（4）：302-304.

[21] 黄昭鸣，胡金秀，万勤，等.发声障碍评估的原理及方法 [J].中国听力语言康复科学杂志，2011（2）：64-66.

[22] 胡金秀，白银婷，黄昭鸣.听障儿童声带小结个案研究 [J].中国听力语言康复科学杂志，2011（6）：49-51.

[23] 万勤，陈守华，黄昭鸣.呼吸方式对 3～6 岁健听和听障儿童最长声时与最大数数能力的影响 [J].听力学及言语疾病杂志，2011，19（6）：506-508.

[24] 黄昭鸣，白银婷，罗朝龙.响度梯度训练法矫治听障儿童响度低下障碍的个案研究 [J].中国听力语言康复科学杂志，2010（4）：63-65.

[25] 王飞，郑钦，黄昭鸣.声门闭合不全的功能性嗓音障碍矫治的个案研究 [J].临床耳鼻咽喉头颈外科杂志，2009，23（12）：546-548.

[26] 万勤，努尔署瓦克，邵国郡，等.学龄唐氏综合征患儿与正常儿童口腔共鸣声学特征比较 [J].听力学及言语疾病杂志，2013（5）：469-473.

[27] 张颖文，肖永涛，郑惠萍.痉挛型脑瘫儿童与正常儿童口腔共鸣特征比较 [J].听力学及言语疾病杂志，2016，24（4）：327-329.

[28] 魏霜，黄昭鸣，杜晓新，等.18～40 岁成人鼻流量参考标准的研究 [J].中国听力语言康复科学杂志，2009（2）：38-42.

[29] 万勤，黄昭鸣，卢红云，等.口腔共鸣障碍的矫治 [J].中国听力语言康复科学杂志，2012（5）：379-381.

[30] 杜晓新，王蕾，卢红云，等.共鸣障碍评估的原理与方法 [J].中国听力语言康复科学杂志，2011（3）：66-69.

[31] 司博宇，高栋，周林灿，等.基于声控游戏的儿童言语障碍康复系统设计 [J].现代教育技术，2013，23（5）：103–10.

[32] 万萍，黄昭鸣，周红省.音质障碍测量与治疗的个案研究 [J].中国听力语言康复科学杂志，2007（1）：47–49.

[33] 黄昭鸣，孙鞯郡，刘巧云，等.言语呼吸障碍评估的原理及方法 [J].中国听力语言康复科学杂志，2011（1）：65–67.

[34] 万勤，黄昭鸣，杜晓新.肌强直患者鼻音功能亢进的个案分析 [J].中国听力语言康复科学杂志，2006，4（2）：51–53.

[35] 黄昭鸣.言语矫治实用方法（Ⅴ）发声运动——鼻音／边音刺激、伸舌法 /i/[J].中国听力语言康复科学杂志，2007（6）：69–71.

[36] 万萍，黄昭鸣，魏霜，等.鼻音功能异常聋儿的评估与矫治个案研究 [J].听力学及言语疾病杂志，2008，16（2）：152–153.

[37] 李宁，黄昭鸣，周林灿，等.3—5 岁听障儿童鼻音障碍特征及康复训练研究 [J].中国特殊教育，2012（9）：24–29.

[38] 李宁，张晓丹，黄昭鸣.汉语鼻辅音共振峰的比较研究 [J].中国听力语言康复科学杂志，2009（5）：36–38.

[39] 万勤，胡金秀，张青，等.7~15 岁痉挛型脑瘫儿童与健康儿童言语呼吸特征的比较 [J].中华物理医学与康复杂志，2013，35（7）：542–546.

[40] 卢红云，万勤，黄昭鸣，等.嗓音音质障碍的矫治 [J].中国听力语言康复科学杂志，2012（6）：457–459.

[41] 万勤，黄昭鸣，卢红云，等.言语响度异常的矫治 [J].中国听力语言康复科学杂志，2012，10（3）：219–221.

[42] 万勤，黄昭鸣.言语呼吸方式异常的矫治 [J].中国听力语言康复科学杂志，2012，10（1）：59–61.

二、英文文献

[1] DEJONCKERE P H. Assessment of voice and respiratory function[M]. Surgery of Larynx and Trachea. Springer Berlin Heidelberg, 2009.

[2] MORRISON M, RAMMAGE L, NICHOL H, et al. The management of voice disorders[M]. Chapman and Hall Medical, 1994.

[3] HIRANO M, KOIKE Y, VON L H. Maximum phonation time and air usage during phonation[J]. Folia Phoniatrica Et Logopaedica, 1968, 20（4）:185–201.

[4] MARTIN D, FITCH J, WOLFE V. Pathologic voice type and the acoustic prediction of

severity[J]. Journal of Speech and Hearing Research, 1995, 38（4）:765.

[5] DEAL R E, EMANUEL F W. Some waveform and spectral features of vowel roughness[J]. J Speech Hear Res, 1978, 21（2）:250–264.

[6] MILOVANOVIC J, JOTIC A, DJUKIC V, et al. Oncological and functional outcome after surgical treatment of early glottic carcinoma without anterior commissure involvement[J]. BioMed Research International, 2014:1–7.

[7] KANKARE E, LAUKKANEN A-M, IRMA ILOMÄKI, et al. Electroglottographic contact quotient in different phonation types using different amplitude threshold levels[J]. Logopedics Phoniatrics Vocology, 2012, 37（3）:127–132.

[8] BOONE D R, MCFARLANE S C. A critical view of the yawn–sigh as a voice therapy technique [J]. Journal of Voice, 1993, 7（1）:75.

[9] CANTOR CUTIVA L C, VOGEL I , BURDORF A. Voice disorders in teachers and their associations with work–related factors: a systematic review[J]. Journal of Communication Disorders, 2013, 46（2）:143–155.

[10] MARTINS R H, DO AMARAL H A, TAVARES E L, et al. Voice disorders: etiology and diagnosis.[J]. Journal of Voice, 2016, 30（6）:761.e1–761.e9.

[11] MACKENZIE K, MILLAR A, WILSON J A, et al. Is voice therapy an effective treatment for dysphonia? A randomised controlled trial[J]. Bmj, 2001, 323（7314）:658–661.

[12] ZRAICK RI, GENTRY MA, SMITH–OLINDE L, et al. The effect of speaking context on elicitation of habitual pitch[J]. Journal of Voice, 2006, 20（4）:545–554.

[13] NARAYANA S, FOX P T, ZHANG W, et al. Neural correlates of efficacy of voice therapy in Parkinson's Disease identified by performance‐correlation analysis[J]. Human Brain Mapping, 2010, 31（2）:222–236.

[14] SCHINDLER A, BOTTERO A, CAPACCIO P, et al. Vocal improvement after voice therapy in unilateral vocal fold paralysis[J]. Journal of Voice Official Journal of the Voice Foundation, 2008, 22（1）:113–118.

[15] DEAL R E, EMANUEL F W. Some waveform and spectral features of vowel roughness[J]. Journal of Speech Language and Hearing Research, 1978, 21（2）:250–264.

[16] HUANG D Z, MINIFIE F D, KASUYA H, et al. Measures of vocal function during changes in vocal effort level[J]. Journal of Voice Official Journal of the Voice Foundation, 1995, 9（4）:429.

[17] HILLMAN R E, HAMMARBERG B. Efficacy of a behaviorally based voice therapy protocol for vocal nodules[J]. Journal of Voice, 2001, 15（3）:395–412.

[18] KOTBY M N, EL–SADY S R, BASIOUNY S E, et al. Efficacy of the accent method of voice therapy[J]. Nippon Jibiinkoka Gakkai Kaiho, 1991, 101（4）:416–416.

[19] MARTIN D, FITCH J, WOLFE V. Pathologic voice type and the acoustic prediction of

severity[J]. Journal of Speech Language and Hearing Research, 1995, 38（4）:765.

[20] SMITH S L, TITZE I R. Vocal fold contact patterns based on normal modes of vibration.[J]. Journal of Biomechanics, 2018.

[21] SPEYER R. Effects of voice therapy: a systematic review.[J]. Journal of Voice, 2008, 22（5）:565–580.

[22] VAN GOGH C D L, RINKEL R N P M, DE BRUIN M D, et al. The efficacy of voice therapy in patients after treatment for early glottic carcinoma – van Gogh – 2005 – Cancer – Wiley Online Library[J]. Cancer, 2010, 106（1）:95–105.

[23] ZRAICK RI, GENTRY MA, SMITH–OLINDE L, et al. The effect of speaking context on elicitation of habitual pitch [J]. Journal of Voice, 2006, 20（4）:545–554.

[24] SAPIR S, RAMING LO, FOX CM. Intensive voice treatment in Parkinson's Disease: Lee Silverman voice treatment[J].Expert Rev Neurother, 2011, 11（6）: 815–830.